高等职业教育药学类、药品与医疗器械类专业教材

药物检验技术

郝会军　陈桂娟　田恩圣　主编

中国轻工业出版社

图书在版编目（CIP）数据

药物检验技术 / 郝会军，陈桂娟，田恩圣主编.
北京：中国轻工业出版社，2025.1. -- ISBN 978-7
-5184-5121-0

Ⅰ．R927.1

中国国家版本馆 CIP 数据核字第 202471T9X5 号

责任编辑：江　娟　　　责任终审：张乃柬
文字编辑：郑彩娟　　　责任校对：吴大朋　　　封面设计：锋尚设计
策划编辑：江　娟　　　版式设计：砚祥志远　　　责任监印：张　可

出版发行：中国轻工业出版社（北京鲁谷东街5号，邮编：100040）
印　　刷：北京君升印刷有限公司
经　　销：各地新华书店
版　　次：2025年1月第1版第1次印刷
开　　本：720×1000　1/16　印张：24.5
字　　数：370千字
书　　号：ISBN 978-7-5184-5121-0　定价：49.00元
邮购电话：010-85119873
发行电话：010-85119832　010-85119912
网　　址：http://www.chlip.com.cn
Email：club@chlip.com.cn
版权所有　侵权必究
如发现图书残缺请与我社邮购联系调换

232031J2X101ZBW

编写人员名单

主　编　郝会军（潍坊职业学院）
　　　　　陈桂娟（江苏护理职业学院）
　　　　　田恩圣（山东省食品药品审评查验中心）

副主编　邹丹丹（潍坊职业学院）
　　　　　郭建慧（潍坊职业学院）
　　　　　张云蓉（云南农业职业技术学院）

参　编（以姓氏笔画排序）
　　　　　马晓雪（山东医药技师学院）
　　　　　王　垚（辽宁医药职业学院）
　　　　　刘福胜（山东药品食品职业学院）
　　　　　李丝红（泉州医学高等专科学校）
　　　　　应　晨（杭州轻工技师学院）
　　　　　贾海健（潍坊职业学院）

前　言

药物检验技术是药学领域的重要组成部分，是高等职业教育药品与医疗器械类专业的一门专业课程。该课程是在学生已学过无机化学、分析化学、有机化学和药物化学等相关课程的基础上开设的，旨在培养学生具备强烈的药品全面质量控制的观念以及相应的知识技能，使学生能胜任药品研究、生产、营销和临床使用等环节中单位的相关技术工作，并具有探索解决药品质量问题的基本思路和能力。

本教材以国家高等职业教育相关文件精神为指导思想，为适应高等职业教育药品与医疗器械类专业发展的需要，深化课堂教学和教学方法改革，提高高等职业教育药品与医疗器械类专业教育教学质量，以培养高素质药品与医疗器械类专业人才为目的，采用工学结合即理实一体化的工作手册式编写模式，将技能训练与理论知识部分融合编写在每一个任务下，充分体现了"学中做，做中学"的高职教学理念。本教材所选内容以够用为度，充分体现了实用性。全书分六大模块二十二个工作任务，以《中华人民共和国药典》（2020年版）为依据，选取典型的检验项目，通过任务驱动的方式培养学生的动手和思考能力。参编教师由来自教学一线的老师和生产一线的技术骨干组成，熟悉高职教育模式，了解高职学生的特点和需求，具有丰富的药物检验的实践与教学经验，充分体现了"校企协同育人"的人才培养模式。

本教材由郝会军、陈桂娟、田恩圣担任主编，邹丹丹、郭建慧、张云蓉担任副主编。全书包括药物检验通用知识、药物性状观测技术、药物鉴别技术、药物杂质检查技术、药物制剂检查技术、药物含量测定技术六个模块。其中，模块一由陈桂娟和李丝红编写；模块二由贾海健和王垚编写；模块三由邹丹丹和马晓雪编写；模块四由张云蓉和应晨编写；模块五由郝会军和刘福胜编写；模块六由郭建慧和田恩圣编写。在编写过程中得到各编者所在单位的大力支持，也参考了有关专著、其他相关教材等资料，在此一并表示衷心的感谢！

药物检验的内容和检验方法在不断发展变化，由于编者水平有限，加之时间仓促，书中疏漏之处在所难免，真诚希望使用本书的教师和学生批评指正，以期待使本书更加完善。

编者
2024年7月

目 录

模块一 药物检验通用知识 … 1

任务一 药品质量标准 … 2
活动1 学习药品质量标准 … 3
活动2 查阅《中国药典》 … 8
习题与思考 … 16

任务二 药物检验基本程序 … 20
活动1 学习药物检验工作程序 … 21
活动2 药品的取样与留样 … 26
活动3 检验原始记录及检验报告单的设计 … 30
习题与思考 … 35

药检反思 … 37

模块二 药物性状观测技术 … 39

任务一 外观性状与溶解度检查 … 40
活动1 外观性状的检查 … 41
活动2 药物溶解度检查 … 44
习题与思考 … 50

任务二 相对密度测定 … 52
活动1 认识相对密度测定仪器 … 53
活动2 药物相对密度测定 … 54
习题与思考 … 64

任务三 熔点测定 … 66
活动1 认识熔点测定装置 … 67
活动2 药物熔点测定 … 70
习题与思考 … 79

任务四 旋光度测定 … 81
活动1 认识旋光仪 … 82
活动2 旋光仪操作与旋光度测定 … 86
习题与思考 … 95

任务五 折光率测定 … 98

  活动1 认识折光仪 ········· 99
  活动2 阿贝折光仪操作与折光率测定 ········· 102
  习题与思考 ········· 108
 药检反思 ········· 110

模块三 药物鉴别技术 ········· 113
 任务一 化学鉴别法 ········· 114
  活动1 注射用硫喷妥钠的鉴别 ········· 115
  活动2 绘制一般鉴别试验思维导图 ········· 123
  习题与思考 ········· 127
 任务二 光谱鉴别法 ········· 131
  活动1 认识红外光谱仪 ········· 132
  活动2 红外分光光度计操作与药物红外鉴别 ········· 134
  习题与思考 ········· 144
 任务三 色谱鉴别法 ········· 147
  活动1 认识薄层色谱法仪器装置 ········· 148
  活动2 学习薄层色谱法操作方法 ········· 152
  活动3 葡萄糖酸钙的薄层色谱鉴别 ········· 155
  习题与思考 ········· 166
 药检反思 ········· 168

模块四 药物杂质检查技术 ········· 169
 任务一 一般杂质检查 ········· 170
  活动1 葡萄糖溶液的澄清度与颜色检查 ········· 171
  活动2 葡萄糖中氯化物的检查 ········· 176
  活动3 葡萄糖中重金属的检查 ········· 180
  活动4 红霉素碱度的检查 ········· 183
  活动5 红霉素中水分的检查 ········· 187
  习题与思考 ········· 200
 任务二 特殊杂质检查 ········· 203
  活动1 肾上腺素中酮体的检查 ········· 204
  活动2 肾上腺素中有关物质的检查 ········· 206
  活动3 布洛芬中有关物质的检查 ········· 210
  习题与思考 ········· 213
 药检反思 ········· 219

模块五　药物制剂检查技术 ··· 221
任务一　硬度及脆碎度检查 ··· 222
　　活动1　片剂的硬度检查 ··· 223
　　活动2　片剂脆碎度检查 ··· 226
　　习题与思考 ··· 232
任务二　重（装）量差异检查 ··· 234
　　活动1　学习重（装）量差异范围的计算 ··· 236
　　活动2　片剂重量差异检查 ··· 237
　　活动3　注射用无菌粉末装量差异检查 ··· 239
　　习题与思考 ··· 245
任务三　崩解时限检查 ··· 249
　　活动1　认识崩解仪 ··· 250
　　活动2　药物崩解时限检查 ··· 252
　　习题与思考 ··· 261
任务四　溶出度与释放度检查 ··· 264
　　活动1　认识溶出度测定仪 ··· 265
　　活动2　药物溶出度或释放度测定 ··· 267
　　习题与思考 ··· 277
任务五　可见异物检查 ··· 280
　　活动1　认识可见异物检查用仪器 ··· 281
　　活动2　药物可见异物检查（灯检法） ··· 285
　　习题与思考 ··· 295
药检反思 ··· 297

模块六　药物含量测定技术 ··· 299
任务一　容量分析法 ··· 300
　　活动1　认识容量分析法 ··· 301
　　活动2　认识电位滴定法及永停滴定法 ··· 304
　　活动3　容量分析法测定药物含量 ··· 307
　　习题与思考 ··· 316
任务二　紫外-可见分光光度法 ··· 319
　　活动1　认识紫外-可见分光光度计 ··· 320
　　活动2　紫外-可见分光光度计操作与药物含量测定 ··· 323
　　习题与思考 ··· 332
任务三　原子吸收分光光度法 ··· 335

活动1　认识原子吸收分光光度计 …………………………………………… 336
　　活动2　原子吸收分光光度计操作与药物含量测定 …………………………… 340
　　习题与思考 …………………………………………………………………………… 348
　任务四　高效液相色谱法 ………………………………………………………………… 350
　　活动1　认识高效液相色谱仪 ……………………………………………………… 351
　　活动2　高效液相色谱仪操作与药物含量测定 ………………………………… 355
　　习题与思考 …………………………………………………………………………… 364
　任务五　气相色谱法 ……………………………………………………………………… 367
　　活动1　认识气相色谱仪 …………………………………………………………… 368
　　活动2　气相色谱仪操作与药物含量测定 ……………………………………… 371
　　习题与思考 …………………………………………………………………………… 378
　药检反思 ………………………………………………………………………………………… 380

参考文献 …………………………………………………………………………………………… 381

模块一 药物检验通用知识

药物检验的性质和任务(微课)

📋 模块描述

药物检验技术是研究药物质量控制的一门学科,是运用化学、物理学、生物学以及微生物学的方法和技术来研究药物及其制剂的质量控制以及相关问题的综合性应用学科,是药学学科的一个重要组成部分。

药物检验是以药品质量标准为依据,对药物质量的优劣及真伪做出评定。药品质量标准是指国家为保证药物质量所制定的质量指标、检验方法以及生产工艺等的技术要求,是评定药物质量的法定依据。

药物检验是药物生命周期中不可或缺的一环,对保障公众健康和药物安全具有重要意义。在新药研发中,药物检验技术在药物结构分析与鉴定、药品稳定性研究、药品质量标准的研究和制订等方面有着重要作用。在药品生产过程中,为保证产品的质量,需要对原辅料、中间体、副产物、生产过程等进行分析监控。在药物流通阶段,对药物质量进行观察、检测和养护,提供科学合理的储藏条件和管理方法,以确保药物在运输和储存过程中的质量和有效性。在药物临床使用阶段,对药物制剂进行生物利用度及生物等效性评价、临床血药浓度监测、组织和器官中的药物定量分析等,为临床合理用药、寻找活性代谢物提供必要的信息。在药物监管阶段,药品检验机构需依法对药品实施检测与监督管理。可见,在药物的研发、生产、经营、使用和监管等方面都离不开药物检验。只有对药物的研制、生产、经营和使用各个环节进行全面的动态的监测控制、分析研究,才能保障药物的安全、有效。

✳ 模块实施

本模块主要讨论药品质量标准的类别、主要内容、《中华人民共和国药典》(2020年版)[①]的基本内容、药物检验基本程序。主

---

① 本书后文中的《中华人民共和国药典》,简称为《中国药典》。

要目的是为后续内容的学习奠定一定的理论与技能基础。本模块共包括 2 个工作任务。

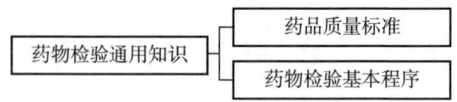

任务一　药品质量标准

🏔 任务描述

药品是一种特殊商品，是用于预防、诊断、治疗人的疾病，有目地调节人的生理机能，并规定有适应症或功能主治、用法和用量的物质。药品质量的优劣，直接影响预防和治疗的效果，关系人民的身体健康和生命安全，因此必须对药品的质量进行全面的控制，以确保人民的用药安全、有效。国家为了确保药品的质量，制定了药品质量标准，任何药品的质量必须符合药品质量标准才能生产、销售和使用。

📖 任务学习目标

（1）了解我国药品质量标准的类别和适用范围。
（2）熟悉《中国药典》（2020 年版）的基本内容。
（3）掌握《中国药典》（2020 年版）的查阅和使用。
（4）了解主要的国外药典的基本情况。

⚙ 工作过程

1. 明晰任务流程

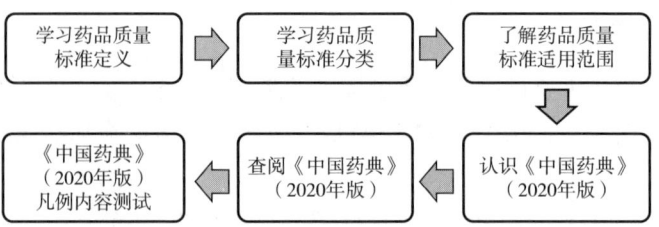

2. 任务重难点分析

（1）药品质量标准的分类及适用范围。

（2）查阅《中国药典》（2020年版）的基本方法。

3. 条件需求与准备

（1）《中国药典》（2020年版）纸质版。

（2）《中国药典》（2020年版）电子版。

药品质量标准
（微课）

活动1 学习药品质量标准

药品质量标准是国家对药品质量、规格及检验方法所作的技术规定；是药品生产、供应、使用、检验和药政管理部门共同遵循的法定依据。

药品质量标准分为法定标准和非法定标准两类。法定标准又分为国家药典、部/局颁标准。药品生产一律以药典为准，未收入药典的药品以部/局颁标准为准。无法定标准和达不到法定标准的药品不准生产、销售和使用。

一、认识法定标准

1.《中国药典》（2020年版）

《中国药典》（2020年版）（图1-1-1）是我国用于药品生产和管理的法典，由中华人民共和国国家药典委员会编制，经国务院批准后，由国家药品监督管理局、国家卫生健康委2020年第78号公告发布。《中国药典》（2020年版）收载的品种为疗效确切、被广泛应用、能批量生产、质量水平较高并有合理的质量控制手段的药品。

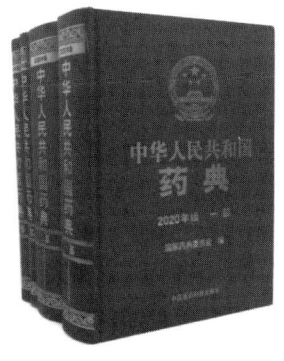

图1-1-1 《中国药典》（2020年版）

初识《中国药典》
（视频）

2. 部颁标准和局颁标准

由原国家卫生部颁布的标准为部颁标准。由原国家食品药品监督管理总局和国家药品监督管理局批准执行的标准为局颁标准（图1-1-2）。部颁标准和局颁标准收载的品种是将来准备过渡到药典的品种，国内已有多个药厂生产、有必要执行统一质量标准的品种也收载于其中。

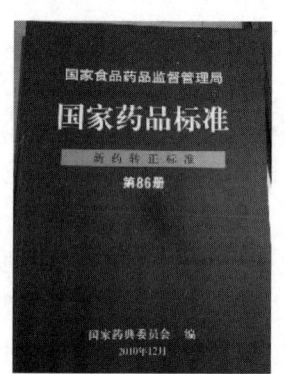

图1-1-2　局颁标准

二、了解非法定标准

1. 临床研究用药品质量标准

临床研究用药品质量标准是临床研制的新药，在进行临床试验或使用之前，为了保证临床用药的安全和临床结论的可靠，由新药研制单位根据药品临床前的研究结果制定的一个临时性的质量标准。该标准仅在临床试验期间有效，仅供研制单位和临床试验单位使用。

2. 暂行或试行药品标准

新药经临床试验或使用后，报试生产时所制定的药品质量标准，称"暂行药品标准"。该标准执行两年，如药品质量稳定，则药品转为正式生产，此时药品标准称为"试行药品标准"。

3. 地方标准

地方标准是为各省、自治区或直辖市的地区性习惯用药制定的标准，例如《广东省中药材标准》（图1-1-3），该地区的药品生产、供应、使用、检验和管理部门必须遵照执行，而对其他省区无法定约束力，但可作为参照执行的标准。收载的药材多为国家药品标准未收载的品种，若与国家相关规定有重复或矛盾时，首先应按《中国药典》执行，其次按部/局颁标准执行。

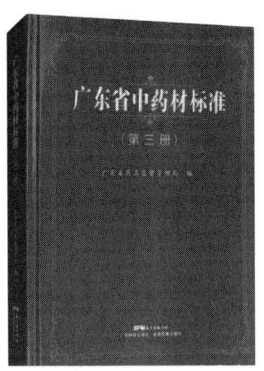

图1-1-3 地方标准

4. 企业标准

企业标准是由药品生产企业自行制定并用于控制相应药品质量的标准，称为企业标准或企业内部标准。企业内部标准通过提高限度要求或增加检验项目来提高本企业产品的质量，其要求高于法定标准的要求。企业内控标准通常不对外公开，对外是保密的。

三、掌握药品质量标准内容

1. 原料药质量标准的内容

原料药质量标准的内容主要由品名（中文名、汉语拼音名与英文名）、有机药物的结构式、分子式与相对分子质量、来源或有机药物的化学名称、含量或效价规定、性状、鉴别、检查、含量或效价测定、类别、贮藏以及制剂等项目构成。

2. 制剂质量标准的内容

制剂质量标准的内容主要由品名（中文名、汉语拼音名与英文名）、含量或效价规定、处方、制法、性状、鉴别、检查、含量或效价测定、类别、规格以及贮藏等项目构成。

3. 质量标准中的法定检测项目

在上述项目中，性状中外观及物理常数、鉴别、检查和含量测定等属于法定检测内容，而类别、规格、贮藏、制剂等属于指导性条文。

（1）性状 性状项下记载药品的外观、臭、味、一般稳定性、溶解度以及物理常数等。臭、味、一般稳定性、溶解度属于一般性描述，一般不作为必须检测项目。而外观和物理常数的测定结果不仅对药品具有鉴别意义，也反映药品的纯度，是评价药品质量的重要指标。

（2）鉴别　药物的鉴别是依据药物的化学结构和理化性质，用化学方法、物理化学方法或生物方法测定某些理化常数或光谱特征，来判断药物及其制剂的真伪。

（3）检查　检查项下包括对药物有效性、均一性、纯度与安全性检查四个方面的要求。原料药主要检查一般杂质和特殊杂质，而制剂除杂质检查外，还应进行制剂项目检查。

（4）含量测定　含量测定是测定药品中有效成分的含量，一般采用化学分析、仪器分析或生物测定的方法。药品的含量测定是评价药品质量、保证药品疗效的重要指标。

国家和政府为了确保药品质量，制定了每种药品的管理依据，即药品质量标准。药品的质量控制涉及药品的研制、生产、供应、临床以及检验等诸多环节，加强这些环节的管理是必不可少的。因此，许多国家都根据本国的实际情况制定了一系列科学管理规范和条例。我国先后公布了以下具有指导性作用的法令文件。

一、《药品生产质量管理规范》（GMP）

GMP 是通用的药品生产质量管理规范。GMP 要求在药品生产全过程中，用科学、系统和规范化的条件及方法进行控制与管理，以确保药品的质量。GMP 是药品生产和质量管理的基本准则，也是新建、改造医药企业的依据，适用于药物制剂生产的全过程和原料药生产的关键工序。GMP 强调从根源上保证药品的质量，将传统的质量把关，转变成过程的质量控制，体现预防为主的管理思想，保证药品使用的安全有效。

二、《药物非临床研究质量管理规范》（GLP）

为提高药物非临床安全性评价研究的质量，保障人民用药安全，确保试验资料的真实性、完整性和可靠性，根据《中华人民共和国药品管理法》和《中华人民共和国药品管理法实施条例》，国家制定了 GLP。GLP 适用于为申请药品注册而进行的药物非临床安全性评价研究。

三、《药物临床试验质量管理规范》(GCP)

为保证药物临床试验过程规范，结果科学可靠，保护受试者的权益并保障其安全，根据《中华人民共和国药品管理法》《中华人民共和国疫苗管理法》和《中华人民共和国药品管理法实施条例》，参照国际公认原则，国家制定了 GCP。GCP 是临床试验全过程的标准规定，包括方案设计、组织实施、监查、稽查、记录、分析、总结和报告。

初识GMP（视频）

四、《药品经营质量管理规范》(GSP)

为加强药品经营质量管理，规范药品经营行为，保障人体用药安全、有效，根据《中华人民共和国药品管理法》和《中华人民共和国药品管理法实施条例》，国家制定了 GSP。GSP 是药品经营管理和质量控制的基本准则，要求企业在药品采购、储存、销售、运输等环节采取有效的质量控制措施，确保药品质量，以保障消费者的合法权益和用药安全。

五、《中药材生产质量管理规范（试行）》(GAP)

中药材的质量受产地、环境气候、栽培和养殖技术、采收、加工等因素影响，进而影响中药饮片和中成药的质量，为规范中药材生产，保证中药材质量，促进中药标准化、现代化，国家制定了 GAP，并在中药材生产的全过程中推行。GAP 是中药材生产和质量管理的基本准则。

六、药品生产企业的质量控制

药品生产企业的质量控制必须要按照 GMP 的基本准则来实施，要依据批准的质量控制文件来进行质量控制活动，同时做好记录，记录应能如实反映质量控制活动的情况，以利于药品质量的监控、分析和处理。

1. 质量控制（QC）文件的种类

药品生产企业的质量控制（QC）文件主要有 QC 管理标准、QC 工作标准、QC 技术标准和 QC 记录等。QC 管理标准是为规定实验室各项管理工作所制订的各种管理规程；QC 工作标准是用于指导 QC 部门员工管理和操作的标准，即标准操作规程，是实施各项管理规范和保证各项试验数据准确与重现的基础；QC 技术标准是对药品质量检测标准化领域中需要协调统一的技术事项所制定的标准，是从事药品质量检测的一种共同遵守的技术依据；QC 记录是质量控制部门所进行的一切质量管理和检测活动的记录。

2. 质量控制文件的使用与管理

质量控制文件一般由使用部门组织编写，各相关职能部门审核，由质量负责人签名批准。质量控制文件批准后，应在执行前发至有关人员或部门并做好记录，新文件执行前应进行培训。文件需要修改时，应按规定程序办理。

检验记录填写后，应有专人审核，经审核符合要求的应及时归档，建立批检验记录档案。

中国药典的查阅和使用（微课）

活动 2　查阅《中国药典》

一、预备工作

（1）熟悉《中国药典》（2020 年版）的基本内容。

（2）学习掌握《中国药典》（2020 年版）的使用方法。

（3）了解《中国药典》（2020 年版）的组成结构。

二、开展工作

（1）按照表 1-1-1 示例要求，查阅《中国药典》（2020 年版），找到对应内容。

表 1-1-1　查阅《中国药典》（2020 年版）示例

查阅项目	药典中位置			查阅结果
	几部	哪部分	页码	
吡罗昔康（干燥失重）	二	正文品种第一部分	470	取本品在 105℃ 干燥至恒重，减失重量不得过 0.5%（通则 0831）
……				

（2）记录从《中国药典》（2020 年版）检索的项目内容，完成表 1-1-3 中的空白内容。

三、结束工作

（1）做好清洁工作。

（2）提交《中国药典》（2020 年版）查阅结果记录表。

知识储备

一、药典的历史沿革

药典是从本草学、药物学以及处方集的编著演化而来的，其发展历史源远流长。《神农本草经》是目前我国现存的最早的药学专著。唐显庆四年（公元659年）颁行的《新修本草》是我国历史上第一部官修本草，堪称世界上最早的国家药典。

中华人民共和国成立以后，党和政府高度重视医药卫生事业，建国伊始即着手启动药品标准体系建设。1950年成立了第一届药典委员会，并于1953年颁布了第一版《中国药典》。此后陆续颁布了1963年版、1977年版、1985年版、1990年版、1995年版、2000年版、2005年版、2010年版、2015年版和2020年版，共11版，历版药典收载品种量如图1-1-4所示。历版《中国药典》客观地反映了我国不同历史时期医药产业和临床用药的水平，对于提升我国药品质量控制水平发挥着不可替代的重要作用。

新版《中国药典》一经颁布实施，其同品种的上版标准或其原国家标准同时停止使用。

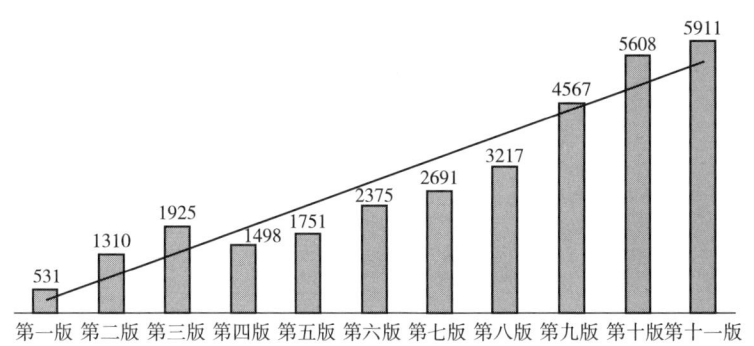

图1-1-4　历版药典收载量/种

二、《中国药典》的基本内容

《中国药典》（2020年版）分为四部出版，各部主要包含以下内容：一部收载药材和饮片、植物油脂和提取物、成方制剂和单味制剂等；二部收载化学药品、抗生素、生化药品以及放射性药品等；三部收载生物制品；四部收载通则，包括制剂通则、检验方法、指导原则、标准物质和试液试药相关通则、药用辅料等。

一部中药收载 2711 种，其中新增 117 种、修订 452 种。二部化学药收载 2712 种，其中新增 117 种、修订 2387 种。三部生物制品收载 153 种，其中新增 20 种、修订 126 种；新增生物制品通则 2 个、总论 4 个。四部收载通用技术要求 361 个，其中制剂通则 38 个（修订 35 个）、检测方法及其他通则 281 个（新增 35 个、修订 51 个）、指导原则 42 个（新增 12 个、修订 12 个）、药用辅料收载 335 种，其中新增 65 种、修订 212 种（见表 1-1-2）。

表 1-1-2 《中国药典》2015 年版与 2020 年版收载情况比较

类别		2015 年版药典品种数	2020 年版药典品种数		
			收载	新增	修订
中药		2598	2711	117	452
化学药品		2603	2712	117	2387
药用辅料		270	335	65	212
生物制品		137	153	20	126
品种合计		4567	5608	1082	1134
通则	制剂通则	38	38	/	35
	检验方法及其他	246	281	35	51
	指导原则	30	42	12	12

三、凡例内容摘录

（1）品种正文所设各项规定是针对符合《药品生产质量管理规范》（Good Manufacturing Practices，GMP）的产品而言。任何违反 GMP 或有未经批准添加物质所生产的药品，即使符合《中国药典》或按照《中国药典》未检出其添加物质或相关杂质，亦不能认为其符合规定。

（2）《中国药典》的英文名称为 Pharmacopoeia of the People's Republic of China；英文缩写为 ChP。

（3）贮藏项下的规定，系为避免污染和降解而对贮存与保管的基本要求，以下列名词术语表示：

遮光　系指用不透光的容器包装，例如棕色容器或黑色包装材料包裹的无色透明、半透明容器；

避光　系指避免日光直射；

密闭　系指将容器密闭，以防止尘土及异物进入；

密封　系指将容器密封，以防止风化、吸潮、挥发或异物进入；

熔封或严封　系指将容器熔封或用适宜的材料严封，以防止空气与水分的侵入并防止污染；

阴凉处　系指不超过20℃；

凉暗处　系指避光并不超过20℃；

冷处　系指2~10℃；

常温（室温）　系指10~30℃。

除另有规定外，贮藏项下未规定贮藏温度的一般系指常温。

（4）药用辅料和原料药的含量（%），除另有注明者外，均按重量计。如规定上限为100%以上时，系指用本药典规定的分析方法测定时可能达到的数值，它为药典规定的限度或允许偏差，并非真实含有量；如未规定上限时，系指不超过101.0%。

（5）有关的温度描述，一般以下列名词术语表示：

水浴温度　　　　除另有规定外，均指98~100℃。

热水　　　　　　系指70~80℃；

微温或温水　　　系指40~50℃；

室温（常温）　　系指10~30℃；

冷水　　　　　　系指2~10℃；

冰浴　　　　　　系指约0℃；

放冷　　　　　　系指放冷至室温。

（6）符号"%"表示百分比，系指重量的比例；但溶液的百分比，除另有规定外，系指溶液100mL中含有溶质若干克；乙醇的百分比，系指在20℃时容量的比例。此外，根据需要可采用下列符号：

%（g/g）　　　表示溶液100g中含有溶质若干克；

%（mL/mL）　　表示溶液100mL中含有溶质若干毫升；

%（mL/g）　　　表示溶液100g中含有溶质若干毫升；

%（g/mL）　　　表示溶液100mL中含有溶质若干克。

（7）缩写"ppm"表示百万分比，系指重量或体积的比例；缩写"ppb"表示十亿分比，系指重量或体积的比例。

（8）液体的滴，系在20℃时，以1.0mL水为20滴进行换算。

（9）溶液后标示的"（1→10）"等符号，系指固体溶质1.0g或液体溶质1.0mL加溶剂使成10mL的溶液；未指明用何种溶剂时，均系指水溶液；两种或两种以上液体的混合物，名称间用半字线"-"隔开，其后括号内所示的"："符号，系指各液体混合时的体积（重量）比例。

(10)《中国药典》（2020年版）规定取样量的准确度和试验精密度。

①试验中供试品与试药等"称重"或"量取"的量，均以阿拉伯数字表示，其精确度可根据数值的有效数位来确定，如称取"0.1g"，系指称取重量可为0.06~0.14g；称取"2g"，系指称取重量可为1.5~2.5g；称取"2.0g"，系指称取重量可为1.95~2.05g；称取"2.00g"，系指称取重量可为1.995~2.005g。

"精密称定"系指称取重量应准确至所取重量的千分之一；

"称定"系指称取重量应准确至所取重量的百分之一；

"精密量取"系指量取体积的准确度应符合国家标准中对该体积移液管的精密度要求；

"量取"系指可用量筒或按照量取体积的有效数位选用量具。

取用量为"约"若干时，系指取用量不得超过规定量的±10%。

②恒重，除另有规定外，系指供试品连续两次干燥或炽灼后称重的差异在0.3mg以下的重量；干燥至恒重的第二次及以后各次称重均应在规定条件下继续干燥1h后进行；炽灼至恒重的第二次称重应在继续炽灼30min后进行。

③试验中规定"按干燥品（或无水物，或无溶剂）计算"时，除另有规定外，应取未经干燥（或未去水，或未去溶剂）的供试品进行试验，并将计算中的取用量按检查项下测得的干燥失重（或水分，或溶剂）扣除。

④试验中的"空白试验"，系指在不加供试品或以等量溶剂替代供试液的情况下，按同法操作所得的结果；含量测定中的"并将滴定的结果用空白试验校正"，系指按供试品所消耗滴定液的量（mL）与空白试验中所消耗滴定液的量（mL）之差进行计算。

⑤试验时的温度，未注明者，系指在室温下进行；温度高低对试验结果有显著影响者，除另有规定外，应以25℃±2℃为准。

任务数据记录

表 1-1-3　《中国药典》（2020 年版）查阅结果记录表

序号	查阅项目	药典中位置			查阅结果
		几部	哪部分	页码	
1	氢化可的松的鉴别				
2	乳糖的性状				
3	硫酸盐检查				
4	pH 测定法				
5	片剂的常规检查项目				
6	稀硫酸的配制方法				
7	银黄口服液的含量测定				
8	降压物质检查				
9	水浴的温度				
10	甲硝唑片的含量测定				
11	贮藏项下关于"冷处"的规定				
12	十二烷基硫酸钠				
13	西咪替丁胶囊的溶出度检查				
14	利福平的鉴别				
15	水痘减毒活疫苗的无菌检查				
16	板蓝根颗粒的水分测定				
17	乙醇的性状				
18	重组乙型肝炎疫苗（酵母）细菌内毒素检查				
19	巴豆的功能与主治				
20	蛋白质含量测定法				
21	甘油栓的融变时限检查				

任务评价

任务一评价表见表1-1-4。

表1-1-4 任务评价表

班级：　　　　组号：　　　　姓名：　　　　日期：

评价指标	评价内容	分值	分数评定	
			小组自评	教师评价
信息检索	能有效利用网络、图书资源、工作手册查找有用的相关信息等	5		
	能用自己的语言有条理地去理解、表述所学知识	5		
	能将查到的信息有效地传递到工作中	5		
参与态度	能与教师、同学之间保持多向、丰富、适宜的信息交流	5		
	探究式学习、自主学习不流于形式，能处理好合作学习和独立思考的关系，做到有效学习	5		
	能提出有意义的问题或能发表个人见解；能按要求正确操作；能够倾听别人意见、协作共享	5		
	能积极主动参与任务活动，吃苦耐劳、崇尚劳动光荣，技能宝贵	5		
	能在任务活动实施过程中不断学习，综合运用信息能力得到提高	5		
	能发现问题、提出问题、分析问题、解决问题、创新问题	5		
工作过程	能正确理解药品质量标准的定义	5		
	能掌握药品质量标准的内容	5		
	熟悉《中国药典》（2020年版）凡例、正文品种和通则	15		
	能利用索引自行查阅药典相关内容	10		
	能正确解读药典凡例中的内容	10		
自我评价	能严肃认真地对待自评、并能独立完成自测题	5		
	按时按质完成工作任务；较好地掌握专业知识点；具有较强的实践能力	5		
总评（自我评价占10%，小组自评占40%，教师评价占50%）		100		

注：本表中小组自评是指组内成员共同对本小组成员分别进行评价；教师评价是指教师对小组整体进行评价，评价得分代表小组内所有成员成绩。

> 拓展知识

主要国外药典简介

目前世界上已有数十个国家和地区编制出版药典，下面主要介绍《美国药典》《英国药典》《日本药局方》《欧洲药典》和《国际药典》。

一、《美国药典》

《美国药典》（United States Pharmacopoeia，USP）由美国药典委员会编著出版，与《国家处方集》（简称 NF）合并出版《美国药典-国家处方集》（简称 USP-NF）。《美国药典》收载有关原料药和制剂的质量标准，《国家处方集》主要收载辅料的质量标准。自 2002 年起，每年修订出版一次，并同时发行光盘版，现在则同时发行印刷版、USB 和网络版。最新版《美国药典-国家处方集》2024 年 5 月 1 日开始生效。由于《美国药典-国家处方集》标准建立的公开性、公正性、科学性及使用技术的先进性，在许多国家和地区被直接用作法定的药品标准。

二、《英国药典》

《英国药典》（British Pharmacopoeia，BP）由英国药典委员会编著出版，收载药物的原料、制剂和其他医药产品的法定标准。《英国药典》主要包括六卷，第一卷和第二卷主要收载原料药的质量标准，第三卷是制剂通则和制剂标准，第四卷是草药、草药制剂、医疗产品、血液制品、免疫制品和放射性药剂的质量标准，第五卷收载有通则、红外光谱及附录和索引等，第六卷收载的是兽药的质量标准。现行版为 2024 版，2024 年 1 月 1 日开始实施。目前，《英国药典》在全球近 100 个国家的药物研发、生产和临床使用中都发挥着重要的参考作用。

三、《日本药局方》

《日本药局方》（Japanese Pharmacopoeia，JP），是日本药典委员会编著出版、日本厚生劳动省颁布实施。最新版为第 18 版，2021 年 6 月 7 号起实施。《日本药局方》由一部和二部组成，一部收载有凡例、制剂总则（即制剂通则）、一般试验方法、医药品各论（主要为化学药品、抗生素、放射性药品以及制剂）；二部收载通则、生药总则、制剂总则、一般试验方法、医药品各论（主要为生药、生物制品、调剂用附加剂等）、药品红外光谱集，索引置于最后。《日本药局方》的内容和编排在很多地方和《中国药典》都具有一定的相似性。

四、《欧洲药典》

《欧洲药典》(European Pharmacopoeia,EP),由欧洲药品质量管理局起草和出版,并在欧盟各成员国范围内具有法律效力,适用于药品的原料、制剂以及它们的中间体生产的定性和定量分析检验与控制。最新版《欧洲药典》为第11版,于2023年1月1日生效。《欧洲药典》第一卷收载凡例、通则、制剂通则和指导原则。《欧洲药典》虽然不收载制剂,但制剂通则当中与制剂质量有关的检测方法十分全面。第二卷收载药品标准,主要为原料药标准,所收载的人用原料药标准不仅数量多、覆盖面广,而且标准的技术水平也比较高。《欧洲药典》的权威和影响力正在不断扩大。除欧盟欧洲药典委员会国家参与制定和执行欧洲药典外,世界卫生组织和包括中国等在内的23个国家,已经成为欧洲药典委员会的观察员,这增强了《欧洲药典》药品标准在欧盟之外的辐射和影响。

五、《国际药典》

《国际药典》(International Pharmacopoeia, Ph. Int)是由世界卫生组织药典专家委员会编著出版。该药典收载药物原料、药物辅料、药物制剂的分析检验方法以及质量标准的要求,其宗旨是实现所收载的药物、原料、药用辅料以及药物制剂的质量标准的全球协调、统一,对药品进行全面的质量控制和保障,确保药品安全和有效。《国际药典》的主要目的是为了满足世界卫生组织成员国当中发展中国家实施药品监管的需要,经成员国法律明确规定执行时,《国际药典》才具有法定效率。最新版《国际药典》为第11版,于2022年出版。

习题与思考

一、单选题

1.《中国药典》目前共出版了(　　)版。
A. 11　　　B. 10　　　C. 9　　　D. 8

2.《中国药典》(2020年版)规定称取2.0g药物时,系指称取(　　)。
A. 2.0g　　B. 2.1g　　C. 1.95~2.05g　　D. 2.0000g

3. 在药品质量标准中,药品的外观、臭、味等内容归属的项目为(　　)。
A. 性状　　B. 鉴别　　C. 检查　　D. 含量测定

4. 《中国药典》（2020 年版）将生物制品列入（　　）。
A. 第一部　　B. 第二部　　C. 第三部　　D. 第一部通则

5. 下列收录在《中国药典》（2020 年版）第四部中的是（　　）。
A. 化学药品　　B. 药用辅料　　C. 生物制品　　D. 中药

6. 下列哪项不属于《中国药典》（2020 年版）一部正文收载内容？（　　）
A. 药材和饮片　　　　　B. 成方制剂及单味制剂
C. 药用辅料　　　　　　D. 植物油脂

7. 试验时的温度，未注明者，指在（　　）下进行。
A. 20~30℃　　B. 10~30℃　　C. 25~28℃　　D. 25℃

8. 除另有规定外，试验用水均指（　　）。
A. 蒸馏水　　B. 饮用水　　C. 纯化水　　D. 重蒸馏水

9. 液体的滴，指在20℃时，以 1.0mL 水为（　　）滴进行计算。
A. 15　　B. 10　　C. 20　　D. 25

10. 恒重，除另有规定外，系指供试品连续两次干燥或炽灼后的重量差异在（　　）mg 以下的重量。
A. 2　　B. 0.5　　C. 0.3　　D. 1

二、多选题

1. 《中国药典》（2020 年版）索引包括（　　）。
A. 中文索引　　　　　　B. 英文索引
C. 拉丁索引　　　　　　D. 汉语拼音索引
E. 化学名称索引

2. 《中国药典》（2020 年版）通则的主要内容有（　　）。
A. 指导原则　　　　　　B. 通用检测方法
C. 标准规定　　　　　　D. 试剂与标准物质
E. 制剂通则

3. 下列药品质量标准中属于国家标准的是（　　）。
A. 《中国药典》　　　　　B. 《局颁标准》
C. 《部颁标准》　　　　　D. 临床研究用药品质量标准
E. 企业标准

4. 《中国药典》（2020 年版）第四部收录的内容包括（　　）。
A. 抗生素　　B. 化学药品　　C. 通则　　D. 药用辅料
E. 生物制品

5. 《中国药典》(2020年版)内容包括（   ）。
　A. 凡例　　　B. 正文　　　C. 通则　　　D. 索引
　E. 附录

6. 检查项下规定的各项系指药品或在加工、生产和贮藏过程中可能含有并需要控制的物质或物理参数，包括：（   ）四个方面。
　A. 安全性　　B. 有效性　　C. 均一性　　D. 纯度要求
　E. 重现性

7. 水分测定法包括（   ）。
　A. 烘干法　　B. 甲苯法　　C. 减压干燥法
　D. 气相色谱法　　　　E. 费休氏法

8. 属于非法定药品标准的是（   ）。
　A. 生产标准　　　　　B. 新药试行标准
　C. 行业标准　　　　　D. 企业标准
　E. 中国药典

9. 《中国药典》(2020年版)二部收载的药品是（   ）。
　A. 化学药品　　　　　B. 生物制品
　C. 生化药品　　　　　D. 放射性药品
　E. 化学原料药

10. 以下关于药典对药品质量的标准规定不正确的（   ）。
　A. 最高要求　B. 最低要求　C. 行政要求　D. 一般要求
　E. 中等要求

三、判断题

1. Ch. YD 是《中国药典》的简称。（   ）

2. 世界上第一部国家药典是我国唐代的《新修本草》。（   ）

3. 药品质量标准中，国家标准最高，一般要高于企业标准。（   ）

4. 抗生素、化学药品、放射性药品都收录在《中国药典》(2020年版)的第二部中。（   ）

5. 中药材及饮片、血清、疫苗都收录在《中国药典》(2020年版)的第一部中。（   ）

6. "精密称定"指重量应准确至所取重量的万分之一；"称定"指重量应准确至所取重量的千分之一。（   ）

7. 标准品与对照品（不含色谱用内标物质）均由药品监督管理部门指定的单位制备、标定和供应。（   ）

8. 凡例和通则中采用的"除另有规定外"这一用语，表示存

在与凡例或通则有关规定不一致的情况时，则在正文中另作规定，并按此规定执行。（　　）

9. 任何违反 GMP 或有未经批准添加物质所生产的药品，即使符合《中国药典》或按照《中国药典》未检出其添加物质或相关杂质，亦不能认为其符合规定。（　　）

10. 国家法定药品标准是药品质量的最低标准。（　　）

任务二 药物检验基本程序

任务描述

药物检验工作是药品质量控制的重要组成部分，它对确保药品安全、防止假劣药品流通、提高药品监管效率、促进合理用药以及保障公众健康权益等方面具有重要意义。药物检验工作是按照一定的工作流程进行的，其工作程序一般为取样、检验（性状、鉴别、检查、含量测定）、检验原始记录及出具检验报告单。

在进行药物检验工作时，需要严格遵守相关的法律法规和标准要求，保证检验结果的准确性和可靠性。同时，还需要进行质量控制和结果的追溯和管理，确保检验工作的可追溯性和可管理性。

任务学习目标

（1）熟悉药物检验工作的基本程序。
（2）掌握药品取样数量的确定方法。
（3）能够进行检验原始记录的规范记录。
（4）能够正确出具药品检验报告单。

工作过程

1. 明晰任务流程

学习药物检验基本程序 取样与留样操作 原始记录与检验报告单设计

2. 任务重难点分析

（1）取样数量的确定。
（2）药物检验工作的基本程序。
（3）原始记录的规范书写。
（4）检验报告单的规范书写。

3. 条件需求与准备

（1）多媒体课件。

(2) 药品取样标准操作规程。
(3) 《中国药典》（2020年版）。

活动1　学习药物检验工作程序

药物检验基本程序（微课）

药物检验工作的基本程序包括样品取样/样品接收、样品准备、检验操作、数据分析和结果报告等环节。如图1-2-1所示为某药品检验所药品检验工作流程图。

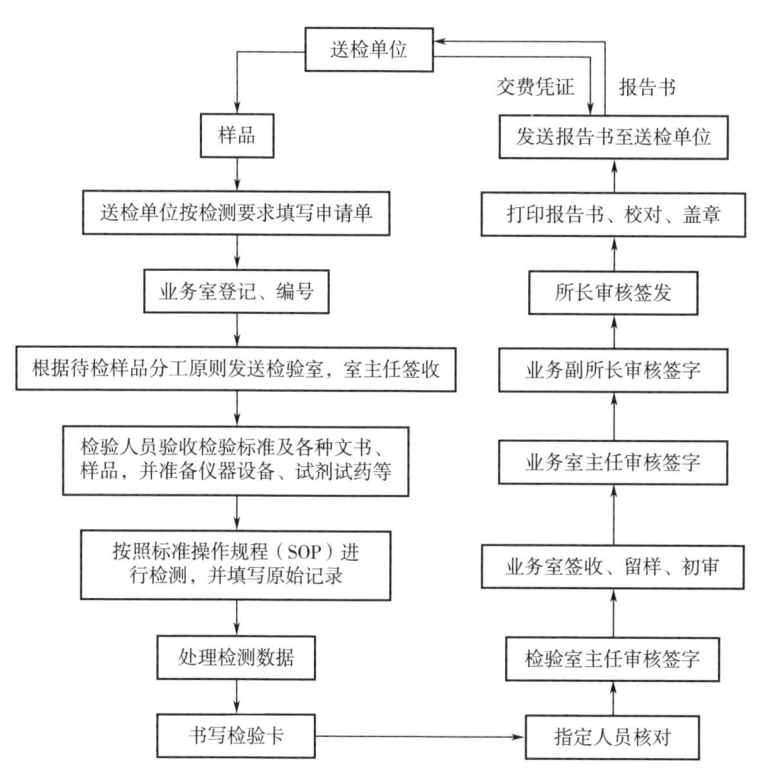

图1-2-1　某药品检验所药品检验工作流程

一、样品取样

样品取样是药物检验工作的第一步。取样要从大量的样品中抽取出能代表样本整体质量的少量样品进行检测。抽样对检验结果的判定的可靠性具有至关重要的作用，由于药品的特殊性，抽样工作要具有科学性、真实性、代表性，具体操作按照企业自订《取样标准操作规程》中规定的取样方法和规则抽取具有代表性的样品，并做好完整的取样记录（表1-2-1）。

表1-2-1　取样记录

年		样品名称	样品编号	供货情况		总件数	取样件数	取样人	取样说明
月	日			企业名称	批号				

取样前必须查找到待检样品依据的标准，掌握标准的内容和有关规定，明确检验的项目和指标要求，明确取样方法、检验方法和有关规定，明确检品合格的判定标准。

在接收样品时，需要核对样品的标识信息，包括样品名称、批号、生产日期等，确保样品信息的准确性和完整性。同时，还需要记录样品的接收时间和接收人员等信息，以便后续的追溯和管理。

二、样品准备

样品准备阶段是药物检验工作的重要环节。样品准备是为了使样品符合检验要求，通常包括样品的粉碎、溶解、稀释等处理过程。不同的样品可能需要不同的处理方法，因此在样品准备过程中需要根据具体情况进行操作。

三、检验操作

在样品准备完成后，需要选择合适的检验方法。药物检验方法通常包括物理性质检验、化学成分分析、微生物检验等多个方面。根据药物的特性和检验要求，选择合适的检验方法进行分析。

然后在规定的检验条件下，按照选定的检验方法对抽取的样品进行检验操作，包括样品的称量、溶解、稀释、反应等步骤。在操作过程中，需要注意操作的准确性和规范性，避免操作误差对结果的影响，所得到的检验数据与检验结果，必须满足误差限度的要求，并如实记录作为原始记录。

四、数据分析与结果报告

完成检验操作后，需要对检验数据进行分析。数据分析是判断样品是否符合规定标准的关键步骤。通过对检验数据的统计和比对，确定是否符合质量标准的要求，进而对整批产品或检验项目进行判定并作出结论。在数据分析过程中，需要注意数据的准确性和可靠性，避免数据误差对结果的影响。

最后是结果报告阶段。根据检验结果，编制检验报告，将检验结果以书面形式呈现。检验报告通常包括样品信息、检验方法、检验结果和结论等内容。检验报告的编制需要遵循相关的规范和要求，确保报告的准确性和可靠性。

检验报告的内容一般包括：①对合格的产品，填写检验报告，签发合格证，准予放行出厂；②对不合格的产品，填写不合格检验报告，说明质量问题，不准交库存；③将质量检验信息及时反馈到有关部门或领导，促使有关部门改进质量。

分析样品的前处理方法（微课）

注意事项

（1）药物检验工作需要严格遵守相关的法律法规和标准要求。药物检验工作涉及人们的生命健康，因此需要确保检验结果的准确性和可靠性，避免对人们的健康造成危害。

（2）药物检验工作需要保证检验设备的准确性和可靠性。检验设备是药物检验的重要工具，需要定期进行校准和维护，确保设备的准确性和可靠性。

（3）药物检验工作还需要进行质量控制。质量控制是为了确保检验结果的准确性和可靠性，通常包括样品的平行测试、质控品的使用和参比品的比对等措施。

（4）药物检验工作需要进行结果的追溯和管理。对于检验结果的追溯和管理是为了保证检验结果的可追溯性和可管理性，通常包括对样品信息、检验方法、检验数据和检验报告等的记录和管理。

知识储备

定量分析样品的前处理方法

各国药典中均收载一些含金属或卤素的有机药物。由于所含金属或卤素在药物分子结构中结合状态不同，在分析前需要经过不同方法处理之后，方可进行测定。处理方法因金属或卤素在分子中结合的牢固程度而异。通常这些药物的处理方法可分为两大类：一是不经有机破坏的分析方法；二是经有机破坏的分析方法。下面分别作简要叙述。

一、不经有机破坏的分析方法

1. 直接测定法

凡金属原子不直接与碳原子相连的含金属药物或某些 C-M（金属原子直接与碳原子相连）键结合不牢固的有机金属药物，在水溶液中可以电离，因而不需有机破坏，可直接选用适当的方法进行测定。例如：富马酸亚铁的含量测定（《中国药典》，2020年版）。

2. 经水解后测定法

（1）直接回流后测定法　本法是将含卤素的有机药物溶于适当溶剂（如乙醇）中，加氢氧化钠溶液后，加热回流使其水解，将有机结合的卤素经水解作用转变为无机的卤素离子，然后选用间接银量法进行测定。本法适用于含卤素有机药物结构中卤素原子结合不牢固的药物，如卤素和脂肪碳链相连者。例如：三氯叔丁醇的含量测定（《中国药典》，2020年版）。

（2）用硫酸水解后测定法　本法是将含有金属元素的有机药物在硫酸作用下，分解为硬脂酸和相应的金属盐，使有机结合的金属转变为无机的金属离子，然后采用配位法测定。例如：硬脂酸钙的含量测定（《中国药典》，2020年版）。

3. 经氧化还原后测定法

本法是将含卤素有机药物在碱性或酸性下，加还原剂（如锌粉）加热回流，药物产生还原裂解反应，使有机结合的卤素转变为无机的卤素离子，然后采用银量法测定。例如：泛影酸的含量测定（《中国药典》，2020年版）。

二、经有机破坏的分析方法

将含金属有机药物及有机卤素药物结构中的金属原子、卤素与碳原子结合牢固者，采用有机破坏的方法将药物分子破坏，使有机结合状态的金属及卤素转变为可测定的无机化合物，然后选用合适的分析方法进行测定。有机破坏方法，一般包括湿法破坏、干法破坏及氧瓶燃烧法三种方法，下面分别讨论。

1. 湿法破坏

根据所用试剂的不同，湿法破坏可分为以下几种：

（1）硝酸-高氯酸法　本法破坏能力强，反应比较激烈。故进行破坏时，必须严密注意切勿将容器中的内容物蒸干，以免发生爆炸。本法适用于血、尿、组织等生物样品的破坏。经本法破坏后，所得的无机金属离子，一般为高价态。本法对含氮杂环药物的破坏不够完全，此时宜选用干法灼烧进行破坏。

（2）硝酸-硫酸法　本法适用于大多数有机物质的破坏，如染料、中间体或药物等。经本法破坏分解所得的无机金属离子均为高价态。因碱土金属可与硫酸形成不溶性的硫酸盐，将会吸附被测定的金属离子，使测定结果偏低。所以本法不适用于含碱土金属有机药物的破坏。此时，可改用硝酸-高氯酸法进行破坏。

氧瓶燃烧法（视频）

（3）硫酸-硫酸盐法　本法所用硫酸盐为硫酸钾或硫酸钠，因硫酸钠为含水化合物，不利于有机破坏，故一般多采用硫酸钾。加入硫酸盐的目的，是为了提高硫酸的沸点，以使样品破坏完全。同时，也防止硫酸在加热过程中过早的分解为三氧化硫而损失。经本法破坏分解所得的金属离子，多为低价态。本法常用于含砷或锑有机药物的破坏分解。因在有机物破坏时须经炭化过程，最后得到低价态的三价砷或锑离子。如用本法破坏低碳化合物时，宜添加适量的淀粉等多碳化合物，以保证在破坏过程中，经炭化，将金属离子都转变为低价态。

（4）其他湿法　除了以上三种试剂组合的方式之外，尚有硝酸-硫酸-高氯酸法、硫酸-过氧化氢法、硫酸-高锰酸钾法等，其根据都是增加氧化剂。硫酸加氧化剂，加热，使有机物破坏分解完全，破坏后，金属在溶液中均以高价态（如砷酸）存在。

2. 干法破坏

本法系将有机物灼烧灰化以达分解的目的。将适量样品置于瓷坩埚或镍坩埚、铂坩埚中，常加无水碳酸钠或轻质氧化镁等以助灰化，混合均匀后，先小火加热，使样品完全炭化，然后放入高温炉中灼烧，使其灰化完全，即可。

本法适用于湿法不易破坏完全的有机物（如含氮杂环类有机药物）以及某些不能用硫酸进行破坏的有机药物。不适用于含易挥发性金属（如汞、砷等）有机药物的破坏。

3. 氧瓶燃烧法

本法系将有机药物放入充满氧气的密闭的燃烧瓶中进行燃烧，并将燃烧所产生的待测物质吸收于适当的吸收液中，然后根据待测物质的性质，采用适宜的分析方法进行鉴别、检查或含量测定。本法适合于测定含卤素、硫、氮、硒等其他元素的有机药物。此法是快速分解有机物的简单方法，它不需要复杂设备，就能使有机化合物中的待测元素定量分解成离子型。该方法被各国药典所收载。

活动2 药品的取样与留样

一、预备工作

（1）全班共分6组，各组首先对任务进行集体探讨，制定方案。

（2）准备取样操作所需物品用具。

二、开展工作

（1）查阅取样标准操作规程。
清楚 GMP 取样要求及注意事项。

（2）选择取样及留样所需的仪器。
不锈钢勺、不锈钢探子、玻璃取样吸管、具有封口装置的无毒塑料袋（取样袋）、具塞玻璃瓶、取样袋等。

（3）确定取样及留样量。

（4）取样与留样。

三、结束工作

（1）每小组选代表陈述本小组的任务完成情况。

（2）教师对每个小组的操作过程进行总结。

（3）做好清洁工作。

注意事项

（1）取样员接到"请验单"后，应在 24h 内到规定的地点取样。取样前应确认取样环境的温度、湿度及洁净度是否符合要求。原料、辅料、包装材料应有专门的取样地点（取样车或取样室），其取样环境应与生产环境一致。

（2）取样员在物料（药品生产中的物料是指原料、辅料、包装材料）包装启封前应进行现场核对，检查物料品名、批号、数量及包装等情况，无误后方可取样。原辅料还应检查包装的完整、清洁度、有无水迹、霉变等异常情况，如有异常应单独取样，并核对供应商的出厂检验报告是否相符。

（3）一批物料，其批号、品名、包装、生产厂家相同者方可作为一个取样单位，否则必须分开取样。

(4)液体样品需先摇匀后取样;遇光易变质药品须用棕色瓶装,必要时加套黑纸;腐蚀性样品应避免用金属取样工具取样;剧毒性药品必须两人同时取样,并由仓库保管人员陪同,必要时戴防护用具。

(5)在已取样的包装材料上即时每包贴上"取样证",取样器按相应的清洗标准操作程序进行清洗后定位存放,将外包装重新密封,挂好取样证如图1-2-2所示,将样品包件送回原处。

(6)在取样的准备工作、取样过程、取样结束阶段须遵守企业制定的《取样管理规定》和《取样标准操作规程》。

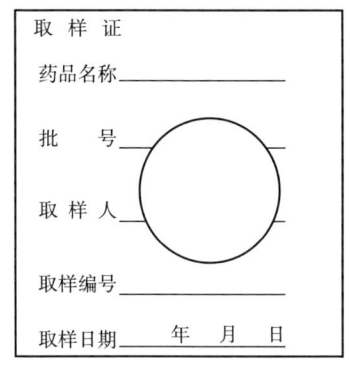

图1-2-2 取样证示意图

注:图中圆圈代表公司质量管理部专用章

(7)检验结束后的剩余样品不可返回原批,可作为留样由专人保管。

知识储备

取样是分析任何药物的首要工作,为保证分析结果的真实性和科学性,应考虑取样的科学性、真实性和代表性,取样应遵循随机、客观的原则,同时应对供试品名称、批号、规格、数量、供试品来源(取样和送样部门或单位)、取样方法和送样日期做详细记录。

一、取样数量及取样量

1. 进厂原料、中间体、成品

按批(或件数)取样,假如样品总件数为 n。

当 $n \leq 3$ 时,应每件取样;$3 < n \leq 300$ 时,取样的件数应为 $\sqrt{n}+$

取样标准操作规程（文本）

1；当 $n>300$ 时，超过部分按 $\sqrt{n}/2+1$ 的件数取样。

2. 中药材

按批（或件数）取样，假如样品总件数 m。

当 $m\leq5$ 时，逐件取样；$5<m\leq100$ 时，取样 5 件；$100<m\leq1000$ 时，按 5% 取样；当 $m>1000$ 时，超过部分按 1% 取样；贵重药材逐件取样。

3. 包装材料

根据不同包装材料与总件数，确定取样数量。使用说明书、标签、盒、箱、瓶：$n\leq3$ 万，取 100 张（个）；3 万 $<n<15$ 万，取 150 张（个）；$n>15$ 万，取 >300 张（个）；硬质空心胶囊与药品取样方法相同；铝箔、复合膜，逐卷抽样，抽样量总共 1m。

4. 取样量

药物按取样件数每件取样，总量为一次全检量的 3 倍（特殊药品，如毒麻药品可根据实际情况另行规定取样数量），检验剩余作为留样样品。

二、取样操作

1. 原料药的取样操作

取样员将需要取样的原料、辅料桶件清洁外包装后移至取样室（车）内，打开原料、辅料外包装、戴上取样手套取样。根据原料、辅料的状态，采用不同的取样方法。固体用洁净的不锈钢勺或不锈钢探子（图 1-2-3），在包装箱（袋）内取样，样品放在取样袋内，封口；在液体辅料分装间用洁净的玻璃吸管取样（图 1-2-4），放在洁净的具塞玻璃瓶中，密塞；原料、辅料需检验微生物限度的样品，样品应放在已灭菌的容器内，封口。

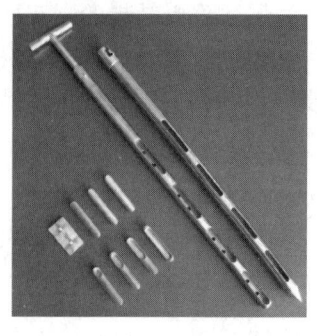

图 1-2-3　粉末取样器

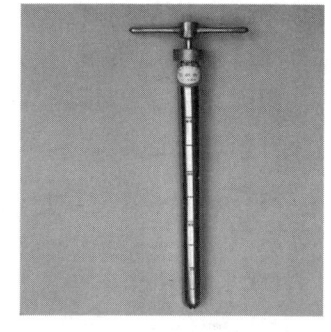

图 1-2-4　液体取样器

2. 包装材料的取样操作

（1）取样员按"请验单"内容，根据与药品直接接触和不与药品直接接触的具体情况，确定相应的取样准备，并到仓库办理取样手续。

（2）取样员在取样时应核对"请验单"的内容与供货是否相符。

（3）取与药品直接接触的包材样品时，取样人员须在取样室或取样车内取样，样品放入洁净容器内密封、贴上标签、标签内容有品名、数量、批号、取样日期。对于内包装材料，取样量参照国家标准 GB/T 2828—2003 逐批检查计数抽样程序及抽样表（适用于连续批的检查）进行；内包装材料需要测定微生物限度，应用已灭菌的取样器具取样，放在已灭菌取样袋内，封口。

3. 中间产品的取样操作

（1）取样员接到中间产品请验单后，准备好取样器具、容器。按《人员进出洁净区标准程序》进入生产车间中间站。

（2）取样员在取样时应核对请验单的内容与中间产品是否相符。

（3）根据中间产品件数，确定取样件数。

（4）在样件中用取样探子按不同方向、深度、使取样具有代表性，并取可供 3 次以上检验用量。

（5）将样品放入洁净容器内，密封，在容器内贴上标签，标签内容有品名、数量或重量、批号、取样日期等。

4. 成品的取样操作

（1）成品在入库前，生产车间应填写成品请验单送交质管部门，请验单内容包括品名、批号、规格、数量等。

（2）由检验室指派专人到成品存放地或在线包装地按批取样，每批成品在不同的包装内抽取一定的小包装，使抽取的样品具有代表性，并可供 3 次检验量。

（3）按请验单的内容与成品的标签进行核对，无误后方可取样，取样后再随机取样检验，登记检验台账。

5. 药品的留样操作

（1）凡需留样观察的产品由质量部门填写留样通知单，通知车间留足产品，所留样品要求为原包装品。由分样人或取样员将样品交给留样员，留样员加贴留样标签，并填写收样记录，内容包括留样接收时间、品名、规格、批号、来源、样品数量、留样编号、

药物检验原始记录的格式范例（文本）

双方签字。

（2）留样产品要专人专柜保管，并按品种、规格、生产时间、批号分别排列整齐。每个留样柜内的品种、批号应有明显标志，并易于识别，以便定期进行稳定性考察和用户投诉时查证。

（3）留样样品的贮存期限一般规定如下：成品为有效期后1年；中间产品为3个月；原料、辅料为1年。也可根据实际情况另行规定贮存期限。易腐败、霉变、挥发及开封后无保留价值的样品，不需留样；中药材等特殊药品通常保存半年。超过留样期限的产品应每年集中销毁一次。由留样员填写"销毁单"，注明品名、批号、剩余量、销毁原因、销毁方法等，报质量部负责人审核、批准后销毁。销毁按规定的销毁程序进行，由2人以上人员现场监督销毁，并有销毁记录。

活动3 检验原始记录及检验报告单的设计

一、预备工作

（1）课前学习关于检验原始记录及检验报告单的书写要求与规范。

（2）检索各药品企业、第三方检验机构的药物检验原始记录及检验报告单。

二、开展工作

（1）对照《中国药典》（2020年版）归纳总结各类药物检查项目种类。

（2）根据药物类型及检测项目，参考药品企业、检验机构相关资料，分组设计药物检验原始记录及检验报告单模板。

（3）组内讨论设计模板有无设计缺陷、遗漏，并进行优化完善。

（4）任选1种药品，选择其中1~3个检验项目，依据《中国药典》（2020年版）中的标准规定，模拟填写检验原始记录及检验报告单。

三、结束工作

（1）将设计并填写好的检验原始记录及检验报告单上传提交，待教师审核。

（2）电子版检验原始记录及检验报告单（教师审核修改后）打印备用。

（3）做好清洁工作。

注意事项

（1）检验记录中，可按试验的先后，依次记录各检验项目，不强求与标准上的顺序一致；检验报告单填写时，各检验项目顺序必须与标准上的顺序一致。

（2）项目名称应按药品标准规范书写，不得采用习惯用语，如将片剂的"重量差异"记成"片重差异"，或将"崩解时限"写成"崩解度"等。

（3）最后应对该项目的检验结果给出明确的单项结论。

（4）全部项目检验后应根据检验结果出具检验报告，结论应明确、肯定、有依据。

知识储备

一、药物检验原始记录单书写要求

药物检验原始记录是检验人员对其检验工作的全面记载，是判定产品质量的基本依据，也是出具药物检验报告单的书面材料。药物检验原始记录作为检验的第一手资料，应妥善保存、备查。各单位检验药品与项目不同，药物检验原始记录单的内容也会有所不同。设计合理、逻辑清晰的检验原始记录单是进行高效检验的基础。药物检验原始记录的书写有如下基本要求。

（1）应用蓝黑墨水或碳素笔书写，显微绘图可用铅笔；凡用微机打印的数据与图谱，应剪贴于记录单适宜处，并有操作者签名。

（2）可按试验的先后，依次记录各检验项目，不强求与标准顺序一致。记录内容包括项目名称、检验日期、检验依据、操作方法（简略扼要）、试验条件（如试验温度、仪器名称型号和校正情况等）、观察到的现象（不要照抄标准，简要记录真实情况，如遇反常现象，则应详细记录）、试验数据、计算和结果判断等（要注意有效数字的修约及其运算）。

（3）记录原始、数据真实、字迹清楚、内容完整、无涂改。

（4）应及时、完整地记录试验数据和试验现象，禁止事先记录、事后补记或转抄。

（5）检验结果，无论成败好坏，均应详细记录、保存。对于舍弃数据也应记录，并分析原因，说明弃用理由。

（6）如发现记录有误，可用单线或双线划去并保持原有的字迹可辨，并在其上方写上正确的内容并署上姓名（图1-2-5）。

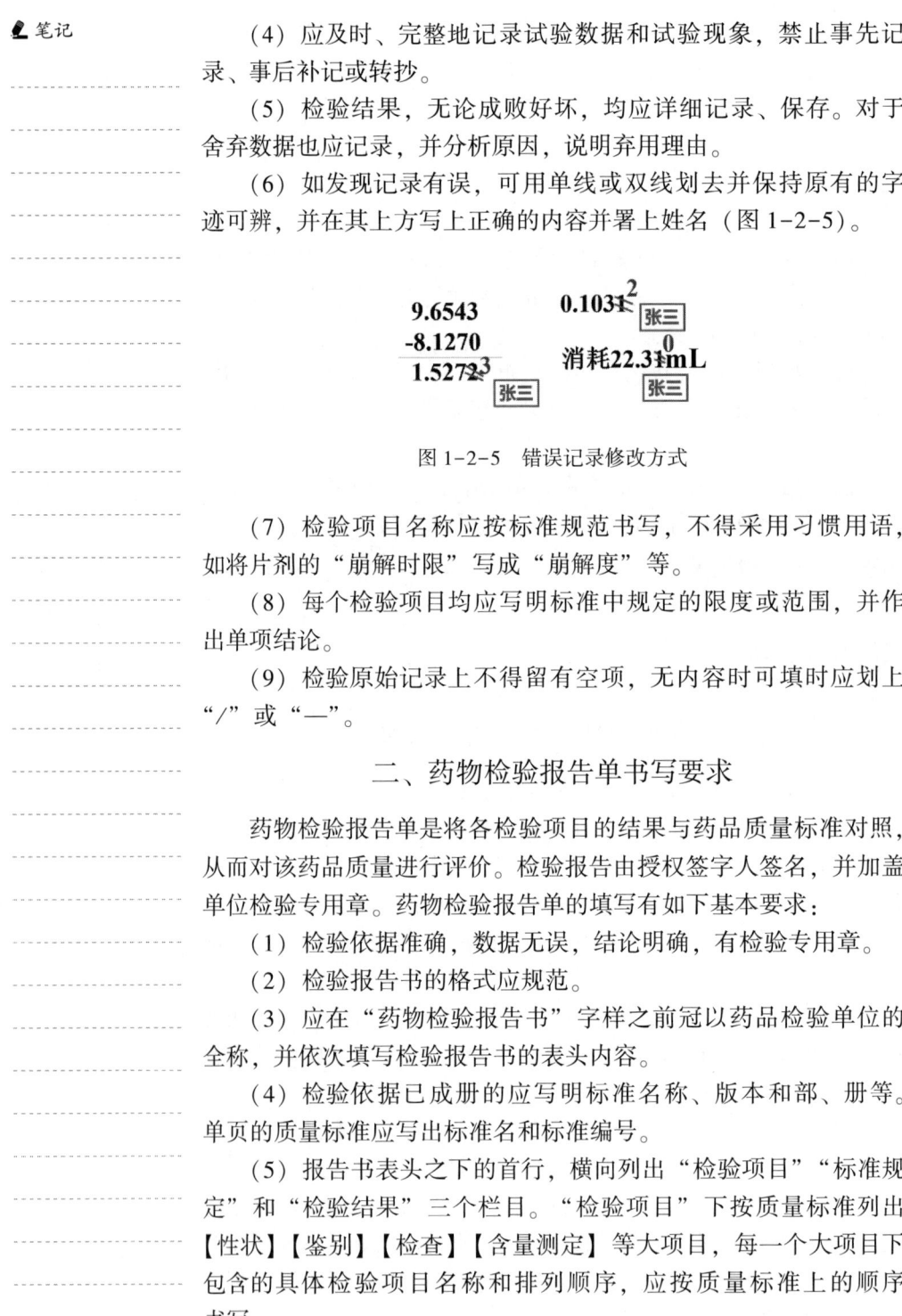

图 1-2-5　错误记录修改方式

（7）检验项目名称应按标准规范书写，不得采用习惯用语，如将片剂的"崩解时限"写成"崩解度"等。

（8）每个检验项目均应写明标准中规定的限度或范围，并作出单项结论。

（9）检验原始记录上不得留有空项，无内容时可填时应划上"/"或"—"。

二、药物检验报告单书写要求

药物检验报告单是将各检验项目的结果与药品质量标准对照，从而对该药品质量进行评价。检验报告由授权签字人签名，并加盖单位检验专用章。药物检验报告单的填写有如下基本要求：

（1）检验依据准确，数据无误，结论明确，有检验专用章。

（2）检验报告书的格式应规范。

（3）应在"药物检验报告书"字样之前冠以药品检验单位的全称，并依次填写检验报告书的表头内容。

（4）检验依据已成册的应写明标准名称、版本和部、册等。单页的质量标准应写出标准名和标准编号。

（5）报告书表头之下的首行，横向列出"检验项目""标准规定"和"检验结果"三个栏目。"检验项目"下按质量标准列出【性状】【鉴别】【检查】【含量测定】等大项目，每一个大项目下包含的具体检验项目名称和排列顺序，应按质量标准上的顺序书写。

（6）药物检验报告书结论应包括检验依据和检验结论。

全部项目检验均合格，习惯称为"全检合格"，结论写"本品按×××检验，结果符合规定"。

全部检验项目中只要有一项不符合规定，即判为不符合规定，结论写"本品按×××检验，结果不符合规定"。

若非全部项目检验，合格的写"本品按×××检验上述项目，结果符合规定"；如有一项不合格时，则写"本品按×××检验上述项目，结果不符合规定"。

（7）检验报告单填写完成后，检验人员签名，再经质检部主任对所采用的标准、操作的规范性、计算及结果判断等项进行校核并签名，最后经质量检验机构负责人审核签字后加盖检验专用章出具报告。

三、药物检验报告单表头栏目的填写说明

（1）检品名称　应按药品包装上的品名填写。

（2）剂型　按检品的实际剂型填写。如片剂、胶囊剂、注射剂等。

（3）规格　按质量标准规定填写。

（4）国别、厂名、生产单位或产地　"产地"仅适用于药材，其余均按药品包装实样填写。

（5）批号　按药品包装实样上的批号填写。

（6）效期　按药品包装所示填写有效期。

（7）批量　指该批药品总的数量。

（8）检验项目　有"全检""部分检验"或"单项检验"，单项检验应直接填写检验项目名称，如"崩解时限"或"微生物限度"等。

（9）检验依据　国产药品按药品监督管理部门批准的质量标准检验。

（10）取样日期　按取样的年、月、日填写。

（11）报告日期　指签发报告书的日期。

三、任务评价

任务二评价表见表1-2-2。

表1-2-2 任务评价表

班级：　　　　　组号：　　　　　姓名：　　　　　日期：

评价指标	评价内容	分值	分数评定	
			小组自评	教师评价
信息检索	能有效利用网络、图书资源、工作手册查找有用的相关信息等	5		
	能用自己的语言有条理地去理解、表述所学知识	5		
	能将查到的信息有效地传递到工作中	5		
参与态度	能与教师、同学之间保持多向、丰富、适宜的信息交流	5		
	探究式学习、自主学习不流于形式，能处理好合作学习和独立思考的关系，做到有效学习	5		
	能提出有意义的问题或能发表个人见解；能按要求正确操作；能够倾听别人意见、协作共享	5		
	能积极主动参与任务活动，吃苦耐劳，崇尚劳动光荣，技能宝贵	5		
	能在任务活动实施过程中不断学习，综合运用信息能力得到提高	5		
	能发现问题、提出问题、分析问题、解决问题、创新问题	5		
工作过程	熟悉药物检验基本程序	5		
	能根据取样原则准确计算取样数量和件数	5		
	能正确规范使用取样器具	5		
	熟悉取样的操作规范，能准确描述影响取样准确性的因素	10		
	掌握原始记录的书写基本要求和更改要求	10		
	能够正确书写检验报告单	10		
自我评价	能严肃认真地对待自评，并能独立完成自测题	5		
	按时按质完成工作任务；较好地掌握专业知识点；具有较强的实践能力	5		
总评（自我评价占10%，小组自评占40%，教师评价占50%）		100		

注：本表中小组自评是指组内成员共同对本小组成员分别进行评价；教师评价是指教师对小组整体进行评价，评价得分代表小组内所有成员成绩。

习题与思考

一、单选题

1. 药检工作取样时,若总件数(如箱、桶、袋、盒等)为 x,当 $x \leq 3$ 时,则其取样应该按( )。
   A. 每件取样
   B. 按 $\sqrt{x}+1$ 随机取样
   C. 按 $\sqrt{x}/2+1$ 随机取样
   D. 按 $\sqrt{x}/2$ 随机取样

2. 对药物进行检验时应先进行( )。
   A. 鉴别试验 B. 杂质检查 C. 含量测定 D. 取样

3. 药品一次取样量至少可供( )倍的化验用量。
   A. 2 B. 3 C. 4 D. 5

4. 对布洛芬进行分析检验,其结果仅熔点不符合《中国药典》(2020年版)二部中所规定的要求,该药品为( )。
   A. 合格品 B. 优等品 C. 次等品 D. 不合格品

5. 药物的检查项下不包括的方面是( )。
   A. 均一性 B. 安全性 C. 真伪性 D. 纯度

6. 药物检验时取样必须考虑做到( )。
   A. 任意性 B. 均匀性 C. 科学性、真实性、代表性
   D. 科学性、合理性、真实性

7. 原始检验记录及检验报告中某页或某栏大部分为空白,应该( )。
   A. 标注"以下为空白" B. 画斜线
   C. 画长横线 D. 标注"以下无效"

8. 关于药物检验原始记录说法不正确的是( )。
   A. 原始记录必须真实、完整、科学
   B. 应包括供试品名称、批号、数量等样品信息
   C. 应将检验步骤与计算过程记录
   D. 应有送检人、检验人、复核人的签名

9. 以下不是药品检验报告书上的检验项目是( )。
   A. 外观 B. 性状 C. 鉴别 D. 检查

10. 药物检验记录必须( )。
    A. 真实、完整 B. 科学 C. 代表 D. 合理

二、多选题

1. 检验原始记录应有以下哪些内容?( )
   A. 供试品名称 B. 外观性状
   C. 送检人签名 D. 复核人签名

E. 含量测定

2. 判断一种药物的质量是否符合要求，必须全面考虑下列哪几项的检验结果？（　　）

A. 取样　　B. 检查　　C. 鉴别　　D. 含量测定

E. 性状

3. 进行药品检验时，要从大量样品中取出少量样品，应考虑取样的（　　）。

A. 随机性　　B. 真实性　　C. 代表性　　D. 科学性

E. 偶然性

4. "药物检验报告书"必须有（　　）。

A. 应有详细的数据记录

B. 检验者和负责人签名

C. 检验单位公章

D. 检验者、复核者签名和单位公章

E. 数据处理过程

5. 检验报告书的人员信息应包括（　　）。

A. 负责人　　B. 检验人　　C. 复核人　　D. 取样人

E. 法人

6. 药物检验工作的基本程序包括（　　）。

A. 取样　　　　　　　　B. 检验

C. 记录与报告　　　　　D. 检查和含量测定

7. 正确书写检验原始内容的要求有（　　）。

A. 字迹清晰　　　　　　B. 色调一致

C. 书写工整　　　　　　D. 检验人签名

E. 复核人签名

8. 药物检验报告书内容一般包括（　　）。

A. 供试品情况　　　　　B. 单位公章

C. 检验内容　　　　　　D. 结论

E. 人员信息

9. 药物检验内容包括（　　）。

A. 性状　　B. 鉴别　　C. 检查　　D. 含量测定

E. 类别

10. 以下是检验原始记录应有的内容的是（　　）。

A. 收样时间　　　　　　B. 检验目的

C. 检验项目　　　　　　D. 检测设备及编号

E. 检验时间

药检反思

党的二十大报告中强调，把保障人民健康放在优先发展的战略位置，完善人民健康促进政策。其中药品质量安全是一个不可忽视的重要问题。我们需要全社会共同努力，加强药品质量安全的监管和管理，确保人民的健康和生命安全。中共中央、国务院印发的《"健康中国2030"规划纲要》提出要完善药品标准体系，全面加强药品监管，形成全品种、全过程的药品监管链条，保证药品质量。

保障人民健康是国家的首要任务，而药品质量安全直接关系到人民的健康和生命安全。因此，将保障人民健康置于优先发展的战略位置，就意味着必须对药品质量安全给予高度重视。

推进健康中国建设需要全社会的共同参与和努力，包括政府、医疗机构、企业和个人等各个方面。其中，企业作为药品生产和供应的主体，必须严格遵守相关法律法规和质量标准，确保药品的质量和安全性。同时，政府也需要加强监管力度，建立健全的药品监管体系，确保市场上的药品符合质量标准和安全要求。

一生中，平均每人服用14000粒药片，一粒药片看似极轻，却承载着生命的千钧之重，作为一名药学专业学生，未来的药学工作者，祖国委我重任，人民健康所系。全面控制药品的质量，保证人民群众使用高质、安全、稳定和有效的药品，是药学工作者义不容辞的责任。

药物检验技术是"方法学科""眼睛学科"，是保证人民用药高质、安全、有效的重要组成部分，有药物的地方，就有药物检验。通过药物检验技术课程的学习，你将知结构、懂原理、会操作、能报告，具备胜任药品质量检验员、药品研发员、药品注册专员等相关岗位的专业知识和技能。学习技能的过程中，我们也应秉持"千学万学学做真人"的信念，树立"依法检验，质量第一"的观念，成为具备高度的职业使命感和责任感，锐意创新、精益求精的新时代技能型药品检验人才。把好药品质量控制的最后一道防线，为人民群众的生命健康安全、健康中国保驾护航！用实际行动践行"人民至上"的初心使命。

模块二 药物性状观测技术

药物性状概述（微课）

模块描述

药物的性状反映了药物特有的物理性质，是药物质量的重要表征之一，一般包括外观、溶解度和物理常数等。性状观测是药物检验的第一步，只有性状符合规定的供试品，才可继续进行鉴别、检查和含量测定等项目的检验。

物理常数是药物的物理性质的特征常数，其在一定条件下是恒定不变的，各种药物因其分子结构及其聚集状态不一样，表现出的物理性质及其物理常数也不一样。由于物理常数是评价药品质量的主要指标之一，是药品质量控制的重要参数。其测定结果不仅对该药品具有鉴别意义，还能反映该药品的纯杂程度。在药品检验和药品质量标准的制定过程中，应根据该药品的特性或检定工作的需要，选择有关的物理常数。

《中国药典》（2020年版）中收载的物理常数包括相对密度、馏程、熔点、凝点、比旋度、折光率、黏度、吸收系数、碘值、pH、皂化值和酸值等。

模块实施

本模块为药物性状观测技术，以药物的外观与溶解度及性状检查中法定检测项目之一物理常数为实施对象。本模块共包括5个工作任务。

```
                  ┌── 外观性状与溶解度检查
                  ├── 相对密度测定
   药物性状观测技术 ─┼── 熔点测定
                  ├── 旋光度测定
                  └── 折光率测定
```

任务一　外观性状与溶解度检查

任务描述

外观性状是指药物的晶型、聚集状态、色泽、臭、味等性质。如《中国药典》（2020年版）中对维生素C的外观描述为"本品为白色结晶或结晶性粉末；无臭，味酸，久置色渐变微黄；水溶液显酸性反应"。对硫酸庆大霉素片的描述为"本品为白色至淡黄色片或糖衣片，除去包衣后显白色至淡黄色"。

药品的外观质量检查是通过人的视觉、触觉、听觉、嗅觉等感官试验，对药品的外观性状进行检查。外观检查最基本的技术依据是比较法，这是建立在合格药品与不合格药品对照比较基础上的一种方法，药学人员应了解、熟悉各种合格产品的外观、性状，掌握药品外观的基本特性。检查时将包装容器打开，对药品的剂型、颜色、味道、气味、形态、重量、粒度等情况进行重点检查。

溶解度是药物的一种物理性质，在一定程度上反映了药品的纯度。溶解度试验法：除另有规定外，称取研成细粉的供试品或量取液体供试品，于25℃±2℃一定容量的溶剂中，每隔5min强力振摇30s；观察30min内的溶解情况，如无目视可见的溶质颗粒或液滴时，即视为完全溶解。

任务学习目标

（1）熟悉药物外观性状并能准确描述。
（2）掌握外观性状和溶解度的检查方法。
（3）掌握溶解度有关名词术语的具体规定。
（4）根据药品的质量标准，能进行药物外观性状和溶解度检查。

工作过程

1. 明晰任务流程

查阅质量标准 → 学习外观性状的检查 → 条件需求与准备 → 外观性状与溶解度检查 → 分析结果处理 → 出具检验报告单

药物的外观性状（微课）

笔记

2. 任务重难点分析

（1）药物外观性状的检查。

（2）药物溶解度的检查。

3. 条件需求与准备

（1）《中国药典》（2020 年版）。

（2）显微镜及电子天平。

（3）显微镜使用说明书。

（4）试剂与用具。

活动 1　外观性状的检查

一、预备工作

（1）掌握药物的外观性状描述的有关术语。

（2）掌握药物外观性状的观测方法。

（3）条件准备：

①仪器与用具：电子天平、显微镜、载玻片、白纸、试管等。

②药品与试剂：待检药物（包括原料药、制剂、液体药物、固体药物）、试剂等。

二、开展工作

（1）取固体样品适量置于白纸上；取液体样品适量置于试管中；需要检查是否结晶的样品置于载玻片上。

（2）肉眼观察、闻味道，显微镜下观察，并按表 2-1-1 所示记录结果。

（3）根据质量标准要求进行结果判断。

表 2-1-1　药物外观性状记录表

药物名称	外观性状标准规定	外观性状检查结果	结论

三、结束工作

（1）测定完成后，关闭仪器电源，清洗仪器用具。
（2）整理实验台，及时填写《仪器使用记录》。

注意事项

（1）试验过程中注意做好防护，培养严谨的安全操作意识。
（2）显微镜要保持干燥、清洁，避免灰尘、水及化学试剂的玷污。
（3）闻味道时要用手轻轻扇动，避免将鼻子直接凑近。

知识储备

药物的外观性状，即其色泽和外观特征，是对其内在质量的一种直观体现，其检测结果在鉴别药物及确保其纯度方面起着关键作用。《中国药典》（2020 年版）对药物外观形状的描述示例见表 2-1-2。对于药物的外观检查，我们依赖于人的多种感官，如视觉、触觉、听觉和嗅觉，以进行质量评估。在检查过程中，我们需要打开包装容器，重点关注药物的剂型、味道、气味、形态、重量以及粒度等方面，以确保其符合质量标准。

表 2-1-2　药物外观的描述示例

药物名称	《中国药典》（2020 年版）中的描述	描述涉及的物理性质
吡罗昔康肠溶片	本品为肠溶衣片，除去包衣后显类白色至微黄绿色	色泽、状态
布洛芬糖浆	本品为淡黄棕色的澄清黏稠液体，有芳香气味	色泽、状态；味

续表

药物名称	《中国药典》(2020年版)中的描述	描述涉及的物理性质
对乙酰氨基酚	本品为白色至类白色的粉末;极具引湿性	色泽、晶型;引湿性
阿司匹林	本品为白色结晶或结晶性粉末;无臭或微带醋酸臭;遇湿气即缓缓水解	色泽、晶型;臭;稳定性
葡萄糖酸钙注射液	本品为无色的澄明液体	色泽、状态

一、原料药

原料药的外观性状是对药物感官的一般性描述,无法定方法检查,但仍应准确描述。通常包括聚集状态、晶型、色泽、臭、味及一般稳定性。

1. 聚集状态

药物呈固体、半固体、液体或气体状态。如甘油的"无色、澄清的黏稠液体"(图2-1-1)和三七伤药颗粒的"棕色或棕褐色的颗粒"(图2-1-2)。

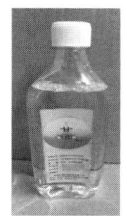
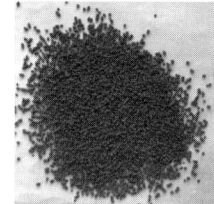
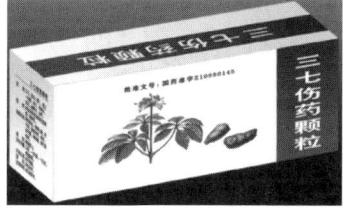

图2-1-1 甘油　　图2-1-2 三七伤药颗粒

2. 晶型

固体药物呈结晶型或者是无定型。结晶型药物呈不同的形态,包括针状结晶、棱状结晶、结晶性粉末等,如薄荷脑的"无色针状或棱柱状结晶或白色结晶性粉末"(图2-1-3)。

3. 色泽

药物的颜色及光泽度,按白色、类白色、微黄色、淡黄色、浅黄色、黄色的顺序排列。2个色阶相邻用"或"描述,如托拉塞米的"本品为白色或类白色结晶性粉末";色阶相隔2个以上

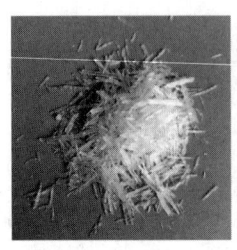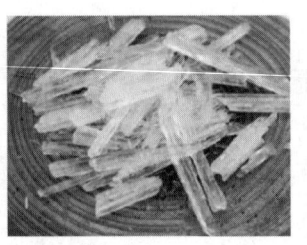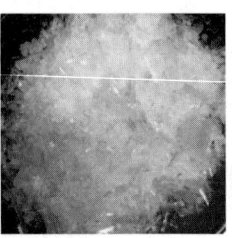

图 2-1-3　薄荷脑的晶型

溶解度测定
（视频）

用"至"描述，如那他霉素的"本品为类白色至淡黄色结晶性粉末"。

有色药物本身的颜色可用于鉴别其真伪、优劣；无色药物变质呈色，可用于鉴别其优劣。

4. 臭、味

药物本身固有的气、味，而不是因混入残留溶剂或其他有气味物质而带入的异臭或异味。

5. 一般稳定性

环境条件（如温度、湿度、光线等）对药物质量的影响可作为药品包装、贮存、运输条件的参考，同时也为药品的有效期确定提供一定依据，与药品质量标准的建立紧密相关。

二、制剂

制剂的外观性状涵盖了其剂型、内容物的状态、颜色以及稳定性等多个方面，这有助于更全面地了解制剂的性状，从而确保制剂的质量符合标准。在进行质量检验时，针对不同剂型的外观检查，有着各自特定的要求。例如，对于片剂，需要详细描述其颜色特征，无论是压制片还是包衣片，并且需要注明除去包衣后片芯的颜色；而对于注射液，则通常为澄清液体、混悬液或黏稠性液体，并且还需要详细描述其颜色特点以及在贮藏过程中其性状是否发生变化。

活动 2　药物溶解度检查

一、预备工作

（1）掌握溶解度的概念及《中国药典》（2020 年版）对溶解度有关名词术语的具体规定。

（2）熟悉溶解度的检查操作过程。
（3）条件准备：
①仪器与用具：容量瓶、水浴锅、分析天平、研钵、标准药筛等。
②药品与试剂：待检药物（2个种类）、试剂等。

二、开展工作

（1）取固体供试品适量，用研钵按同一方向研细，全部通过五号筛，并含能通过六号筛不少于95%的粉末。

（2）用分析天平称量供试品细粉适量；用移液管移取液体样品适量。

（3）将供试品置于已预热到25℃±2℃一定容量的溶剂中。

（4）每隔5min强力振摇30s，观察30min内的溶解情况，并按照表2-1-3示例做好记录。

表2-1-3　药物溶解度试验记录表

溶剂名称	药物名称与取样量	溶剂量	溶解情况	结论
乙醇（示例）	10mg（乙胺嘧啶）	1mL	溶解〔　〕 不溶解〔√〕	微溶
		9.9mL	溶解〔√〕 不溶解〔　〕	
			溶解〔　〕 不溶解〔　〕	
			溶解〔　〕 不溶解〔　〕	
……				

（5）根据质量标准要求进行结果判断。如无目视可见的溶质颗粒或液滴时，即视为完全溶解。

三、结束工作

（1）测定完成后，关闭仪器电源，清洗仪器用具，整理实验台。

（2）及时填写《仪器使用记录》。

注意事项

（1）检查时应将待检样品研磨成细粉后进行检验，否则会导致检测结果出现误差。

（2）检查时的环境温度必须控制在 25℃±2℃。

（3）测定时搅拌速度要适当。搅拌速度过高会导致溶剂的增强溶解作用，而搅拌速度过低则可能造成测定结果的不准确。

（4）测定过程中，应注意避免外界因素对测定结果的影响，如光线、振动等。

知识储备

药物溶解度是指在一定温度下，一定量的溶剂中溶解药物的最大量。一般以一份溶质（1g 或 1mL）溶于若干毫升溶剂中表示。《中国药典》（2020 年版）中采用极易溶解、易溶、溶解、略溶、微溶、极微溶解、几乎不溶或不溶等名词术语来描述药品在不同溶剂中的溶解性能。如《中国药典》（2020 年版）中丙酸睾酮溶解度描述为"在三氯甲烷中极易溶解，在甲醇、乙醇或乙醚中易溶，在乙酸乙酯中溶解，在植物油中略溶，在水中不溶"。

《中国药典》（2020 年版）各品种项下选用的部分溶剂及其在该溶剂中的溶解性能，可供精制或制备溶液时参考。对在特定溶剂中的溶解性能需作质量控制时，在该品种检查项下作具体规定。药品的近似溶解度以下列名词术语表示。

极易溶解：系指溶质 1g（mL）能在溶剂不到 1mL 中溶解；

易溶：系指溶质 1g（mL）能在溶剂 1~不到 10mL 中溶解；

溶解：系指溶质 1g（mL）能在溶剂 10~不到 30mL 中溶解；

略溶：系指溶质 1g（mL）能在溶剂 30~不到 100mL 中溶解；

微溶：系指溶质 1g（mL）能在溶剂 100~不到 1000mL 中溶解；

极微溶解：系指溶质 1g（mL）能在溶剂 1000~不到 10000mL 中溶解；

几乎不溶或不溶：系指溶质 1g（mL）在溶剂 10000mL 中不能完全溶解。

任务数据记录

表 2-1-4 所示为药物性状检查原始记录表示例。

表 2-1-4　×××药品检验所　药物性状检查原始记录表

日期：　　　　　　　　温度（℃）：　　　　湿度（%）：

样品编号		样品名称	
批　　号		规　　格	
检验依据			
仪器型号		仪器编号	
样品处理			
样品实测结果	【性状】 外观 本品为 _____ 结晶或结晶性粉末；_____ 或 _____ ；遇湿气_____。 结论： 溶解度 在_____中：取样量_____，溶剂量_____，溶解情况_____。 在_____中：取样量_____，溶剂量_____，溶解情况_____。 在_____中：取样量_____，溶剂量_____，溶解情况_____。 结果：在_____中_____，在_____中_____，在_____中_____。 结论：			
标准规定			
结　　论	□符合规定　　□不符合规定		

检验者：　　　　　　　　　　　　　　　　复核者：
日　期：　　　　　　　　　　　　　　　　日　期：

任务评价

任务一评价表见表 2-1-5。

表 2-1-5　任务评价表

班级：　　　　　组号：　　　　姓名：　　　　日期：

评价指标	评价内容	分值	小组自评	教师评价
信息检索	能有效利用网络、图书资源、工作手册查找有用的相关信息等	5		
	能用自己的语言有条理地去理解、表述所学知识	5		
	能将查到的信息有效地传递到工作中	5		
参与态度	能与教师、同学之间保持多向、丰富、适宜的信息交流	5		
	探究式学习、自主学习不流于形式，能处理好合作学习和独立思考的关系，做到有效学习	5		
	能提出有意义的问题或能发表个人见解；能按要求正确操作；能够倾听别人意见、协作共享	5		
	能积极主动参与任务活动，吃苦耐劳，崇尚劳动光荣，技能宝贵	5		
	能在任务活动实施过程中不断学习，综合运用信息能力得到提高	5		
	能发现问题、提出问题、分析问题、解决问题、创新问题	5		
工作过程	掌握药典凡例关于溶解度的规定	5		
	熟悉药物外观检查的方法	5		
	了解各国药典溶解度试验的差异	5		
	能按照《中国药典》中的要求进行外观的描述	5		
	能正确规范进行溶解度试验	10		
	能正确填写检验报告单，进行数据记录，测定结果的准确度达到规定要求	10		
	能安全进行各项操作，保持台面整洁，注意环境保护	5		
自我评价	能严肃认真地对待自评、并能独立完成自测题	5		
	按时按质完成工作任务；较好地掌握专业知识点；具有较强的实践能力	5		
总评（自我评价占 10%，小组自评占 40%，教师评价占 50%）		100		

注：本表中小组自评是指组内成员共同对本小组成员分别进行评价；教师评价是指教师对小组整体进行评价，评价得分代表小组内所有成员成绩。

拓展知识

各国药典溶解度检查的差异

各国药典在溶解度检查方面存在一些差异（表2-1-6），主要体现在溶解度分类、测定方法以及具体操作过程上。

表2-1-6　各国药典溶解度检查的差异比较

项目	《中国药典》	《美国药典》	《欧洲药典》	《日本药局方》
溶解度类别	7个	7个	6个	7个
供试品要求	细粉（五号筛）	不明确	过筛（90μm孔径），相当于中国药典的八号筛	不明确
样品配制	需要换算为可行的称样量、溶剂量	与《中国药典》一致	直接使用	与《中国药典》一致
试验方法	称取研成细粉的供试品或量取液体供试品，于25℃±2℃一定溶剂中，每隔5min强力振摇30s；观察30min内的溶解情况	不明确	称取供试品细粉100mg，置于具塞试管（长度160mm，内径16mm）中，加入一定量的溶剂，振摇1min，25℃±0.5℃环境下保持15min。样品不溶解的话，重复振摇1min，该温度下保持15min，观察结果	与《中国药典》一致

《中国药典》和《日本药局方》对溶解度进行了七个类别的划分，并且每个类别的操作都是独立进行的。在测定过程中，需要换算为可行的称样量和溶剂量，而不是简单地直接取1g的样品量。

《美国药典》也将溶解度划分为七个类别，与《中国药典》一致，但描述相对简略，没有具体的试验方法。

《欧洲药典》的溶解度划分与中美日三国药典则略有不同。首先《欧洲药典》对于几个溶剂用量节点（10mL、30mL、100mL、1000mL）的划分是不一致的，比如，取1g样品溶解在10mL溶剂中，《欧洲药典》为易溶，中美日药典为溶解。另外《欧洲药典》将溶解度划分为六个类别，没有"几乎不溶或不溶"这一类别，具体划分如下。

称取供试品细粉100mg，加入溶剂0.1mL，按"试验方法"操作，能够完全溶解，即为极易溶解；

如果不能完全溶解，加入溶剂0.9mL，按"试验方法"操作，能够完全溶解，即为易溶；

如果不能完全溶解，加入溶剂 2mL，按"试验方法"操作，能够完全溶解，即为溶解；

如果不能完全溶解，加入溶剂 7mL，按"试验方法"操作，能够完全溶解，即为略溶；

如果不能完全溶解，重新称取供试品细粉 10mg，加入溶剂 10mL，按"试验方法"操作，能够完全溶解，即为微溶；

如果不能完全溶解，重新称取供试品细粉 1mg，加入溶剂 10mL，按"试验方法"操作，能够完全溶解，即为极微溶解。

欧洲药典试验方法与中美日三国药典比较也是最详细并且最简便的，体现在如下几点：

①规定了容器——具塞试管（长度 160mm，内径 16mm）。

②取样量和溶剂用量不用经过换算，取样量固定为 100mg（极易溶解、易溶、溶解、略溶）、10mg（微溶）、1mg（极微溶解）；溶剂用量也是固定的。

③极易溶解、易溶、溶解、略溶这四个类别只需要取样一次，试验过程都是先从极易溶解开始循序渐进地往下一个等级考察。

习题与思考

一、单选题

1. 溶解度试验法中溶剂的温度为（　　）。

A. 20℃±1℃　　　　　　　B. 25℃±1℃

C. 20℃±2℃　　　　　　　D. 25℃±2℃

2. 药典中的易溶是指溶质 1g（mL）能溶解在（　　）溶剂中。

A. 不到 1mL　　　　　　　B. 1~10mL

C. 10~30mL　　　　　　　D. 30~50mL

3. 《中国药典》（2020 年版）规定"略溶"系指（　　）。

A. 溶质 1g（mL）能在溶剂 30~不到 100mL 中溶解

B. 溶质 1g（mL）能在溶剂 100~不到 1000mL 中溶解

C. 溶质 1g（mL）能在溶剂 1000~不到 10000mL 中溶解

D. 溶质 1g（mL）在溶剂 10000mL 中不能完全溶解

4. 《中国药典》（2020 年版）溶解度试验法收载于（　　）。

A. 通则　　B. 凡例　　C. 正文　　　　D. 品名目次

5. 物理常数测定法收载于《中国药典》（2020 年版）（　　）中。

A. 通则　　B. 凡例　　C. 正文　　D. 品名目次

二、多选题

1. 下列哪国，将溶解度划分为7个类别（　　）。
A. 美国　　B. 日本　　C. 欧洲　　D. 中国
E. 以上都不是

2. 《中国药典》收载的物理常数有（　　）。
A. 熔点　　B. 比旋度　　C. 相对密度　　D. 晶型
E. 吸收系数

3. 药品质量标准的"性状"项下包括（　　）。
A. 外观　　B. 臭　　C. 味　　D. 溶解性
E. 物理常数

4. 药物的外观性状包括（　　）。
A. 颜色　　B. 臭　　C. 味　　D. 状态
E. 溶解度

5. 本品为淡黄棕色的澄清黏稠液体，有芳香气味，描述了哪些物理性质（　　）。
A. 状态　　B. 色泽　　C. 引湿性　　D. 味
E. 一般稳定性

三、判断题

1. 药物的外观性状是对色泽和外表感观的规定。（　　）

2. 性状项下记载的外观、臭、溶解度以及物理常数等，在一定程度上反映药物的质量特性。（　　）

3. 《美国药典》规定了在具塞试管（内径16mm，长160mm）中进行溶解度试验。（　　）

4. 药物的臭、味是药物本身固有的气、味，而不是因混入残留溶剂或其他有气味物质而带入的异臭或异味。（　　）

5. 除另有规定外，称取研成细粉的供试品或量取液体供试品，置于25℃±2℃一定容量的溶剂中，每隔5min强力振摇30s；观察30min内的溶解情况，如看不见溶质颗粒或液滴时，即视为完全溶解。（　　）

任务二 相对密度测定

🏔 任务描述

相对密度系指在相同的温度、压力条件下,某物质的密度与水的密度之比。除另有规定外,温度为20℃。纯物质的相对密度在特定的条件下为不变的常数。物质的纯度不够,则其相对密度的测定值会随着纯度的变化而改变。因此,测定药品的相对密度,可用于鉴别或检查药品的纯杂程度。

《中国药典》(2020年版)在两种传统测量方法(比重瓶法和韦氏比重秤法)的基础上,新增振荡型密度计法。与传统方法相比,一个样品的测试时间由原来的几十分钟缩短至几分钟,所需样品量从几十毫升减少到2mL,结果的准确性和重复性更好,大大提高了操作人员的工作效率。

液体药物的相对密度,一般用比重瓶法测定;易挥发液体的相对密度,可用韦氏比重秤法测定。液体药物的相对密度也可采用振荡型密度计法测定。

📖 任务学习目标

(1) 描述两种比重瓶的结构,各自特点及异同点。
(2) 理解相对密度的概念及计算公式。
(3) 掌握韦氏比重秤使用。
(4) 掌握振荡密度计使用。
(5) 掌握相对密度测定检验对象及检验方法。

⚛ 工作过程

1. 明晰任务流程

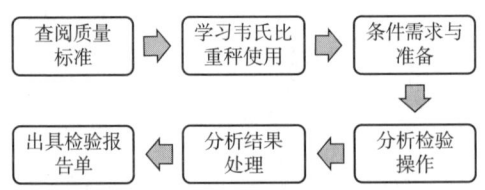

2. 任务重点分析

(1) 密度瓶法测定相对密度。
(2) 韦氏比重秤法测定相对密度。
(3) 相对密度测定注意事项。

3. 条件需求与准备

(1)《中国药典》(2020 年版)。
(2) 密度瓶、韦氏比重秤及振荡型密度计。
(3) 韦氏比重秤及振荡型密度计使用说明书。
(4) 试剂与用具。

相对密度测定法
（微课）

活动 1　认识相对密度测定仪器

比重瓶是测定液体相对密度的专用精密仪器，常用的有带温度计（有一定挥发性的样液）的精密比重瓶和带毛细管（较黏稠的样液）的普通比重瓶，如图 2-2-1 所示。比重瓶规格通常是 25mL 和 50mL 两种。

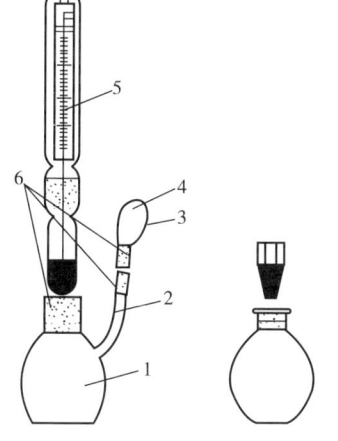

（1）附温比重瓶　（2）毛细管比重瓶

1—比重瓶主体；2—测管；3—测孔；4—罩；5—温度计；6—玻璃磨口
图 2-2-1　比重瓶

韦氏比重秤，也称韦氏比重天平，是根据阿基米德定律，一定体积的物体（如比重秤的玻璃锤），在不同液体中所受的浮力与该液体的相对密度成正比测定，得待测物体的相对密度。韦氏比重秤由玻璃锤、横梁、支架、游码与玻璃圆筒等五部分构成（图 2-2-

2)。根据玻璃锤体积大小不同,分为20℃时相对密度为1和4℃时相对密度为1的韦氏比重秤。

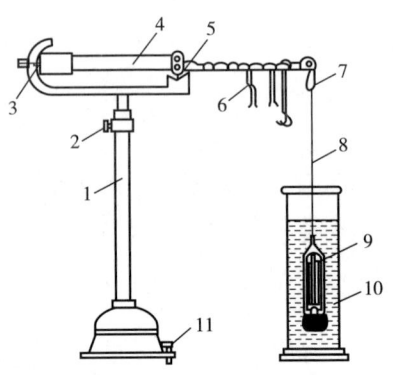

1—支架；2—调节器；3—指针；4—横梁；5—刀口；6—游码；7—小钩；
8—细铂丝；9—玻璃锤；10—玻璃圆筒；11—调整螺丝

图2-2-2 韦氏比重秤

振荡型密度计主要由U型振荡管（一般为玻璃材质，用于放置样品）、电磁激发系统（使振荡管产生振荡）、频率计数器（用于测定振荡周期）和控温系统组成，振荡型密度计实物如图2-2-3所示。其原理是利用物体在液体中的振荡频率与物体密度之间的关系来进行密度的测量。

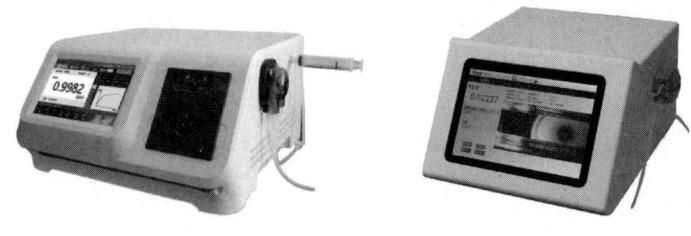

图2-2-3 振荡型密度计

活动2　药物相对密度测定

一、预备工作

1. 振荡型密度计的校准

用于相对密度测定的仪器的读数精度应不低于±0.001g/mL,

并应定期采用已知密度的两种物质（如空气和水）在20℃（或各品种正文项下规定的温度）下对仪器常数进行校准。

校准方法：在开机预热后，注入新沸的冷蒸馏水，当密度值稳定后，看其在20℃时蒸馏水的密度与理论值0.9982g/mL的误差应小于0.0001g/mL，否则应校准。

注：校准时水要保证其纯度，多冲洗几次，并确认振筒内无气泡，才能使校准数据准确。

密度瓶法测定相对密度（视频）

2. 韦氏比重秤的组装

将20℃时相对密度为1的韦氏比重秤，安放在操作台上，放松调节器螺丝（2），将托架升至适当高度后拧紧螺丝，横梁（4）置于托架玛瑙刀座上，将等重游码挂在横梁右端的小钩（7）上，调整水平调整螺丝（11），使指针（3）与支架左上方另一指针对准即为平衡，将等量游码取下，换上玻璃锤，此时应保持平衡（允许有±0.005的误差），否则应予校正。

注：上文中括号中的数字代表图2-2-2韦氏比重秤不同结构部分。

3. 条件准备

（1）仪器与用具　分析天平、密度瓶、韦氏比重秤、振荡型密度计、电吹风等。

（2）药品与试剂　待检药物、纯化水、无水乙醇等。

二、开展工作

1. 比重瓶法（第一法）

（1）取洁净、干燥的比重瓶［图2-2-1（1）］并精密称定重量。

（2）装满供试品（温度应低于20℃或各品种项下规定的温度）后，装上温度计（瓶中应无气泡），用滤纸将溢出的液体擦干。

（3）置20℃（或各品种项下规定的温度）的水浴中若干分钟，使内容物的温度达到20℃（或各品种项下规定的温度），并随时用滤纸除去溢出侧管的液体。

（4）待内容物温度达到20℃，立即盖上罩。将比重瓶自水浴中取出，再用滤纸将比重瓶的外面擦净，精密称定。减去比重瓶的重量，求得供试品的重量。

（5）将供试品倾去，洗净比重瓶，装满新沸过的冷水，再照上法测得同一温度时水的重量。

（6）按下式计算，求得20℃时供试品的相对密度。

$$供试品的相对密度 = \frac{供试品重量}{水重量}$$

2. 比重瓶法（第二法）

（1）取洁净、干燥的比重瓶［图2-2-1（2）］并精密称定重量。

（2）装满供试品（温度应低于20℃或各品种项下规定的温度）后，插入中心有毛细孔的瓶塞，用滤纸将从塞孔溢出的液体擦干。

（3）置20℃（或各品种项下规定的温度）的水浴中若干分钟，使内容物的温度达到20℃（或各品种项下规定的温度），并随时用滤纸将瓶塞顶端擦干。

（4）待内容物温度达到20℃，立即将比重瓶自水浴中取出，再用滤纸将比重瓶的外面擦净，精密称定。减去比重瓶的重量，求得供试品的重量。

（5）将供试品倾去，洗净比重瓶，装满新沸过的冷水，再照上法测得同一温度时水的重量。

（6）按上式计算，求得20℃时供试品的相对密度。

3. 韦氏比重秤法

（1）取已经校准的20℃时相对密度为1的韦氏比重秤安装在操作台上。

（2）用新沸过的冷水将所附玻璃圆筒装至八分满，置20℃（或各品种项下规定的温度）的水浴中，搅动玻璃圆筒内的水，调节温度至20℃（或各品种项下规定的温度）。

（3）将悬于秤端的玻璃锤浸入圆筒内的水中，秤臂右端悬挂游码于1.0000处，调节秤臂左端平衡用的螺旋使平衡。

（4）然后将玻璃圆筒内的水倾去，拭干，装入供试液至相同的高度，并用同法调节温度后，再把拭干的玻璃锤浸入供试液中，调节秤臂上游码的数量与位置使平衡。

（5）读取数值，即得供试品的相对密度。

4. 振荡型密度计法

（1）按仪器操作手册所述方法，取供试品，在与仪器校准时相同的条件下进行测定，直接读取供试品的密度值。（目前仪器普遍具有数据内部处理功能）

（2）根据下式计算物质的相对密度。

$$相对密度 = \rho/0.9982$$

式中 ρ——被测物质在20℃时的密度；

0.9982——水在20℃时的密度。

三、结束工作

（1）韦氏比重秤使用完毕，将各部件取下，并用手帕、软刷等小心地将其擦干净，放入专用盒中保存。

（2）振荡型密度计使用完毕，依次使用酒精、去离子水清洗玻璃管，并反复缓慢抽吸，排空残留液体。

（3）整理实验台，填写《仪器使用记录》。

韦氏比重秤的安装和使用（视频）

注意事项

（1）装过供试液的比重瓶必须冲洗干净，如供试品为油剂，测定后应尽量倾去，连同瓶塞可先用石油醚和三氯甲烷冲洗数次，待油完全洗去，再以乙醇、水冲洗干净，再依法测定水重。

（2）供试品及水装瓶时，应小心沿壁倒入比重瓶内，避免产生气泡，如有气泡，应稍放置待气泡消失后再调温称重。

（3）将比重瓶从水浴中取出时，应用手指拿住瓶颈，而不能拿瓶肚，以免液体因手温影响体积而膨胀外溢。

（4）测定有腐蚀性的供试品时，为避免腐蚀天平盘，可在称量时将表面皿放置在天平盘上，再放比重瓶称量。

（5）若比重秤系在4℃时相对密度为1，则用水校准时游码应悬挂于 0.9982 处，并应将在 20℃ 测得的供试品相对密度除以 0.9982。

（6）玻璃圆筒应洁净，在装水及供试液时的高度应一致，使玻璃锤沉入液面的深度前后一致，且玻璃锤应全部浸入液体内。

（7）振荡型密度计法测量时应确保振荡管中没有气泡形成，同时还应保证样品实际温度和测量温度一致。如必要，测定前可将供试品温度预先调节至约20℃（或各品种正文项下规定的温度），这样可降低在 U 型振荡管中产生气泡的风险，同时可缩短测定时间。

知识储备

一、韦氏比重秤读数方法

韦氏比重秤在调节平衡时，所谓的 1.0000 是指连接玻璃锤的小钩悬挂游码，调节秤臂左端平衡用的螺丝使其平衡。而游码指的是重量最大的标准码，像天平砝码的那个，而不是钩状码。韦氏比重秤可以测量相对密度大于1.0和小于1.0的液体。横梁上算吊玻璃锤的小钩是10个刻度，从左至右大钩码是0.1~1.0，中钩码是0.01~0.1，小钩码是0.001~0.01，还有个更小的码（0.001~0.0001）。如果测量的比重是1.4320，那么玻璃锤的小钩处应该悬挂一个大钩码（1.0），从左至右第5个刻度是大钩码（0.4），中钩码在第4个刻度，小钩码第3个刻度（0.02），小小码应该在第1个刻度。读数方法见表2-2-1。

表2-2-1 横梁上V型槽与各种骑码的关系

骑码的位置	骑码的名义值			
	其代表的数值			
	5g	500mg	50mg	5mg
放在第十位（小钩上）时则为	1	0.1	0.01	0.001
放在第九位（横梁V型槽上）时则为	0.9	0.09	0.009	0.0009
放在第八位（横梁V型槽上）时则为	0.8	0.08	0.008	0.0008
以此类推	……	……	……	……

例如：玻璃锤浸没入20℃的水中时，加上各种骑码，使横梁平衡，所加之骑码为5g、500mg、50mg、5mg，分别加在横梁的V型槽位置为第七位、第六位、第八位、第六位，可直接读出当时的相对密度为0.7686。

二、比重瓶法相对密度的计算

【实例】苯甲醇相对密度的测定。

标准规定：本品的相对密度［《中国药典》（2020年版）二部应为1.043~1.049］。

天平：Metter AG135　　比重瓶：附温度计比重瓶

测定温度（t）：20℃　　室温：19℃　　相对湿度：50%

重复	（1）	（2）
空比重瓶重/g	21.596	21.463
比重瓶及供试品重/g	31.999	31.938
比重瓶及水重/g	31.530	31.461
供试品重/g	10.402	10.475
水重/g	9.934	9.998

计算结果：

（1）苯甲醇的相对密度=10.402/9.934=1.047

（2）苯甲醇的相对密度=10.475/9.998=1.048

平均值：1.0475≈1.048

结果判定：本品的相对密度符合规定（规定应为 1.043～1.049）。

任务数据记录

表 2-2-2 所示为相对密度测定原始记录表示例。

表 2-2-2　×××药品检验所　相对密度测定原始记录表

日期：　　　　　　　温度（℃）：　　　　湿度（%）：

样品编号		样品名称	
批　　号		规　　格	
检验依据			
仪器型号		仪器编号	
检验方法	□比重瓶法（规定测定温度为____℃） □韦氏比重秤法（规定测定温度为____℃） □振荡密度计法		
样品处理			
检验过程与结果			
标准规定			
结　　论	□符合规定　　　□不符合规定		

检验者：　　　　　　　　　　　　　　复核者：

日　期：　　　　　　　　　　　　　　日　期：

任务评价

任务二评价表见表 2-2-3。

表 2-2-3 任务评价表

班级：　　　　　组号：　　　　　姓名：　　　　　日期：

评价指标	评价内容	分值	分数评定 小组自评	分数评定 教师评价
信息检索	能有效利用网络、图书资源、工作手册查找有用的相关信息等	5		
	能用自己的语言有条理地去理解、表述所学知识	5		
	能将查到的信息有效地传递到工作中	5		
参与态度	能与教师、同学之间保持多向、丰富、适宜的信息交流	5		
	探究式学习、自主学习不流于形式，能处理好合作学习和独立思考的关系，做到有效学习	5		
	能提出有意义的问题或能发表个人见解；能按要求正确操作；能够倾听别人意见、协作共享	5		
	能积极主动参与任务活动，吃苦耐劳，崇尚劳动光荣，技能宝贵	5		
	能在任务活动实施过程中不断学习，综合运用信息能力得到提高	5		
	能发现问题、提出问题、分析问题、解决问题、创新问题	5		
工作过程	熟悉相对密度测定法用到的仪器、用具和试剂	5		
	能正确使用振荡密度计	5		
	记住比重瓶法的计算公式	5		
	会比重瓶法和韦氏比重秤法的规范操作	5		
	能根据药品的性质，独立进行药品相对密度检查	10		
	能正确填写检验报告单，进行数据记录，测定结果的准确度达到规定要求	10		
	能安全进行各项操作，保持台面整洁，注意环境保护	5		
自我评价	能严肃认真地对待自评、并能独立完成自测题	5		
	按时按质完成工作任务；较好地掌握专业知识点；具有较强的实践能力	5		
总评（自我评价占 10%，小组自评占 40%，教师评价占 50%）		100		

注：本表中小组自评是指组内成员共同对本小组成员分别进行评价；教师评价是指教师对小组整体进行评价，评价得分代表小组内所有成员成绩。

能力拓展

制药用水电导率的测定

电导率仪简明操作（视频）

电导率是表征物体导电能力的物理量，其值为物体电阻率的倒数，单位是 S/cm［西（门子）］或 μS/cm。水的电导率可以反映电解质类杂质在水中的相对含量。

水的电导率测定必须使用精密的并经校正的电导率仪。仪器最小分辨率应达到 0.1μS/cm，仪器精度应达到 ±0.1μS/cm。进行仪器校正时，电导率仪的每个量程都需要进行单独校正。

笔记

一、测定方法

1. 纯化水

（1）记录测定温度。

（2）使用在线或离线电导率仪，根据电导率仪操作规程测定水样电导率值。

（3）结果判定

①测定的电导率值与表 2-2-4 中限度值比较。若不大于限度值，则判为符合规定；若大于限度值，则判为不符合规定。

②如测定温度表 2-2-4 中未列出，则应采用下面线性内插法公式计算得到限度值，再比较。

表 2-2-4　温度和电导率的限度（纯化水）

温度/℃	电导率/(μS/cm)	温度/℃	电导率/(μS/cm)	温度/℃	电导率/(μS/cm)
0	2.4	40	6.5	80	9.7
10	3.6	50	7.1	90	9.7
20	4.3	60	8.1	100	10.2
25	5.1	70	9.1		
30	5.4	75	9.7		

$$k = \left(\frac{T - T_0}{T_1 - T_0}\right) \times (k_1 - k_0) + k_0$$

式中　k——测定温度下的电导率限度值，μS/cm；

k_1——表 2-2-4 中高于测定温度的最接近温度对应的电导率限度值，μS/cm；

k_0——表 2-2-4 中低于测定温度的最接近温度对应的电导率限度值，μS/cm；

T——测定温度,℃;
T_1——表 2-2-4 中高于测定温度的最接近温度,℃;
T_0——表 2-2-4 中低于测定温度的最接近温度,℃。

2. 注射用水

注射用水的电导率采用三步法测定。第一步测定结果如不符合规定,则进行第二步测定。如第二步测定结果仍不符合规定,则继续进行第三步测定。具体三步操作如下:

第一步操作:

(1) 记录测定温度。

(2) 使用在线或离线电导率仪,根据电导率仪操作规程测定水样电导率值。

(3) 结果判定

①测定的电导率值与表 2-2-5 中限度值比较。若不大于限度值,则判为符合规定;若大于限度值,则判为不符合规定。

②如测定温度表 2-2-5 中未列出,则应采用上面线性内插法公式计算得到限度值,再比较。

表 2-2-5 温度和电导率的限度(注射用水)

温度/℃	电导率/(μS/cm)	温度/℃	电导率/(μS/cm)	温度/℃	电导率/(μS/cm)
0	0.6	35	1.5	75	2.7
5	0.8	40	1.7	80	2.7
10	0.9	45	1.8	85	2.7
15	1.0	50	1.9	90	2.7
20	1.1	60	2.2	95	2.9
25	1.3	65	2.4	100	3.1
30	1.4	70	2.5		

第二步操作:

(1) 取足够量的水样(不少于 100mL),置适当容器中,搅拌,调节温度至 25℃。

(2) 剧烈搅拌,使用离线电导率仪每隔 5min 测定电导率,当电导率值的变化小于 0.1μS/cm 时,记录电导率值。

(3) 结果判定 如测定的电导率不大于 2.1μS/cm,则判为符合规定;如测定的电导率大于 2.1μS/cm,则判为不符合规定。

第三步操作：

(1) 在第二步测定后 5min 内进行，调节温度至 25℃，在同一水样中加入饱和氯化钾溶液（每 100mL 水样中加入 0.3mL），测定 pH，精确至 0.1pH 单位。

(2) 在表 2-2-6 中找到对应的电导率限度，并与第二步中测得的电导率值比较。

(3) 结果判定 如第二步中测得的电导率值不大于该限度值，则判为符合规定；如第二步中测得的电导率值超出该限度值或 pH 不在 5.0~7.0 范围内，则判为不符合规定。

表 2-2-6　pH 和电导率的限度

pH	电导率/(μS/cm)	pH	电导率/(μS/cm)	pH	电导率/(μS/cm)
5.0	4.7	5.7	2.5	6.4	2.3
5.1	4.1	5.8	2.4	6.5	2.2
5.2	3.6	5.9	2.4	6.6	2.1
5.3	3.3	6.0	2.4	6.7	2.6
5.4	3.0	6.1	2.4	6.8	3.1
5.5	2.8	6.2	2.5	6.9	3.8
5.6	2.6	6.3	2.4	7.0	4.6

3. 灭菌注射用水

(1) 取足够量的水样（不少于 100mL），置适当容器中，搅拌，调节温度至 25℃。

(2) 使用离线电导率仪，根据电导率仪操作规程测定水样电导率值。

(3) 结果判定

①标示装量为 10mL 或 10mL 以下时，电导率限度为 25μS/cm；标示装量为 10mL 以上时，电导率限度为 5μS/cm。

②测定的电导率值与限度值比较。若不大于限度值，则判为符合规定；若大于限度值，则判为不符合规定。

二、注意事项

(1) 电导池常数必须在仪器规定数值的±2%范围内。

(2)《中国药典》（2020 年版）规定，电导率测定法不得采用温度补偿模式。温度测量的精确度应在 25℃±2℃以内。

(3) 一些气体，特别是二氧化碳，易溶于水中并产生反应形成离子,对电导率产生影响。在取样进行离线电导率测量时,需要注意样品可能会受到取样方法的影响,如取样容器,空气中二氧化碳浓度和有机蒸气等。

习题与思考

一、单选题

1. 相对密度测定法中的比重瓶法适用于测定（　　）。
   A. 挥发性强的液体药的密度　　B. 气体药物的密度
   C. 固体药物的密度　　D. 不挥发或黏性小的液体药物

2. 相对密度系指在相同的温度、压力条件下,某物质的密度与水的密度之比。除另有规定外,温度为（　　）。
   A. 20℃　　B. 25℃　　C. 26℃　　D. 30℃

3. 以韦氏天平测定某液体密度的结果如下:大号骑码在9位槽,中号骑码在钩环处,小小号骑码在5位槽,则此液体的密度为（　　）。
   A. 0.9105　　B. 1.0005　　C. 0.9015　　D. 1.0410

4. 相对密度测定时参照物是（　　）。
   A. 水　　B. 苯　　C. 乙醇　　D. 甲醇

5. 以下关于相对密度说法正确的是（　　）。
   A. 流体对流动产生阻抗能力的性质
   B. 在相同的温度、压力条件下,某物质的密度与水的密度之比
   C. 一种物质按照规定的方法测定由固相熔化成液相时的温度
   D. 在相同的温度、压力条件下,水的密度与某物质的密度之比

二、多选题

1. 《中国药典》（2020年版）收载的测定的相对密度的方法有（　　）。
   A. 比重瓶法　　B. 韦氏比重秤法
   C. 比重计法　　D. 振荡密度计法
   E. 密度计法

2. 以下关于相对密度说法错误的是（　　）。
   A. 相对密度系指在相同压力、温度条件下,某水的密度与某物质的密度之比
   B. 相对密度的测定方法有比重瓶法和韦氏比重秤法

C. 比重瓶法中样品的用量较多

D. 韦氏比重秤法适用于测定易挥发性液体

E. 相对密度系指在相同压力、温度条件下，某物质的密度与水的密度之比

3.《中国药典》（2020年版）测定药品相对密度使用的仪器用具有（　　）。

A. 振荡密度计　　　　　　B. 比重瓶

C. 比重计　　　　　　　　D. 韦氏比重秤

E. 密度计

4. 测定易挥发有机物的相对密度，宜采用（　　）。

A. 密度瓶法　　　　　　　B. 韦氏比重秤法

C. 振荡密度计法　　　　　D. 比重计法

E. 密度计法

5. 振荡型密度计主要由（　　）组成。

A. U型振荡管　　　　　　B. 电磁激发系统

C. 频率计数器　　　　　　D. 控温系统

E. 发送器

三、判断题

1. 液体药品的相对密度，一般用比重瓶测定，测定易挥发液体的相对密度，可用韦氏比重秤。（　　）

2. 用比重瓶测定时的环境（指比重瓶和天平的放置环境）温度，应略高于20℃或各品种项下规定的温度。（　　）

3. 供试品或水装瓶时，注意不要有气泡，如有气泡则应放置，待气泡消失再调节，黏稠液装瓶时更应小心倒入。（　　）

4. 如韦氏比重秤系在4℃时相对密度为1，则用水校准时游码应悬于0.9982处，并应将在20℃测得的供试品相对密度除以0.9982。（　　）

5. 韦氏比重秤显示的结果是该溶液的实际密度。（　　）

任务三 熔点测定

任务描述

熔点是一种物质按照规定的方法测定,由固体熔化成液体的温度,或熔融同时分解的温度,或熔化时自初熔至终熔的一段温度,即熔距。熔融同时分解是指供试品在一定温度下,熔融同时分解产生气泡、变色或浑浊等现象。初熔系指供试品在毛细管内开始局部液化出现明显液滴时(或开始产生气泡时)的温度。终熔系指供试品固相消失全部液化时的温度。

熔点是多数固体药物需要测定的重要物理常数。某些药物具有遇热晶型不转化、初熔点和终熔点容易分辨的特征,测定熔点不仅可以鉴别药物,也可检查药物的纯杂程度。依照待测药物的性质不同,《中国药典》(2020年版)收载了三种测定方法,第一法用于测定易粉碎的固体药物;第二法用于测定不易粉碎的固体药物,如脂肪、脂肪酸、羊毛脂、石蜡等;第三法用于测定凡士林或其他类似药物。当药典各品种项下未注明时,均系指采用第一法测定。

任务学习目标

(1)掌握熔点测定原理及目的。
(2)明确熔点测定法适用范围。
(3)熟练组装熔点测定装置。
(4)熟练使用自动熔点仪。
(5)熟悉熔点测定法及注意事项。

工作过程

1. 明晰任务流程

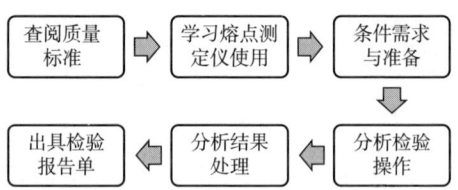

2. 任务重难点分析

（1）正确解读熔点测定法。
（2）熔点测定仪的操作使用。
（3）熔点测定装置的正确组装。
（4）初熔与终熔点的判断。

3. 条件需求与准备

（1）《中国药典》（2020 年版）。
（2）B 型管及药物熔点测定仪。
（3）熔点仪使用说明书。
（4）试剂与用具。

熔点测定法
（微课）

活动 1　认识熔点测定装置

《中国药典》（2020 年版）熔点测定法中使用到两种熔点测定装置。传温液加热法采用如图 2-3-1 所示装置进行熔点测定。电热块空气加热法系采用自动熔点仪（图 2-3-2）进行熔点测定。

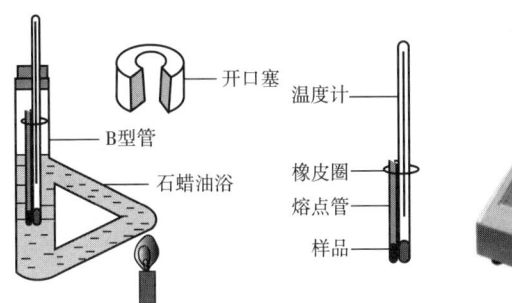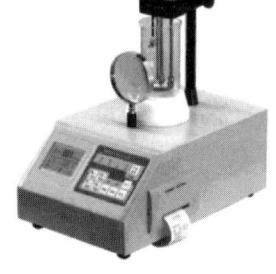

图 2-3-1　传温液加热法熔点测定装置

自动熔点仪有两种测光方式：一种是透射光方式，一种是反射光方式，某些仪器兼具两种测光方式。大部分可置多根毛细管同时测定。主要是通过将装有被测样的毛细管置于液体或固体介质当中，通过加热液体或固体介质，使得样品发生熔化，我们通过观测样品的相变过程或相变的透光率来判断其熔点值。

自动熔点仪人性化、自动化的检测过程，大大地减少了操作员的工作量，在整个试验过程大部分的时间里，操作员只需要按一个键就可以完成整个试验过程，并且无需人员在一旁守候。但是自动的熔点仪仅适用于熔化以后无色透明的粉末状样品。自动熔点仪的

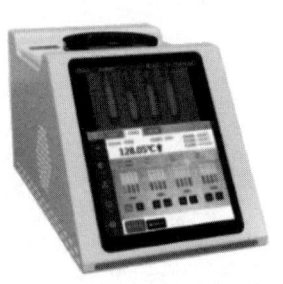 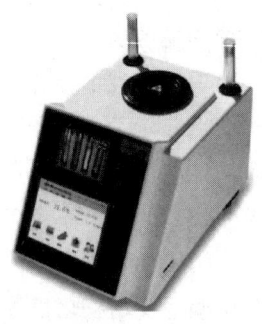

图 2-3-2　自动熔点仪

温度示值要定期采用熔点标准品进行校正。必要时，供试品测定应随行采用标准品校正仪器。

若对电热块空气加热法测定结果持有异议，应以传温液加热法测定结果为准。

知识储备

传温液加热法熔点测定装置组成

一台标准的传温液加热法熔点测定装置由一个盛装传温液的硬质玻璃容器（如使用 B 型管，不需要配备搅拌器）、一个合适的搅拌器（搅拌的速度应恒定，以保证传温液温度均匀性和结果的重现性）、一支精密温度计、可控温的热源和毛细管组成。

一、毛细管

熔点测试用毛细管，由中性硬质玻璃管制成，内径 0.9~1.1mm，壁厚 0.10~0.15mm，分割成长 9cm 以上的细管。

用于第一法的需一端熔封，用于第二法的两端均不熔封（或为保证毛细管内洁净干燥，也可两端熔封，临用时再锯开其一端或两端）。

当所用温度计浸入传温液在 6cm 以上时，管长应适当增加，使露出液面 3cm 以上。

二、热源

热源可用明火或电加热方式，能将传温液从低于预期熔点温度 15℃ 加热到高于预期熔点温度 5℃，并能控制传温液的升温速率，通常约为 1℃/min 或 3℃/min。

三、温度计

温度计为具有0.5℃刻度的分浸型温度计,其分浸线的高度宜在50~80mm(分浸线低于50mm的,因汞球距离液面太近,易受外界气温的影响;分浸线高于80mm的,则毛细管容易漂浮;均不宜使用),温度计的汞球宜短,汞球的直径宜与温度计柱身的粗细接近(便于毛细管装有供试品的部位能紧贴在温度计汞球上)。

全自动熔点仪简明操作(视频)

分浸型温度计型号分为1~6号,根据测定熔点值进行相应选择使用,熔点值小于50℃用1号,40℃以上至100℃以下用2号,90℃以上至150℃以下用3号,140℃以上至200℃以下用4号,190℃以上至250℃以下用5号,240℃以上至320℃以下用6号。

温度示值也可采用电子显示方式。温度计或电子温度示值除应符合国家标准规范外,还应经常采用药品检验用熔点标准品进行校正。熔点标准品由中国药品生物制品检定所分发,专供测定熔点时校正温度计用。用前应在研钵中研细,并按所附说明书中规定的条件干燥(见表2-3-1)后,置五氧化二磷干燥器中避光保存备用。

表2-3-1 熔点标准品

标准品	熔点/℃	干燥处理方法
偶氮苯	69	五氧化二磷干燥器干燥
香草醛	83	五氧化二磷干燥器干燥
乙酰苯胺	116	五氧化二磷干燥器干燥
非那西丁	136	105℃干燥
磺胺	166	105℃干燥
磺胺二甲嘧啶	200	105℃干燥
双氰胺	210.5	105℃干燥
糖精	229	105℃干燥
酚酞	263	105℃干燥
咖啡因	237	105℃干燥

注:上述熔点指终熔时的温度。

四、传温液

供试品熔点在80℃以下者,传温液用水,用前应先加热至沸使脱气,并放冷。供试品熔点在80℃以上者,用硅油或液状石蜡。硅油用于测定熔点时,熔点在80~200℃者,用黏度不小于$50mm^2/s$的硅油;熔点高于200℃者,用黏度不小于$100mm^2/s$的硅油。

通常认为液体石蜡也可以适用于80℃以下物质的测定,但已知有两个品种,即优奎宁和偶氮苯,用水作传温液和用液体石蜡作传温液测得的熔点不一致,如用液体石蜡作传温液,其终熔点较用水时约高1℃。因此,应严格按《中国药典》(2020年版)的规定使用传温液。

活动2　药物熔点测定

一、预备工作

1. 仪器准备

(1) 核对熔点仪的检定有效期,如超出,不得使用。

(2) 检查外观是否符合要求及环境中是否有影响熔点仪的测量性能的因素,如强磁场等。

(3) 检查使用记录,核对上次使用完成后的仪器状态,避免误用故障仪器。

(4) 熔点仪开机及预热。

2. 条件准备

(1) 仪器与用具　毛细管、中空玻璃管(长约60cm)、分浸型温度计(已校正)、B型管、试管、研钵、酒精灯等。

(2) 药品与试剂　待检药物、纯化水、硅油或液体石蜡等。

二、开展工作

1. 易粉碎的固体药品熔点测定

(1) 传温液加热法

①取供试品适量,研成细粉,除另有规定外,应按照各药品项下干燥失重的条件进行干燥。供试品如不检查干燥失重,则对熔点低限在135℃以上而且受热不分解的品种,可采用105℃干燥;对熔点在135℃以下或受热分解的品种,可在五氧化二磷干燥器中干燥过夜或用其他适宜的干燥方法干燥,如恒温减压干燥。

②分取供试品适量,置熔点测定用毛细管中,轻击管壁或借助长短适宜的洁净玻璃管(约60cm),垂直放在表面皿或其他适宜的

硬质物体上,将毛细管自上口放入使自由落下,反复数次,使粉末紧密集结在毛细管的熔封端,装入供试品的高度为3mm。

③另将温度计(分浸型,具有0.5℃刻度,经熔点测定用对照品校正)放入盛装传温液的容器中,使温度计汞球部的底端与容器的底部距离2.5cm以上(用内加热的容器,温度计汞球与加热器上表面距离2.5cm以上);加入传温液以使传温液受热后的液面适在温度计的分浸线处。

④将传温液加热,待温度上升至较规定的熔点低限约低10℃时,将装有供试品的毛细管浸入传温液,贴附在温度计上(可用橡皮圈或毛细管夹固定),位置须使毛细管的内容物部分恰在温度计汞球中部;继续加热,调节升温速率为每分钟上升1.0~1.5℃,加热时须不断搅拌使传温液温度保持均匀。供试品受热后通常可观察到以下五个变化过程,注意识别(图2-3-3)。

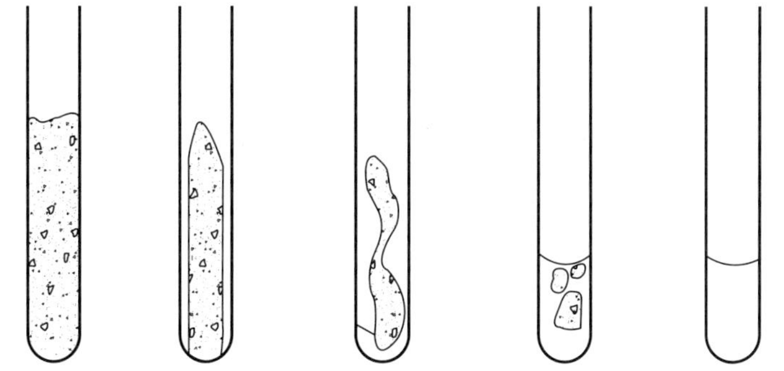

a. 润湿点　　b. 烧结点　　c. 塌陷点　　d. 半月点　　e. 终熔点

a.润湿点—在样品和玻璃壁表面形成均匀的小液滴的阶段；b.烧结点—当样品开始粘结在玻璃内壁与样品之间形成缝隙的阶段；c.塌陷点—样品开始塌陷并熔到毛细管底部的阶段；d.半月点—塌陷的样品有部分还留在液体内,液体上方形成完整的半月面的阶段；e.终熔点—固体样品完全液化的阶段

图2-3-3　受热时供试品的变化过程示意图

⑤记录供试品在初熔和终熔时的温度,重复测定3次,取其平均值,即得。

(2)电热块空气加热法

①分取经干燥处理(同传温液加热法)的供试品适量,置熔点测定用毛细管中。

②按仪器操作规程建立方法,设置相应的升温速率为每分钟1.0~1.5℃、初始温度(通常为供试品熔点下限10℃)、终止温

度、熔点（熔距）评定方法等参数。

③将自动熔点仪加热块加热至较规定的熔点低限约低10℃。

④将装有供试品的毛细管插入加热块中，按预先设置的升温速率（每分钟上升1.0~1.5℃）继续加热。

⑤观察样品的熔化过程。记录供试品在初熔和终熔时的温度，重复测定3次，取其平均值，即得。

B型管测熔点（视频）

2. 不易粉碎的固体药品熔点测定

（1）取供试品，注意用尽可能低的温度熔融后，吸入两端开口的毛细管（同传温液加热法，但管端不熔封）中，使高达约10mm。

（2）取出后，擦去毛细管外壁的残留物，在10℃或10℃以下的冷处静置24h，或置冰上放冷不少于2h，使之完全凝固。

（3）将毛细管用适当的方法贴在温度计上，使毛细管的内容物部分恰在温度计汞球中部。

（4）将毛细管连同温度计浸入传温液（只能用水，液面距加热面应在6cm以上）中，供试品的上端应适在传温液液面下约10mm处。

（5）缓缓加热并不断搅拌传温液，待温度上升至较规定的熔点低限尚低约5℃时，调节升温速率使每分钟上升0.3~0.5℃，至供试品在毛细管中开始上升时，检读温度计上显示的温度，即得。

3. 凡士林或其他类似物质熔点测定

（1）取供试品适量，缓缓搅拌并加热至温度达90~92℃时，放入一平底耐热容器中，使供试品厚度达到（12±1）mm，放冷至较规定的熔点上限高8~10℃。

（2）取刻度为0.2℃、水银球长18~28mm、直径5~6mm的温度计（其上部预先套上软木塞，在塞子边缘开一小槽），使冷至5℃后，擦干并小心地将温度计汞球部垂直插入上述熔融的供试品中，直至碰到容器的底部（浸没12mm），随即取出，直立悬置。

（3）待黏附在温度计球部的供试品表面浑浊，将温度计浸入16℃以下的水中5min，取出，再将温度计插入一外径约25mm、长150mm的试管中，塞紧，使温度计悬于其中，并使温度计球部的底端距试管底部约为15mm。

（4）将试管浸入约16℃的水浴中，调节试管的高度使温度计上分浸线同水面相平。

（5）加热使水浴温度以每分钟2℃的速率升至38℃，再以每分钟1℃的速率升温至供试品的第一滴脱离温度计为止。

（6）检读温度计上显示的温度，即可作为供试品的近似熔点。

(7) 再取供试品,照上述步骤反复测定数次,如前后 3 次测得的熔点相差不超过 1℃,可取 3 次的平均值作为供试品的熔点。如 3 次测得的熔点相差超过 1℃时,可再测定 2 次,并取 5 次的平均值作为供试品的熔点。

三、结束工作

(1) 清洁仪器,关闭仪器电源开关。
(2) 清理台面,并及时填写《仪器使用记录》。

注意事项

(1) 样品必须按要求烘干,在干燥和洁净的碾体中碾碎,用自由落体敲击毛细管使样品填装结实,填装高度应一致,具体要求应符合药典规定。

(2) 测定熔融同时分解的供试品时,调节升温速率使每分钟上升 2.5~3.0℃。

(3) 遇有供试品固相消失不明显时,应以供试品分解物开始膨胀上升时的温度作为终熔温度。某些药品无法分辨其初熔、终熔时,可以其发生突变时(例如,颜色突然变深,供试品突然迅速膨胀上升)的温度作为熔点。

(4) 利用熔点仪测定时最好一次填装五根毛细管,分别测定后取中间 3 个读数的平均值作为测量结果,以消除毛细管及样品制备填装带来的偶然误差。

(5) 利用熔点仪测定时遇有色粉末、熔融同时分解、固相消失不明显且生成分解物导致体积膨胀、或含结晶水(或结晶溶剂)的供试品时,可适当调整仪器参数,提高判断熔点变化的准确性。

(6) 当熔点仪透射和反射测光方式受干扰明显时,可允许目视观察熔点变化;但测定结果的准确性需经传温液加热法验证。

(7) 终熔时毛细管内的液体应完全澄清,个别供试品在熔融成液体后会有小气泡停留在液体中,此时容易与未熔融的固体相混淆,应仔细辨别。

知识储备

熔点测定结果与判定

熔点测定时,初熔及终熔时的温度应估读到 0.1℃,取其平均值，并加上温度计的校值，并记录突变或不正常的现象。至少重复测定3次，如果3次读数的极差不大于0.5℃，且不在合格与不合格边缘时，可取3次的平均值加上温度计的校正值作为测定结果。如果3次读数的极差大于0.5℃，或在合格与不合格边缘时，可再重复测定2次，并取5次的平均值加上温度计的校正值作为测定结果。

测定结果的数据应按修约间隔为0.5进行修约，即0.1~0.2℃舍去，0.3~0.7℃修约为0.5℃，0.8~0.9℃进为1℃，并以修约后的数据出具检验报告。

经修约后的结果均在该药品"熔点"项下规定的范围以内时，判为"符合规定"。

如有下列情况之一者，即判为"不符合规定"：①初熔温度低于规定范围的低限；②全熔温度超过规定范围的高限；③分解点或熔点温度处于规定范围之外；④初熔前出现严重的"发毛""收缩""软化""出汗"现象，且其过程较长，并与正常的该供试品作对照比较后有明显的差异者。

测定熔点过程中如供试品发生"发毛""收缩""软化"及"出汗"等变化过程均不做初熔判断。"发毛"指内容物受热后膨胀发松、表面不平的现象；"收缩"指内容物发毛后，向中心聚集紧缩的现象；"软化"指内容物在收缩同时或收缩后变软而形成软柱状的现象；"出汗"指内容物在"发毛""收缩""软化"的同时，管壁上有时出现细微液点，软柱状尚未液化的现象。

【实例】木糖醇的熔点测定。

标准规定：本品的熔点[《中国药典》（2020年版）二部]应为91.0~94.5℃。

升温速率：2.0℃/min　　校正值：0.0℃

室温：19℃　　相对湿度：50%

初熔温度：第一次91.3℃　　终熔温度：第一次94.1℃

初熔温度：第二次91.4℃　　终熔温度：第二次94.2℃

初熔温度：第三次91.2℃　　终熔温度：第三次94.2℃

平均值：91.3℃　　平均值：94.2℃

修约处理后的熔点测定值为：91.5~94.0℃

结果判断：符合规定。

任务数据记录

表 2-3-2 所示为熔点测定原始记录表示例。

表 2-3-2 ×××药品检验所 熔点测定原始记录表

日期：　　　　　　　温度（℃）：　　　　湿度（%）：

样品编号		样品名称		
批　号		规　格		
检验依据				
仪器型号		仪器编号		
检验方法	□《中国药典》（2020年版）四部通则0612第一法（A法 B法） □《中国药典》（2020年版）四部通则0612第二法 □《中国药典》（2020年版）四部通则0612第三法 □其他方法			
升温速率				
仪器校正	校正方法：□一点校正　　□其他：　　　　　　　　　　　　　　　 熔点标准品名称：　　　　　　　　　　熔点理论值：　　　　　　　 □一点校正：熔点实测值/℃： （1）_____　（2）_____　（3）_____ 平均：_____　校正值：_____ □其他：			
样品处理				
样品实测结果	编号	实测值/℃	校正后值/℃	平均/℃
标准规定				
结　论	□（均）符合规定　　□（均）不符合规定			

检验者：　　　　　　　　　　　　　　　　　　复核者：
日　期：　　　　　　　　　　　　　　　　　　日　期：

任务评价

任务三评价表见表2-3-3。

表2-3-3 任务评价表

班级： 组号： 姓名： 日期：

评价指标	评价内容	分值	分数评定	
			小组自评	教师评价
信息检索	能有效利用网络、图书资源、工作手册查找有用的相关信息等	5		
	能用自己的语言有条理地去理解、表述所学知识	5		
	能将查到的信息有效地传递到工作中	5		
参与态度	能与教师、同学之间保持多向、丰富、适宜的信息交流	5		
	探究式学习、自主学习不流于形式,能处理好合作学习和独立思考的关系,做到有效学习	5		
	能提出有意义的问题或能发表个人见解;能按要求正确操作;能够倾听别人意见、协作共享	5		
	能积极主动参与任务活动,吃苦耐劳,崇尚劳动光荣,技能宝贵	5		
	能在任务活动实施过程中不断学习,综合运用信息能力得到提高	5		
	能发现问题、提出问题、分析问题、解决问题、创新问题	5		
工作过程	能按照各种方法的操作规范进行检验操作	10		
	能正确使用熔点测定仪	10		
	能正确判定初熔与终熔现象	5		
	能正确进行测定结果的修约	5		
	能正确填写检验报告单,进行数据记录,重复测定结果达到规定要求	10		
	能安全进行各项操作,保持台面整洁,注意环境保护	5		
自我评价	能严肃认真地对待自评、并能独立完成自测题	5		
	按时按质完成工作任务;较好地掌握专业知识点;具有较强的实践能力	5		
总评（自我评价占10%,小组自评占40%,教师评价占50%）		100		

注：本表中小组自评是指组内成员共同对本小组成员分别进行评价；教师评价是指教师对小组整体进行评价，评价得分代表小组内所有成员成绩。

技能拓展

凝点测定法

凝点系指一种物质在固-液两相共存时的平衡温度,某些药品具有一定的凝点。《中国药典》(2020年版)四部通则0613规定的凝点,是指药品按以下方法测定,由液体凝结为固体时,在短时间内停留不变的最高温度。药品的纯度变更,其凝点也随之改变,所以测定凝点可用以区别药品或检查药品的纯杂程度。

一、测定步骤

(1)量取液体供试品15mL,置干燥洁净的内管A中备用,如图2-3-4所示。供试品如为固体,可称取15~20g置干燥洁净的内管A中,于比规定的凝点约高5~10℃的水(油)浴中,微温使熔融备用。

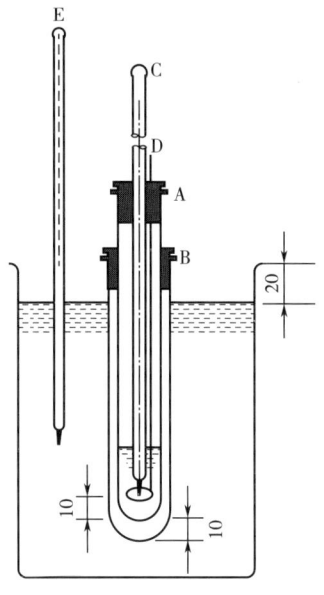

A—内管(内径为25mm、长约170mm的干燥试管);
B—外管(内径约40mm、长约160mm的试管);
C—温度计;D—搅拌器(搅拌器D为玻璃棒,上端略弯,末端先铸成一小圈,直径约为18mm,然后弯成直角);E—温度计

图2-3-4 凝点测定仪器装置(单位:mm)

(2)将放有供试品的内管A,用带有温度计和搅拌器的软木塞

塞住管口，温度计汞球末端距内管 A 的管底约 10mm，汞球应完全被供试品浸没。迅速冷却内管 A，观察温度计，测定出其近似凝点。

（3）再将内管 A 置于比近似凝点约高 5~10℃ 的水（油）浴中，使凝结物熔融至仅剩极微量未熔融物。将内管 A 按图 2-3-4 所示，装妥在 B 管与烧杯内。烧杯中加入较供试品近似凝点约低 5℃ 的水或其他适宜的冷却液，用搅拌器以每分钟约 20 次上下往返的均匀速度不断搅拌供试品，每隔 30s 观察温度计读数 1 次，至供试品开始凝结，停止搅拌，并每隔 5~10s 观察温度计读数 1 次，至温度计的汞柱能在某一温度停留约 1min 不变，或微上升至最高温度后停留约 1min 不变，该温度（准确读数至 0.1℃）即为供试品的凝点。

二、注意事项

（1）用于测定凝点的温度计应经校准，在没有 0.1℃ 刻度的温度计时，也可采用 0.2℃ 刻度的温度计。

（2）固体供试品在测试前微热熔融时，应注意不可用直火加热，防止局部过热造成部分分解。

（3）取样过少或搅拌速度过快过慢，都可能影响测定结果，应予注意。

（4）若供试品凝点高于室温，可将瓶双壁间空气抽掉，以减少周围介质的热交换；若凝点低于室温但在 0℃ 以上，冷却介质可用冰水；若凝点在 -10~0℃，冷却介质中可加冰和氯化钠；若凝点在 -10℃ 以下，冷却介质中可加干冰和乙醇。

（5）按上法操作，液体供试品在逐步冷却时，温度随时间均匀下降，开始凝固后，由于释放出凝固热而补偿热损失，则液-固两相保持共存的平衡温度不变，直至全部凝固后，温度再继续均匀下降。但在实际过程中有时会有过冷现象，即在晶体出现之前温度可能降至凝点以下，当结晶开始后，由于释放凝固热而使温度稍有回升，并在某一温度一段时间内保持不变。

（6）某些药品在一般冷却条件下，不易凝固（如尼可刹米），可另取少量供试品在较低温度（如食盐冰浴）中使其凝固，取此固体供试品少许置于待测定的液体供试品中作为母晶，按上法操作可以顺利测出其凝点。

三、记录与结果判定

（1）记录操作时的室温、介质（水或其他冷却液）以及重复测定 2 次的数据及其均值。

（2）按各该药品项下规定限度的精度要求，对上述的均值进行修约，作为供试品的凝点，再根据各该药品标准"凝点"项下规定的范围，判定"符合规定"或"不符合规定"。

参考答案（文本）

习题与思考

一、单选题

1. 固体从开始熔化到完全熔化会有一个温度范围，称为：（　　）。
   A. 熔距　　B. 熔点　　C. 熔化温度　　D. 熔化相变

2. 传温液加热熔点仪的温度计应具有（　　）的刻度。
   A. 1　　B. 0.5　　C. 5　　D. 2

3. 用于测量 80℃ 以上熔点的传温液是：（　　）。
   A. 硅油　　B. 液状石蜡　　C. 水　　D. A+B

4. 晶体样品在熔化过程中，已大部分熔化并形成月牙面，只有少部分颗粒存在的状态是：（　　）。
   A. 月牙点　　B. 崩塌点　　C. 澄清点　　D. 湿润点

5. 电热块加热熔点仪的传温介质是：（　　）。
   A. 甲基硅油　　B. 金属空气浴　　C. 水　　D. 液状石蜡

6. 熔点的测定中，应选用的设备是（　　）。
   A. 提勒管　　B. 锥形瓶　　C. 比色管　　D. 滴定管

7. 毛细管法测熔点时，毛细管中样品的最上层面应靠在测量温度计的水银球（　　）。
   A. 无一定要求　　　　B. 上部
   C. 下部　　　　　　　D. 中部

8. 某物质的理论熔点在 70℃ 左右，下列物质中的合适载热体为（　　）。
   A. 浓硫酸　　B. 水　　C. 液体石蜡　　D. 硅油

二、判断题

1. 崩塌点 A 时样品刚好完全熔化。（　　）

2. 测量药品的熔点可以鉴别其真伪或检查其纯度。（　　）

3. 对于第一法中的初熔、终熔或分解突变时的温度以及第二法中熔点的温度，均应估读到 1℃。（　　）

4. 熔点测定用毛细管的长度约为 100cm，用中性硬质玻璃制成。（　　）

5. 熔点标准品为专供校正熔点测定温度计用的国家标准物质。（　　）

三、填空

1. 按传温介质不同或称传温加热方式不同，熔点仪分为（　　）和（　　）。

2. 熔化开始的温度为（　　）的温度，熔化结束的温度为（　　）的温度。终熔时毛细管内的液体应（　　）。

3. "出汗"系指柱状供试物收缩后在毛细管内壁出现细微（　　），但尚未出现局部液化的明显液滴和持续的（　　）过程。

4. 熔点测定时，每一供试品应至少重复测定（　　）次，（　　）次读数的极差不大于（　　）且不可为边缘数据。

5. 测定结果的数据应按修约间隔为（　　）进行修约，即 0.1~0.2℃舍去，0.3~0.7℃修约为（　　）℃，0.8~0.9℃修约为（　　）℃。

任务四　旋光度测定

旋光度测定法（微课）

任务描述

许多有机化合物具有光学活性，即平面偏振光通过其液体或溶液时，能引起旋光现象，使偏振光偏转的度数称为旋光度。这种特性是由于物质分子中含有不对称元素（通常为不对称碳原子）所致。当偏振光通过长 1dm、每 1mL 中含有旋光性物质 1g 的溶液，在一定波长与温度下测定的旋光度称为该物质的比旋度，以 $[\alpha]_\lambda^t$ 表示。t 为测定时的温度，λ 为测定波长。除另有规定外，《中国药典》（2020 年版）中用读数至 0.01°并经过检定的旋光计，采用钠光谱的 D 线（589.3nm）测定旋光度，测定管长度为 1dm（如使用其他管长，应进行换算），测定温度为 20℃。比旋度为物质的物理常数，可用以区别或检查某些物质的光学活性和纯杂程度。旋光度在一定条件下与浓度呈线性关系，故还可以用来测定药物含量。

任务学习目标

（1）掌握旋光仪的基本组成。
（2）了解旋光度测定法基本原理。
（3）理解旋光度、比旋度的概念。
（4）学会使用旋光仪。
（5）学会计算比旋度。
（6）掌握旋光度测定注意事项。

工作过程

1. 明晰任务流程

查阅质量标准 → 学习旋光仪使用 → 条件需求与准备 → 分析检验操作 → 分析结果处理 → 出具检验报告单

2. 任务重难点分析

（1）旋光度测定法基本原理。

（2）旋光仪的操作使用。

（3）旋光度与比旋度的关系。

3. 条件需求与准备

（1）《中国药典》（2020年版）。

（2）自动旋光仪。

（3）旋光仪使用说明书。

（4）试剂与用具。

活动1　认识旋光仪

旋光仪又称旋光计，是药物检验工作中较早使用的仪器。旋光仪主要分为自动旋光仪和目视旋光仪两种，如图 2-4-1 所示。旋光仪广泛应用于制药、药检、食品以及化工等领域的化验分析或过程质量控制。《中国药典》（2020年版）规定使用读数精度达到 0.01° 的旋光仪。

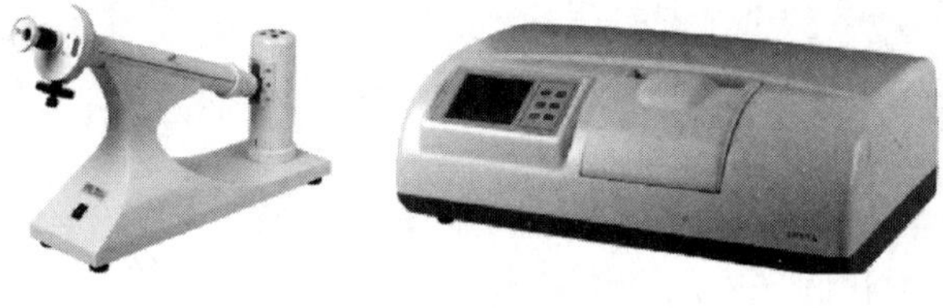

（1）目视旋光仪　　　　（2）自动旋光仪

图 2-4-1　旋光仪

旋光仪主要由单色光源、起偏镜、旋光管、检偏镜、检测器等五个基本部件组成，如图 2-4-2 所示。

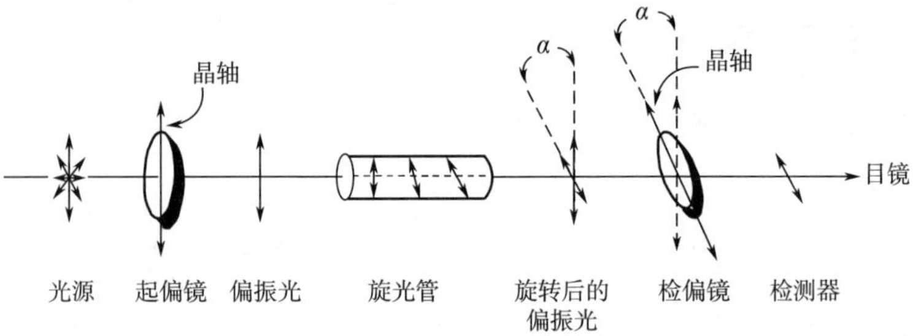

图 2-4-2　旋光仪组成结构

知识储备

一、基本概念

1. 平面偏振光

光是一种电磁波，它的振动方向与其前进方向互相垂直。普通光的光波可在不同平面上振动。若使普通光通过尼科尔棱镜或人造偏振片，则只有振动方向和棱镜的晶轴平行的光线才能通过。这种只在一个平面上振动的光称为平面偏振光，简称偏光。偏振光振动所在的平面称为偏振面。

2. 旋光物质

当平面偏振光通过某种介质时，有的介质对偏振光没有作用，即透过介质的偏振光的偏振面保持不变。而有的介质却能使偏振光的偏振面发生旋转。这种能旋转偏振光的偏振面的性质称为旋光性。具有旋光性的物质称为旋光物质或光活性物质，如具有不对称碳原子（手性碳原子）的化合物。旋光物质可使偏振光的振动平面向左或向右旋转，能使偏振光的偏振面向右旋的物质，称为右旋物质；反之，称为左旋物质。

3. 手性碳原子

手性碳原子是指和四个不同的原子或基团连接的饱和碳原子，常用"*"号予以标注。

所有含一个手性碳原子的化合物，都有一对对映异构体。含有两个不相同的手性碳原子的化合物有 4 个旋光异构体（两对对映异构体）。随着分子中含有的不相同手性碳原子数目的进一步增加，光学异构体的数目也会增多，含有 n 个不同手性碳原子的分子理论上具有旋光异构体的数目为 2^n 个，对映异构体为 2^{n-1} 对。若两个手性碳原子上含有一个相同的原子或基团，习惯上也常将两个相同的原子或基团放在费歇尔投影式的同侧，称为赤型；在异侧称为苏型。因此，四个异构体也可用赤、苏型命名。

4. 内/外消旋体

某些化合物分子中存在手性碳原子，但由于分子内存在对称因素，使得分子没有旋光性，如 2,3-二羟基丁二酸，此类化合物称为内消旋体。内消旋体和外消旋体都无旋光性，但外消旋体可拆分为左旋体和右旋体，内消旋体不能拆分。

5. 旋光度与比旋度

旋光物质使偏振光旋转的度数称为旋光度，以 α 表示。旋光度有右旋、左旋之分，偏振光向右旋转（顺时针方向）称为"右旋"，用符号"+"表示；偏振光向左旋转（逆时针方向）称为"左旋"，用符号"-"表示。偏振光透过长 1dm，且每 1mL 中含有旋光性物质 1g 的溶液，在一定波长与温度下，测得的旋光度称为比旋度，以 $[\alpha]_\lambda^t$ 表示。

二、影响旋光度的因素

物质的旋光度不仅与其化学结构有关，而且还和测定时溶液的浓度、光路长度以及测定时的温度和偏振光的波长有关。

1. 溶剂的影响

溶剂对旋光度的影响比较复杂，随溶剂与药物而有所不同：有些溶剂对药物无影响，有的溶剂则会影响旋光的方向及旋光度的大小。因此在测定药物的旋光度和比旋度时，应注明溶剂的名称。

2. 温度的影响

温度升高会使旋光管膨胀而长度加长，从而导致待测液体的密度降低。一般情况下，温度的影响不是很大，对于大多数的物质，在黄色钠光的情况下，温度每升高 1℃，比旋度约减少千分之一。另外，温度变化还会使待测物质分子间发生缔合或离解，使旋光度发生改变。为此在试验测定时必须恒温，旋光管上应装有恒温夹套，与超级恒温槽连接。

3. 浓度的影响

在一定的试验条件下，常将旋光物质的旋光度与浓度视为成正比，将比旋度作为常数。旋光度和溶液浓度之间并不是严格地呈线性关系，因此严格讲比旋度并非常数。

4. 旋光管长度的影响

旋光度与旋光管（图 2-4-3）的长度成正比。旋光管通常有 10cm、20cm、22cm 三种规格。经常使用的有 10cm 长度的。但对旋光能力较弱或者较稀的溶液，为提高准确度，降低读数的相对误差，需用 20cm 或 22cm 长度的旋光管。

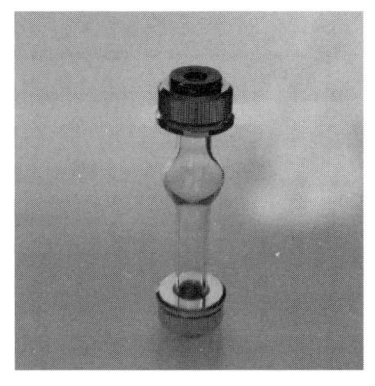 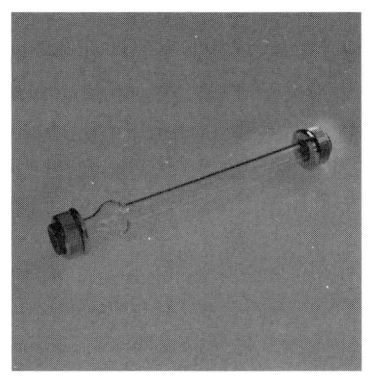

图 2-4-3 旋光管

三、旋光度的应用

1. 药物鉴别

具有旋光性的药物,在"性状"项下,一般都收载有"比旋度"的检验项目。测定比旋度值可用来鉴别药物或判断药物的纯杂程度。《中国药典》(2020年版)要求测定比旋度的药物很多,如肾上腺素、硫酸奎宁、葡萄糖、丁溴东莨菪碱、头孢噻吩钠等。

2. 杂质检查

具有光学异构体的药物,其旋光性能不同,一般有左旋体、右旋体和消旋体之分,通过测定药物中杂质的旋光度,可以对药物的纯度进行检查。如硫酸阿托品中莨菪碱的检查,硫酸阿托品为外消旋体,无旋光性,而所含杂质莨菪碱具有左旋性,药典规定5%的硫酸阿托品溶液的旋光度不得超过-0.40°。

3. 含量测定

具有旋光性的药物,特别是在无其他更好的方法测定其含量时,可采用旋光度法测定。《中国药典》(2020年版)采用旋光度法测定含量的药物有葡萄糖注射液、葡萄糖氯化钠注射液、右旋糖酐氯化钠注射液、右旋糖酐葡萄糖注射液等。

活动2 旋光仪操作与旋光度测定

一、预备工作

本活动采用自动旋光仪。

（1）温度对旋光度影响不大的供试品，一般可在室温条件下测定，如测定对温度有严格要求的供试品，在测定前应将仪器及供试品置规定温度的恒温室内至少2h，使温度恒定。除另有规定外，测定温度为20℃。

（2）将仪器电源插头插入220V交流电源，并将接电脚可靠接电。

（3）打开光源开关，这时钠光灯应启亮，需经至少20min钠光灯预热，使之发光稳定。

（4）条件准备：

①仪器与用具：旋光仪、分析天平、容量瓶、烧杯、玻璃棒、擦镜纸、计算器等。

②药品与试剂：供试品、蒸馏水等。

二、开展工作

1. 校正零点

将旋光管用溶解样品的溶剂冲洗数次，注满旋光管放入样品室，盖上箱盖按"清零"键，仪器应显示0读数。旋光管中若有气泡，应先让气泡浮在凸颈处，通光面两端的雾状水滴，应用软布擦干。试管螺帽不宜旋得过紧，以免产生应力，影响读数。旋光管安放时注意标记的位置和方向。

2. 测定供试品

取出旋光管，用供试品溶液冲洗数次，然后缓缓注入供试品溶液，按相同的位置和方向放入旋光仪样品室内，检测样品的旋光度。反复测定3次，取平均值，记录结果。

3. 结果计算

将上面检测读数，代入下列公式计算，即得供试品的比旋度。

对液体供试品　　　　$[\alpha]_D^t = \dfrac{\alpha}{ld}$

对固体供试品　　　　$[\alpha]_D^t = \dfrac{100\alpha}{lc}$

式中　$[\alpha]_D^t$——比旋度；

t——测定温度，通过规定测定温度为20℃；

D——钠光谱的D线（589.3nm）；

α——试验测得的旋光度值；

l——测定管的长度，dm；

d——液体的相对密度；

c——每100mL溶液中含有被测物质的质量（按干燥品或无水物计算），g/100mL。

4. 结果判断

药典规定的比旋度多有上下限度或最低限度，可根据上述计算公式得出供试品比旋度，判断样品是否符合规定。

三、结束工作

（1）测定完成后，旋光管、光学旋片、橡皮圈必须洗净晾干。
（2）仪器不使用时，样品室内放置硅胶吸潮。
（3）整理实验台，及时填写《仪器使用记录》。

注意事项

（1）物质的旋光度与测定光源、测定波长、溶剂、浓度和温度等因素有关。因此，表示物质的旋光度时应注明测定条件。

（2）每次测定前以溶剂作空白校正，测定后再校正1次，以确定测定时零点有无变动；如第2次校正时发现旋光度差值超过±0.01时表明零点有变动，应重新测定旋光度。

（3）配制溶液及测定时，应调节温度为20℃±0.5℃（或各品种项下规定的温度）。

（4）供试的液体或固体物质的溶液应充分溶解，供试品应澄清。

（5）当已知供试品具有外消旋作用或旋光转化现象，则应相应地采取措施，对样品制备的时间及将溶液装入旋光管的间隔测定时间进行规定。

（6）用旋光度测定法作含量测定时应当称取供试品2份做平行试验。2份供试品测定结果其相对误差应在0.02°以内，否则应重做。

🔬 任务数据记录

表2-4-1所示为比旋度测定原始记录表示例。

表2-4-1 ×××药品检验所 比旋度测定原始记录表

日期： 温度（℃）： 湿度（%）：

样品编号		样品名称		
批　号		规　格		
检验依据				
仪器型号		测定管长度	□1dm	□2dm
样品处理	溶剂： 供试液称量稀释：			
样品实测结果	编号	旋光度实测值/°	旋光度平均值/°	比旋度平均/°
		α_1: α_2: α_3:		
		α_1: α_2: α_3:		
		α_1: α_2: α_3:		
标准规定				
结　论	□（均）符合规定　　□（均）不符合规定			

检验者： 复核者：
日　期： 日　期：

任务评价

任务四评价表见表2-4-2。

表2-4-2 任务评价表

班级：　　　　　组号：　　　　　姓名：　　　　　日期：

评价指标	评价内容	分值	分数评定 小组自评	分数评定 教师评价
信息检索	能有效利用网络、图书资源、工作手册查找有用的相关信息等	5		
	能用自己的语言有条理地去理解、表述所学知识	5		
	能将查到的信息有效地传递到工作中	5		
参与态度	能与教师、同学之间保持多向、丰富、适宜的信息交流	5		
	探究式学习、自主学习不流于形式，能处理好合作学习和独立思考的关系，做到有效学习	5		
	能提出有意义的问题或能发表个人见解；能按要求正确操作；能够倾听别人意见、协作共享	5		
	能积极主动参与任务活动，吃苦耐劳，崇尚劳动光荣，技能宝贵	5		
	能在任务活动实施过程中不断学习，综合运用信息能力得到提高	5		
	能发现问题、提出问题、分析问题、解决问题、创新问题	5		
工作过程	是否理解旋光度测定原理及检查意义	5		
	是否掌握影响旋光度测定的影响因素	5		
	是否记住旋光度、比旋度的概念	5		
	是否能正确计算比旋度	5		
	是否会旋光仪的正确操作	5		
	是否能按照旋光度测定的操作规范，进行液体药物的旋光度测定，并得出正确检验结果	10		
	是否能正确规范进行原始记录和检验报告单的撰写	10		
自我评价	能严肃认真地对待自评、并能独立完成自测题	5		
	按时按质完成工作任务；较好地掌握专业知识点；具有较强的实践能力	5		
总评（自我评价占10%，小组自评占40%，教师评价占50%）		100		

注：本表中小组自评是指组内成员共同对本小组成员分别进行评价；教师评价是指教师对小组整体进行评价，评价得分代表小组内所有成员成绩。

一分钟了解黏度（视频）

技能拓展

黏度测定法

黏度系指流体对流动的阻抗能力，《中国药典》（2020年版）四部通则0633中以动力黏度、运动黏度或特性黏数表示。

液体以1cm/s的速度流动时，在每1cm²平面上所需剪应力的大小，称为动力黏度η，以Pa·s为单位。在相同温度下，液体的动力黏度与其密度（kg/m³）的比值，再乘以10^{-6}，即得该液体的运动黏度ν，以mm²/s为单位。高聚物稀溶液的相对黏度的对数值与其浓度的比值，称为特性黏数［η］。

一、用平氏黏度计测定运动黏度或动力黏度

本法系用相对法测量一定体积的液体在重力作用下流经毛细管所需时间，以求得液体的运动黏度或动力黏度。适用于测定牛顿流体（如纯液体和低分子物质的溶液）的动力黏度或运动黏度。

1. 仪器与用具

（1）平氏黏度计［图2-4-4（1）］毛细管内径有（0.8±0.05）mm、（1.0±0.05）mm、（1.2±0.05）mm、（1.5±0.1）mm或（2.0±0.1）mm多种，可根据各品种项下规定选用（流出时间应不小于200s）。

（2）恒温水浴 直径30cm以上、高40cm以上的玻璃缸或有机玻璃缸，附有电动搅拌器及电热装置，除另有规定外，恒温精度±0.1℃。

（3）温度计 分度0.1℃，经周期检定。

（4）秒表 分度0.2s，经周期检定。

2. 操作方法

（1）黏度计的清洗和干燥 取平氏黏度计，置铬酸洗液中浸泡2h以上（沾有油渍者，应依次先用三氯甲烷或汽油、乙醇、自来水洗涤晾干后，再用铬酸洗液浸泡6h以上），自来水冲洗至内壁不挂水珠，再用水洗3次，120℃干燥，备用。

（2）按各品种项下规定的测定温度调整恒温水浴温度。

（3）取黏度计，在支管F上连接一橡皮管，用手指堵住宽管2的管口，倒置黏度计，将主管1插入供试品（或供试溶液）中，自橡皮管的另一端抽气，使供试品充满球C与A并达到测定线m_2处，提出黏度计并迅速倒转，抹去黏附于管外的供试品，取下橡皮管接于主管1的管口上，将黏度计垂直固定于恒温水浴中，并使水

浴的液面高于球 C 的中部，放置 15min 后，自橡皮管的另一端抽气，使供试品充满球 A 并超过测定线 m_1，开放橡皮管口，使供试品在管内自然下落，用秒表准确记录液面自测定线 m_1 下降至测定线 m_2 处的流出时间；依法重复测定 3 次以上，每次测定值与平均值的差值不得超过平均值的±5%。

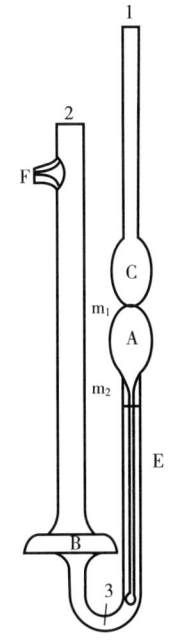
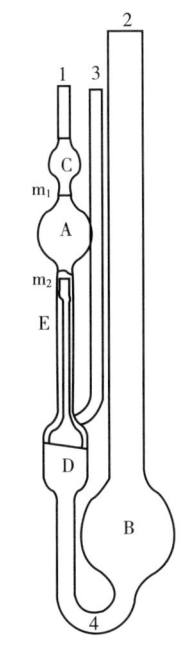

（1）平氏毛细管黏度计

1—主管；2—宽管；3—弯管；
A—测定球；B—储器；C—缓冲球；
E—毛细管；F—支管；
m_1，m_2—环形测定线

（2）乌氏毛细管黏度计

1—主管；2—宽管；3—侧管；
4—弯管；A—测定球；B—储器；
C—缓冲球；D—悬挂水平储器；
E—毛细管；m_1，m_2—环形测定线

图 2-4-4　毛细管黏度计

（4）另取一份供试品同法操作，并重复测定 3 次以上。以先后两次取样测得的总平均值按公式计算，即得。

（5）测定动力黏度时，按"相对密度测定法"标准操作规程测定供试溶液在相同温度下的密度（ρ）。

3. 注意事项

（1）实验室温度与黏度测定温度相差不应太大，当室温高于测定温度时，应注意降低室温。

（2）在抽气吸取供试溶液时，不得产生断流或气泡。

平氏毛细管黏度计测定法简明操作（视频）

(3) 黏度计应垂直固定于恒温水浴中，不得倾斜，以免影响流出时间。

4. 记录与计算

(1) 记录测定温度、平氏黏度计的编号、K 值和毛细管内径、每次流出时间等；测定运动黏度时，还应按相对密度测定法项下的规定，记录有关数据。

(2) 计算公式

$$\nu \,(\mathrm{mm^2/s}) = K \times t$$

$$\eta \,(\mathrm{Pa \cdot s}) = K \times t \times \rho \times 10^{-6}$$

式中　K——用已知黏度标准液测得的黏度计常数，$\mathrm{mm^2/s^2}$；

　　　t——测得的平均流出时间，s；

　　　ρ——供试溶液在相同温度下的密度，$\mathrm{kg/m^3}$。

(3) 实例解析

【实例】采用平氏黏度计（内径为 2mm，$K = 1.025\mathrm{mm^2/s^2}$），在 25℃ 时进行二甲基硅油的运动黏度测定，测定数据如下：

流出时间 t/s (1)　　　　(2)

　　　　　　612.3　　　614.2

　　　　　　612.8　　　615.1

　　　　　　613.5　　　613.4

　　　　平均 612.9　　平均 614.2

试判断二甲基硅油是否符合规定？

解：

两份平均值 = $\dfrac{612.9 + 614.2}{2}$ = 613.6s

运动黏度 = $K \times t$ = 1.025 × 613.6 = 628.9 $\mathrm{mm^2/s}$

结果判断：本品的运动黏度符合规定（规定为 500~1000$\mathrm{mm^2/s}$）。

二、用乌氏黏度计测定特性黏数

溶剂的黏度常因高聚物的溶入而增大。本法利用毛细管法测定溶液和溶剂流出时间的比值，可求出高聚物稀溶液的特性黏数，以用来计算平均相对分子质量。

1. 仪器与用具

(1) 乌氏黏度计［图 2-4-4（2）］除另有规定外，毛细管 E 内径为（0.5±0.05）mm，长为（140±5）mm，测定球 A 的容量为（3.5±0.5）mL（选用流出时间在 120~180s 为宜）。

(2) 恒温水浴　直径 30cm 以上、高 40cm 以上的玻璃缸或有机玻璃缸,附有电动搅拌器及电热装置,除另有规定外,恒温精度±0.05℃。

(3) 温度计　分度0.1℃,经周期检定。

(4) 秒表　分度0.2s,经周期检定。

2. 操作方法

(1) 黏度计的清洗和干燥　同平氏黏度计。

(2) 除另有规定外,调整恒温水浴温度在25℃±0.05℃。

(3) 取供试品,照该品种项下的规定,制成一定浓度的溶液,用3号垂熔玻璃漏斗滤过,弃去初滤液,取续滤液(不得少于7mL)沿洁净、干燥的乌氏黏度计的管2内壁注入B中,将黏度计垂直固定于恒温水浴中,并使水浴液面高于球C,放置15min,将管口1、3各接一乳胶管,夹住管口3的胶管,自管口1处抽气,使供试品溶液的液面缓缓升高到球C的中部,先放开管口3,再放开管口1,使供试品溶液在管内自然下落,用秒表准确记录液面自测定线m_1下降至测定线m_2处的流出时间;重复测定2次,2次测定值相差不得超过0.1s,取2次的平均值为供试品溶液的流出时间(T)。

(4) 另取1份供试品,依法制成溶液后,按上述操作测定流出时间。

(5) 取经3号垂熔玻璃漏斗滤过的溶剂同样操作,重复测定2次,2次测定值应相同,为溶剂的流出时间(T_0)。

(6) 按公式计算特性黏数,即得。

3. 注意事项

(1) 测定T(或T_0)时,应再将黏度计内壁清洗洁净,并用待测溶液(溶剂)分次淋洗。

(2) 其他同用平氏黏度计测定运动黏度或动力黏度注意事项项下规定。

4. 记录与计算

(1) 记录供试品取样量、供试溶液的制备、测定温度、供试溶液和空白溶剂的流出时间等。

(2) 计算公式

$$特性黏数[\eta] = \frac{\ln \eta_r}{c}$$

式中　$\eta_r = \dfrac{T}{T_0}$;

c——供试溶液的质量浓度,g/mL。

5. 结果与判定

两份供试品的测定值与平均值的差数未超过平均值的±1%时,取平均值 $[\bar{\eta}]$,即得供试品的特性黏数;若超过±1%,应另取2份复试。

三、用旋转式黏度计测定动力黏度

旋转黏度计通常是根据在旋转过程中作用于液体介质中的切应力大小来完成黏度测定的。本法用于测定液体的动力黏度。

1. 仪器

常用的旋转式黏度计(图2-4-5)有以下几种。

(1) 同轴双筒黏度计 将供试品注入同轴的内筒和外筒之间,并各自转动,当一个筒以指定的角速度或扭力矩转动时,测定对另一个圆筒上产生的扭力矩或角速度,由此可计算出供试品的黏度。

(2) 单筒转动黏度计 在单筒类型的黏度计中,将单筒浸入供试品溶液中,并以一定的角速度转动,测量作用在圆筒表面上的扭力矩来计算黏度。

(3) 锥板型黏度计 在锥板型黏度计中,供试品注入锥体和平板之间,锥体和平板可同轴转动,测量作用在锥体或平板上的扭力矩或角速度以计算黏度。

(4) 转子型旋黏度计 按各品种项下的规定选择合适的转子浸入供试品溶液中,使转子以一定的角速度旋转,测量作用在转子上的扭力矩以计算黏度。

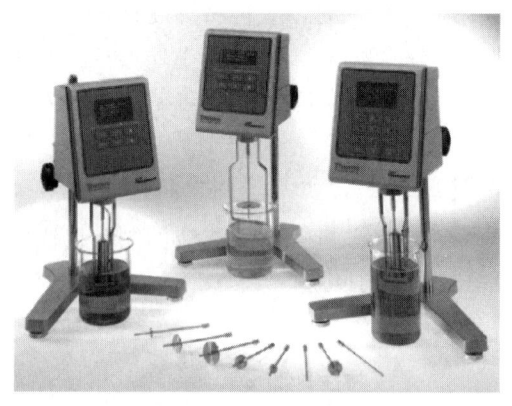

图 2-4-5 旋转式黏度计

常用的旋转式黏度计有多种类型,可根据供试品实际情况和黏度范围适当选用。

2. 操作方法

照各品种项下所规定的仪器，按照仪器说明书操作。

3. 计算

供试品的动力黏度：

$$\eta(\text{Pa}\cdot\text{s}) = K \times (T/\omega)$$

式中　K——用已知黏度的标准液测得旋转式黏度计常数；

　　　T——扭力矩，$\text{N}\cdot\text{m}$；

　　　ω——角速度，rad/s。

参考答案（文本）

习题与思考

一、单选题

1. 旋光计的检定应采用（　　）。

A. 水　　　　　　　　B. 石英旋光管

C. 标准石英旋光管　　D. 棱镜

2. 旋光度测定时，所用光源是（　　）。

A. 氢灯　　　　　　　B. 汞灯

C. 钠光的 D 线（589.3nm）　D. 254nm

3. 测定旋光度的药物分子结构特点是（　　）。

A. 立体结构

B. 不饱和结构

C. 具有光学活性（含不对称碳原子）

D. 共轭结构

4. 旋光度测定法测定葡萄糖注射液的含量时，加 0.2mL 氨试液的目的是（　　）。

A. 加速平衡的到达　　B. 消除干扰因素

C. 使读数增大　　　　D. 使读数减小

5. 旋光度测定时，配制溶液及测定时，除另有规定外，均应调节温度至（　　）。

A. 10～30℃　B. 15～30℃　C. 20～30℃　D. 20℃±0.5℃

6. 符号 $[\alpha]_D^t$ 代表（　　）。

A. 旋光度　B. 折光率　　C. 黏度　　　D. 比旋度

7. 在药物比旋度的计算公式 $[\alpha]_D^t = (100 \times \alpha)/(l \times C)$ 中（　　）。

A. t 是 25℃，c 的单位是 g/100mL，l 的单位是 cm

B. t 是 25℃，c 的单位是 g/mL，l 的单位是 cm

C. t 是 20℃，c 的单位是 g/mL，l 的单位是 cm

D. t 是 20℃，c 的单位是 g/100mL，l 的单位是 dm

8. 《中国药典》（2020 年版）采用什么方法来控制硫酸阿托品中莨菪碱的限量。（   ）

A. 折光率　　B. 黏度　　　C. pH　　　　D. 旋光度

9. 《中国药典》（2020 年版）规定，应使用读数至（   ）的旋光计。

A. 0.0001　　B. 0.001　　　C. 0.01　　　D. 0.1

10. 下列描述药物旋光度物理性质正确的是（   ）。

A. 偏振光向右旋转称为右旋，用（-）表示

B. 偏振光向左旋转称为左旋，用（-）表示

C. 除另有规定外测定温度为 25°

D. 旋光度用［α］

二、多选题

1. 《中国药典》（2020 年版）中规定采用旋光度法测定含量的药物有（   ）。

A. 葡萄糖注射液、葡萄糖氯化钠注射液

B. 右旋糖酐 40 氯化钠注射液

C. 右旋糖酐 70 葡萄糖注射液

D. 谷氨酸钾注射液

E. 维生素 C

2. 旋光度测定中（   ）。

A. 测定前后应以溶剂作空白校正

B. 对测定管注入供试液时，勿使发生气泡

C. 使用日光作光源

D. 配制溶液及测定时，温度均应在 20℃±0.5℃

E. 读数 3 次，取平均值

3. 旋光度的大小决定于（   ）。

A. 旋光性物质的分子结构　　B. 溶液的浓度

C. 液层厚度　　　　　　　　D. 入射时偏振光的波长

E. 溶液的温度

4. 下列物理常数中，可用于测定供试品含量的是（   ）。

A. 熔点　　　　　　　　　　B. 凝点

C. 旋光度　　　　　　　　　D. 相对密度

E. 吸收系数

5. 常用旋光仪的基本结构包括（　　）。
A. 光源、滤光片　　　　　B. 起偏镜
C. 测定管　　　　　　　　D. 检偏镜
E. 检测器

三、计算题

1. 用旋光度测定法检查硫酸阿托品中的莨菪碱的方法如下：配制硫酸阿托品溶液（50mg/mL），按规定方法测定其旋光度，不得超过-0.40°，试计算莨菪碱的限量为多少？（已知莨菪碱的比旋度为-32.5°）

2. 称取葡萄糖100.0g，加水溶解并稀释至100.0mL，于20℃用2dm测定管，测得溶液的旋光度为+10.5°，求其比旋度。

折光率测定法
（微课）

任务五　折光率测定

任务描述

光在各种介质中的传播速度各不相同，当光线通过两种不同介质的界面时会改变方向。光改变方向（即折射）是因为它的速度在改变。当光线从一种介质进入另一种介质时，由于在两介质中光速的不同，在分界面上发生折射现象。常用的折光率是指光线在空气中进行的速度与供试品中进行速度的比值。根据折射定律，折光率是光线入射角的正弦与折射角的正弦的比值，即：

$$n = \frac{\sin i}{\sin r}$$

式中　n——折光率；
　　　$\sin i$——光线的入射角的正弦；
　　　$\sin r$——光线的折射角的正弦。

折光率通常是指一定波长和温度下的折光率，以 n_D^t 表示，D 为钠光谱的 D 线，t 为测定时的温度，℃。

折光率是有机化合物最重要的物理常数之一，并能精确而方便地测定出来。在一定的条件下物质的折光率是固定的，但当混有其他物质时，折光率就会改变。故测定折光率可以鉴别药物的真伪和检查药物的纯度。药物的挥发油、油脂和有机溶剂等性状项下均列有折光率项目，它也是药物合成中原料或中间体的控制项目。

任务学习目标

（1）熟悉折光仪的基本结构。
（2）学会使用阿贝折光仪。
（3）掌握折光率测定注意事项。
（4）理解折光率的影响因素。

工作过程

1. 明晰任务流程

查阅质量标准 → 学习折光仪使用 → 条件需求与准备 → 分析检验操作 → 分析结果处理 → 出具检验报告单

一分钟了解折光率（视频）

2. 任务重难点分析

（1）折光率测定法。

（2）阿贝折光仪的操作使用。

3. 条件需求与准备

（1）《中国药典》（2020年版）。

（2）阿贝折光仪。

（3）折光仪使用说明书。

（4）试剂与用具。

活动1　认识折光仪

折光仪是利用光线测定折射率、双折率等物理常数的仪器。广泛应用于医疗临床检验、食品饮料行业、香精香料行业、纺织印刷行业、化工行业、汽车交通行业和金属加工处理等多个领域。食品药品行业常用的折光仪主要为阿贝折光仪、手持式折光仪、全自动阿贝折光仪等，如图2-5-1所示。目前国内折光仪测量范围多为1.3000～1.7000，最小读数为0.0001，符合《中国药典》（2020年版）要求。

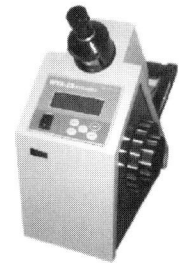　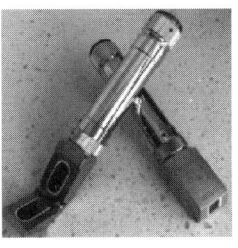　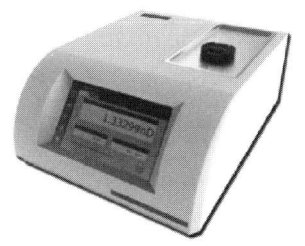

（1）阿贝折光仪　　（2）手持式折光仪　　（3）全自动阿贝折光仪

图2-5-1　折光仪

阿贝折光仪（图 2-5-2）主要由高折射率棱镜（铅玻璃或合成立方氧化锆）、棱镜反射镜、透镜、标尺（内标尺或外标尺）和目镜等组成。

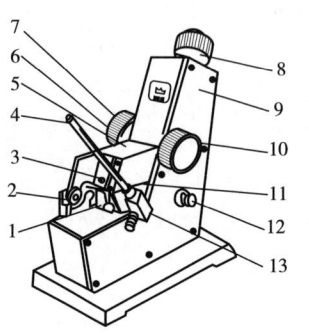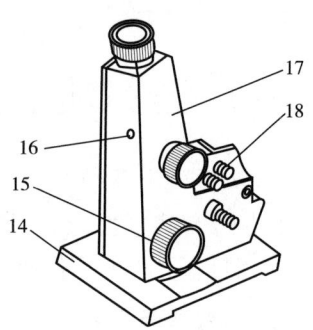

1—反射镜；2—转轴；3—遮光板；4—温度计；5—进光棱镜座；
6—色散调节手轮；7—色散值刻度圈；8—目镜；9—盖板；10—手轮；
11—折射棱镜座；12—照明刻度盘镜；13—温度计座；14—底座；
15—刻度调节手轮；16—小孔；17—壳体；18—恒温器接头

图 2-5-2　阿贝折光仪结构

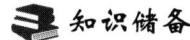

一、折光率影响因素

1. 光波长的影响

物质的折射率因光的波长而异，波长较长折射率较小，波长较短折射率较大。测定时光源通常为白光，当白光经过棱镜和样液发生折射时，因各色光的波长不同，折射程度也不同，折射后分解成为多种色光，这种现象称为色散。光的色散会使视野明暗分界线不清，产生测定误差。为了消除色散，在阿贝折光仪观测镜筒的下端安装了色散补偿器。《中国药典》（2020 年版）规定折光率测定的波长以黄色的钠光 D 线（$\lambda = 589.3\text{nm}$）为标准光源。

2. 温度的影响

溶液的折射率随温度而改变，温度升高折射率减小；温度降低折射率增大。一般地说，当温度增高 1℃ 时，液体有机化合物的折光率就减小 $3.5 \times 10^{-4} \sim 5.5 \times 10^{-4}$。在实际工作中，往往把某一温度下测定的折光率换算成另一温度下的折光率。为了便于计算，一般把 4.5×10^{-4} 作为温度变化常数。换言之，折光率随温度的升高而降低，每变化 1℃，折光率大约改变 0.00045。《中国药典》（2020

年版）收载的折光率多数指的是 20℃或 25℃时的折光率。这样在室温条件下测得供试品折光率，然后采用下述的经验公式计算得到 20℃或 25℃的折光率。这个粗略计算所得的数值可能略有误差，但却有参考价值。

$$n_D^{20} = n_D^t + 0.00045 \times (t - 20)$$

$$n_D^{25} = n_D^t + 0.00045 \times (t - 25)$$

式中　n_D^t——在温度为 t℃时试验测得的折光率。

【实例】质检员在 25.2℃条件下，测得供试品折光率为 1.3667，试根据经验公式计算 20.0℃时的折光率。

解：

根据公式：

$$n_D^{20} = n_D^t + 0.00045 \times (t - 20)$$

$$\begin{aligned} n_D^{20} &= 1.3667 + 0.00045 \times (25.2-20) \\ &= 1.3667 + 0.00045 \times 5.2 \\ &= 1.36904 \end{aligned}$$

3. 压力的影响

通常，压力越大，折光率越大。对气体物质影响较大，对液体和固体物质影响较小（液体和固体物质可不考虑压力影响）。

二、折光率的应用

折光率可用于鉴别药物的真伪和检查药物的纯度，除此之外，一些药物的折光率随药物浓度变化而变化，折光率随浓度升高而增大，且折光率与浓度接近线性关系。因此可以通过测定折光率求得溶液的浓度。具体测定方法如下：

1. 直接测定法

此法主要用于糖溶液的测定。如：用 WYA-2S 型阿贝折光仪可直接读出被测糖液的浓度。

2. 标准曲线法

先测定一系列标准溶液的折光率，然后以测得的折光率为纵坐标，以标准溶液的浓度为横坐标，绘制折光率-浓度曲线。最后在同样条件下测得供试品折光率，即可从标准曲线上查出供试液浓度。

3. 折光率因子法

当浓度和折光率有良好的线性关系时可用本法。药物溶液浓度与折光率的关系可用下式表示。

阿贝折射仪简明操作（视频）

📝 笔记

$$n = n_0 + F \times c$$

式中　n——一定温度下测得药物溶液的折光率；

　　　c——药物溶液的质量浓度,%或 g/mL；

　　　n_0——同温度下测得溶剂的折光率；

　　　F——折光率因子。即药物溶液浓度每变化1%时,溶液折光率的变化。

折光率因子通常可以通过查表获得。也可通过试验确定：精密称取一定量标准纯品，配制成准确浓度溶液，测定此溶液及同温度纯溶剂的折光率。根据下式计算折光率因素。

$$F = \frac{n - n_0}{c}$$

通常用不同浓度的已知浓度标准溶液分别计算 F，取平均值。

活动2　阿贝折光仪操作与折光率测定

一、预备工作

（1）将折光仪置于靠窗的桌子或白炽灯前，但勿使仪器置于直照的日光中，以避免液体试样迅速蒸发。

（2）连接电动恒温水浴，根据各品种项下规定的温度调节到所需测量温度（通常为20℃或25℃，保持水浴温差±0.10℃）；

（3）打开电源开关，指示灯亮，预热30min。

（4）条件准备：

①仪器与用具：阿贝折光仪、脱脂棉、圆头镊子、擦镜纸、胶头滴管、计算器等。

②药品与试剂：液体供试品、无水乙醇、甲苯、蒸馏水等。

二、开展工作

1. 校正

通常用测定蒸馏水折射率的方法进行校准，在20℃下折光仪应显示出折射率为1.3330，25℃下折光仪应显示出折射率为1.3325。若校正时温度不是此温度，应查出该温度下蒸馏水的折射率再进行核准。

2. 加样

恒温后，以脱脂棉球蘸取无水乙醇擦净棱镜表面，挥干乙醇。滴加1~2滴供试品于进光棱镜面上，迅速闭合两块棱镜，调节反光镜使镜筒内视野最亮。

3. 粗调

由目镜观察，转动折光仪刻度调节手轮，使视野出现明暗两部分，并尽可能使明暗两部分的分界线位于"+"字交叉线的中心处。

4. 消色散

旋转色散补偿器旋钮，使分界线不带任何色彩，并清晰分明。再微调折光仪刻度调节手轮，使分界线位于"+"字交叉线的中心，记录读数。测量后再重复2次，3次读数的平均值即为供试品的折光率。

调节过程目镜看到的图像颜色变化如图2-5-3所示。

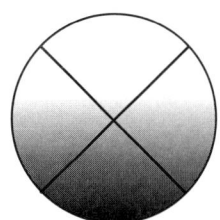 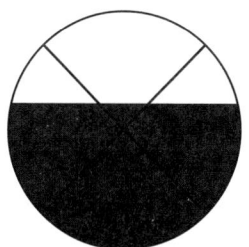 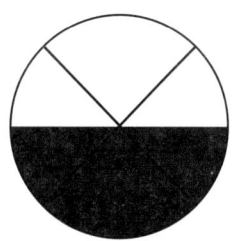

未调节右边旋钮前　　调节右边旋钮直到出现　　调节左边旋钮使分界线
在右边目镜看到的图像　有明显的分界线为止　　经过交叉点为止并在左
此时颜色是散的　　　　　　　　　　　　　　　边目镜中读数

图2-5-3　目镜中的图像

5. 结果判定

将测定结果与药品质量标准规定的折光率比较，如果折光率的测定结果在规定的范围内，则判定为符合规定；否则，判定为不符合规定。

三、结束工作

（1）测定完成后，关闭电源，打开棱镜，擦净棱镜表面及其他各部件。

（2）整理实验台，及时填写《仪器使用记录》。

注意事项

（1）折光仪的量程为1.3000～1.7000，精密度为±0.0001；测量时应注意保温套温度是否正确。如欲测准至±0.0001，则温度应控制在±0.1℃的范围内。

（2）仪器在使用或贮藏时，均不应曝于日光中，不用时应用黑布罩住。

（3）折光仪的棱镜必须注意保护，不能在镜面上造成刻痕。滴加液体时，滴管的末端切不可触及棱镜。擦拭镜面时只能用特制的擦镜纸，而不能用滤纸或其他纸张。

（4）在每次滴加样品前应洗净镜面；在使用完毕后，也应用丙酮或乙醇洗净镜面，待晾干后在棱镜间夹一张擦镜纸，再闭上棱镜。

（5）对棱镜玻璃、保温套金属及其间的胶合剂有腐蚀或溶解作用的液体，均应避免使用。

（6）试样不宜加的太多，只要保证试样在棱镜间能形成一连续的液层即可，一般只需滴入 2~3 滴试样。

任务数据记录

表 2-5-1 所示为折光率测定原始记录表示例。

表 2-5-1　×××药品检验所　折光率测定原始记录

日期：　　　　　　　温度（℃）：　　　　　湿度（%）：

检品名称		检品编号	
批　　号		规　　格	
仪器名称及型号		仪器编号	
检验依据			

计算公式：$n_D^T = n_D^t + 0.00045 \times (t - 20)$

n_D^T——20℃或者25℃时的折光率；n_D^t——仪器上读得的折光率；t——记录的温度，℃；0.00045——温度校正系数。

检品编号	折射仪示值折光率 n	测量温度 t/℃	20℃校正结果	报出结果

标准规定	
结　　论	□（均）符合规定　　　□（均）不符合规定

检验者：　　　　　　　　　　　　　　　复核者：
日　期：　　　　　　　　　　　　　　　日　期：

三、任务评价

任务五评价表见表 2-5-2。

表 2-5-2 任务评价表

班级：　　　　　　组号：　　　　姓名：　　　　　　日期：

评价指标	评价内容	分值	分数评定 小组自评	分数评定 教师评价
信息检索	能有效利用网络、图书资源、工作手册查找有用的相关信息等	5		
	能用自己的语言有条理地去理解、表述所学知识	5		
	能将查到的信息有效地传递到工作中	5		
参与态度	能与教师、同学之间保持多向、丰富、适宜的信息交流	5		
	探究式学习、自主学习不流于形式，能处理好合作学习和独立思考的关系，做到有效学习	5		
	能提出有意义的问题或能发表个人见解；能按要求正确操作；能够倾听别人意见、协作共享	5		
	能积极主动参与任务活动，吃苦耐劳，崇尚劳动光荣，技能宝贵	5		
	能在任务活动实施过程中不断学习，综合运用信息能力得到提高	5		
	能发现问题、提出问题、分析问题、解决问题、创新问题	5		
工作过程	是否理解折光率的概念、测定原理及检查意义	5		
	是否掌握影响折光率测定的影响因素	5		
	是否记住折光率校正的经验公式	5		
	是否能正确使用折光率法用到的用具和试剂	5		
	是否会折光仪的校准操作	5		
	是否能按照折光率测定的操作规范，进行液体药物的折光率测定，并得出正确检验结果	10		
	是否能正确规范进行原始记录和检验报告单的撰写	10		
自我评价	能严肃认真地对待自评、并能独立完成自测题	5		
	按时保质完成工作任务；较好地掌握专业知识点；具有较强的实践能力	5		
总评（自我评价占10%，小组自评占40%，教师评价占50%）		100		

注：本表中小组自评是指组内成员共同对本小组成员分别进行评价；教师评价是指教师对小组整体进行评价，评价得分代表小组内所有成员成绩。

技能拓展

馏程测定法

馏程是指挥发性有机液体,在规定的条件下[101.3kPa(760mmHg)]蒸馏,自开始馏出第5滴算起,至供试品仅剩3~4mL或一定比例的容积馏出时的温度范围。某些液体药品具有一定的馏程,测定馏程可以区别或检查药品的纯杂程度,图2-5-4是所用的蒸馏装置。

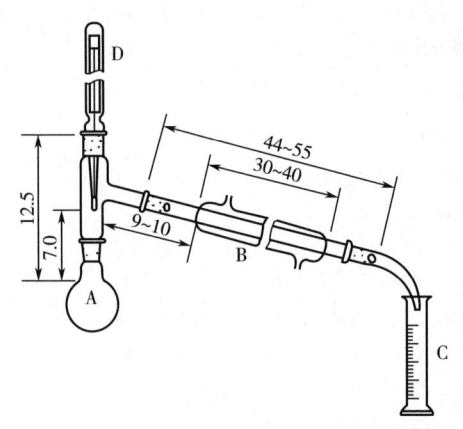

A—蒸馏瓶;B—冷凝管;C—具有0.5mL刻度的量筒;
D—分浸型具有0.2℃刻度的温度计
图2-5-4 蒸馏装置(单位:mm)

一、测定方法

1. 搭装置

选用国产19标准磨口蒸馏装置一套,按图2-5-4所示进行组装。预先经过校正的温度计汞球的上端与50mL蒸馏瓶出口支管的下壁相齐;冷凝管的下端通过接流管接以25mL量筒为接收器;馏程在130℃以下时用水冷却,馏程在130℃以上时用空气冷凝管。

2. 装样品

取供试品25mL,经长颈的干燥小漏斗,转移至干燥蒸馏瓶中,加入洁净的无釉小瓷片数片,插上带有磨口的温度计。注意:测定时,如要求供试品在馏程范围内馏出不少于90%以上时,应使用100mL蒸馏瓶,并量取供试品50mL,接收器用50mL量筒。

3. 加热读数

测定时,根据供试品馏程的不同,选用不同的加热器,通常馏程在80℃以下时用水浴(其液面始终不得超过供试品液面),80℃以上时用直接火焰或其他电热器加热。

若采用水浴加热,则调节温度,使每分钟馏出2~3mL,注意检读自冷凝管开始馏出第5滴时与供试品仅剩3~4mL或一定比例的容积馏出时,温度计上所显示的温度范围,即为供试品的馏程。

如采用直接火焰加热,则将蒸馏瓶置石棉板中心的小圆孔上(石棉板宽12~15cm,厚0.3~0.5cm,孔径2.5~3.0cm),并使蒸馏瓶壁与小圆孔边缘紧密贴合,以免汽化后的蒸气继续受热,然后用直接火焰加热使供试品受热沸腾,调节温度,余下操作同水浴加热。

馏程测定简明操作
(视频)

4. 结果处理

测定时,大气压如在101.3kPa(760mmHg)以上,每高0.36kPa(2.7mmHg),应将测得的温度减去0.1℃;如在101.3kPa(760mmHg)以下,每低0.36kPa(2.7mmHg),应增加0.1℃。

二、馏程试验过程中的影响因素与注意事项

馏程测定是条件性很强的试验,只有严格按规定的条件才能得到准确的结果。影响馏程测定结果的因素很多,而仪器安装和加热速度是主要影响因素。

(1)试样中不允许有水分存在,否则试验时易产生突沸,影响测定结果的准确性。突沸有时会把温度计和软木塞冲出,甚至造成失火或烧伤事故。为防止蒸馏中产生突沸现象,可在蒸馏烧瓶中加入1~2瓷片或沸石等。

(2)温度计必须安装正确。温度计和蒸馏烧瓶的轴心线应互相重合,并且使水银球的上边缘与支管内壁底部的最高点水平。若温度计不垂直,水银球偏向瓶壁,由于瓶壁受冷空气的影响,馏出温度偏低;若温度计插入深,因高沸点蒸气或因跳溅液滴溅在水银泡上而使馏出温度偏高;若温度插入浅,因瓶颈的蒸气分子少,且受冷空气影响而使馏出温度偏低。

(3)加热速度对馏程测定结果有很大影响,特别是对初馏点和90%馏出温度以后各馏出点的影响尤为显著。如果加热速度过快,蒸馏烧瓶受热也快,会产生大量的气体来不及从出口管逸出,使蒸馏烧瓶中的气体分子增多,瓶中的压力大于外界气压,这时读

出的馏出温度要比正常馏出温度偏高一些；反之，加热速度过慢，不仅使各馏出温度偏低，而且馏程测定时间延长。

（4）室温对样品初馏点和10%馏出速度影响很大。室温高测得的结果偏高；室温低测得的结果偏低。试验证明，室温相差10~15℃，初馏点相差4~5℃，10%馏出温度相差1~2℃。为使测定结果准确可靠，试验应在20℃±3℃下进行。

（5）防止回收量过多或过少。量取试样多、量取试样时试样的温度偏低、冷凝管未擦净、蒸馏烧瓶不干等，都会使回收量增加。而量取试样少、量取试样时试样温度偏高、注入试样时撒在烧瓶外面、仪器连接处密封不严等，则会使回收量减少。回收量的多少会显著地影响90%以后馏出温度的高低。

（6）量筒口部最好要用棉花盖好，以防冷凝管上凝结的水分落入量筒内和减少馏出物的挥发。

（7）在连续试验时，试验前所有仪器的温度不应高于室温，以免影响初馏点。

习题与思考

一、单选题

1. 折光率是指光线在空气（真空）中传播的速度与它在其他介质中传播速度的（   ）。

   A. 比值　　　B. 差值　　　C. 正弦值　　　D. 平均值

2. 水的折光率20℃时为（   ）。

   A. 1.3305　　B. 1.3325　　C. 1.3330　　D. 1.517

3. 折光率测定时，通常情况下，当温度升高时折光率（   ）。

   A. 不变　　　　　　　　　B. 升高
   C. 降低　　　　　　　　　D. 开始时升高，然后降低

4. 测定折光率时，通常情况下，当波长越短时折光率（   ）。

   A. 越大　　　　　　　　　B. 越小
   C. 不变　　　　　　　　　D. 先变大后变小

5. 《中国药典》（2020年版）对药物进行折光率测定时，采用的光线是（   ）。

   A. 日光　　　B. 钠光D线　　　C. 紫外光线　　　D. 红外光线

6. 折光率可用（   ）来计算。

A. 折射角的角度

B. 入射角与折射角角度的比值

C. 入射角正弦与折射角正弦的比值

D. 折射角与入射角角度的比值

7. 在药品质量标准中，折光率测定项目收载于（　　）项下。

A. 性状　　　B. 鉴别　　　C. 检查　　　D. 含量测定

8. 阿贝折光仪可以测定（　　）。

A. 强酸　　　　　　　　　B. 强碱

C. 氟化物　　　　　　　　D. 以上都不对

9. 《中国药典》（2020年版）规定折光率 n_D^t 中 t 为（　　）。

A. 10℃　　　B. 20℃　　　C. 25℃　　　D. 37℃

10. 在药物检验中，测定药物的折光率是（　　）。

A. 测定药物的化学结构

B. 测定药物的浑浊程度

C. 用以鉴别药物和检查药物的纯度

D. 检查水分的影响

二、多选题

1. 物质的折光率与下列因素有关（　　）。

A. 光线的波长　　　　　　B. 被测物质的温度

C. 光路的长短　　　　　　D. 被测物质浓度

E. 杂质含量

2. 折光计的检定，《中国药典》（2020年版）规定用（　　）。

A. 棱镜　　　　　　　　　B. 水

C. 植物油　　　　　　　　D. 盐酸液（0.1mol/L）

E. 氢氧化钠液（0.1mol/L）

3. 下列属于物理常数的是（　　）。

A. 折光率　　　　　　　　B. 旋光度

C. 比旋度　　　　　　　　D. 相对密度

E. 熔点

4. 《中国药典》（2020年版）规定甘油所测定的物理常数是（　　）。

A. 相对密度　　　　　　　B. 折光率

C. 熔点　　　　　　　　　D. 比旋度

E. 馏程

5. 下列叙述正确的是（　　）。

A. 折射率作为纯度的标志比沸点更可靠

B. 阿贝折射仪是根据临界折射现象设计的

C. 阿贝折射仪的测定范围在 1.0~1.8

D. 阿贝折射仪可直接测定糖溶液的浓度

E. 折光率指光线在空气中进行的速度与供试品中进行速度的比值

药检反思

2022 年，云南省药品监督管理局开展药品安全专项整治行动，紧盯重点品种、重点区域、重点对象、重点行业，持续加大监管力度。在此过程中，发现一起重大药品检验事故，并迅速形成专项整治高压态势。云南健测检验检测技术有限公司伪造 119 份虚假药品检验报告书，对此，曲靖市市场监管局责令当事人改正违法行为，给予警告，并处罚款人民币 100 万元，对直接负责的主管人员和其他直接责任人员依法分别给予 4 万元的行政处罚。

党的二十大报告明确提出"强化食品药品安全监管""深化医药卫生体制改革，促进医保、医疗、医药协同发展和治理""把保障人民健康放在优先发展的战略位置"。作为药品质量控制一线的工作人员，应认真贯彻落实党的二十大精神，坚守检验人员的职业道德和专业操守，不断提高自身的职业素养和工作水平，为保障药品的质量和公众的健康安全做出更大的贡献。

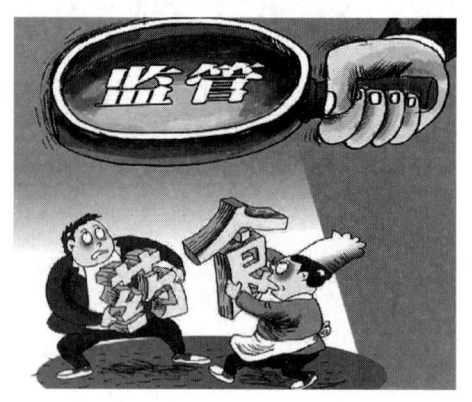

伪造虚假药品检验报告书违反了药品检验基本原则，与党的二十大报告强调的"把保障人民健康放在优先发展的战略位置"相关精神背道而驰。药品检验机构出具虚假检验报告的，构成犯罪的，依法追究刑事责任；不构成犯罪的，由药品监督管理部门责令其改正，给予警告，对单位处以三万元以上五万元以下的罚款；对

直接负责的主管人员和其他直接责任人员依法给予降级、撤职、开除的处分，并处三万元以下的罚款；有违法所得的，没收违法所得；情节严重的，撤销其检验资格。

作为药学专业学生，药检岗位接班人，应该在党的二十大报告精神的指导下，以国家和公众的利益为重，坚持不偏不倚、公正客观的原则，不受任何非法利益和压力胁迫的影响，实事求是、求真务实，把好药品质量控制的最后一道防线。

模块三　药物鉴别技术

📑 模块描述

药物的鉴别是根据药物的化学结构与理化性质，采用化学、物理化学或生物学方法对药物的真伪进行判断。它是药物检验工作中的重要内容，只有确定药物的真伪后，进行药物检查和含量测定才有意义。

一般来说，某一项鉴别试验只能证实是某一类药物，或者说只能表示药物的某一特征，而不能证实是哪一种药物，不能作为药物真伪判断的唯一依据。因此，药物的真伪鉴别必须通过一组试验才能完成。药物的鉴别方法要求专属性强、重现性好、灵敏度高以及操作简便、快速等。常用鉴别方法有化学法、光谱法、色谱法等。

《中国药典》（2020年版）四部所收载的药物鉴别项下的鉴别试验方法主要有化学鉴别法、光谱法、色谱法、生物学法和对于中药材及其提取物与制剂常采用的显微鉴别法等。这些方法仅适用于贮藏在有标签容器中的药物，用以证实是否为其所标示的药物。它与分析化学中的定性鉴别有所区别。这些试验方法虽有一定的专属性，但未必具有确证的充足条件，因此不能以此鉴别未知物。

本模块重点介绍化学鉴别法、光谱鉴别法和色谱鉴别法。

🧩 模块实施

本模块为药物鉴别技术，以药物鉴别方法为实施对象。本模块共包括3个工作任务。

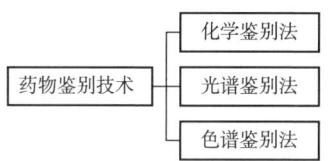

药物鉴别试验概述（微课）

笔记

任务一 化学鉴别法

任务描述

化学鉴别法系指根据药物与化学试剂在一定条件下发生离子反应或官能团反应，产生不同颜色、生成不同沉淀、呈现不同荧光或放出不同气体等现象，从而作出定性检测结论。如果供试品的鉴别试验结果与质量标准中的规定相符，则可用该项鉴别试验"符合规定"或"呈正反应"来描述，否则视为不符合规定。化学鉴别法是药物检测中最常用的鉴别方法，要求其具有专属性强、反应速度快、再现性好、灵敏度高以及操作简便、现象明显等特点才有实用价值，至于反应是否完全则不是主要的。在药品的质量标准中化学鉴别法又分为一般鉴别试验和专属鉴别试验。

任务学习目标

（1）掌握一般鉴别试验与专属鉴别试验的区别与联系。
（2）能描述一般鉴别试验项目的鉴别现象。
（3）能够依据质量标准对不同种类及品种药物进行鉴别试验。
（4）掌握一般鉴别试验与专属鉴别试验注意事项。

工作过程

1. 明晰任务流程

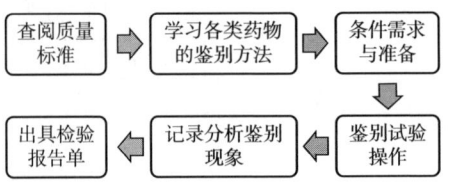

2. 任务重难点分析
（1）一般鉴别试验原理及现象。
（2）专属鉴别试验。

3. 条件需求与准备

（1）《中国药典》（2020 年版）。
（2）多媒体。
（3）试剂与用具。

化学鉴别试验合集（视频）

活动1 注射用硫喷妥钠的鉴别

一、预备工作

（1）初步掌握药物的鉴别试验及药物鉴别试验操作过程。
（2）掌握一般鉴别试验与专属鉴别试验的原理。
（3）复习药物化学课程中一些代表药物的化学性质，掌握这些药物的化学鉴别原理和试验方法。
（4）学会规范书写检验原始记录及检验报告书。
（5）条件准备：

①仪器与用具：电子天平、马弗炉、烘箱、酒精灯、酒精喷灯、熔点测定装置、坩埚、坩埚钳、干燥器、试管、试管夹、烧杯、漏斗、滤纸、量筒、吸量管、吸耳球、玻璃棒、洗瓶、接种棒等。

②药品与试剂：注射用硫喷妥钠、浓盐酸、吡啶、硫酸铜、氢氧化钠、醋酸铅、醋酸、纯化水等。

二、开展工作

（1）依据《中国药典》（2020 年版）二部正文 858 页。如未作说明，所有试液配制、检验方法等的标准操作依据《中国药品检验标准操作规程》（2019 年版）。

（2）取本品约 0.5g，加水 10mL 使硫喷妥钠溶解，加过量的稀盐酸（取浓盐酸 23.4mL，加水稀释至 100mL，即得），即生成白色沉淀；滤过，沉淀用水洗净，在 105℃ 干燥后，依法测定（通则 0612），熔点为 157~161℃，观察记录。

（3）取本品约 0.1g，加吡啶溶液（1→10）10mL 使硫喷妥钠溶解，加铜吡啶试液（取硫酸铜 4g，加水 90mL 溶解后，加吡啶 30mL，即得）1mL，振摇，放置 1min，即生成绿色沉淀，观察记录。

（4）取本品约 0.2g，加氢氧化钠试液 5mL 与醋酸铅试液（取醋酸铅 10g，加新沸过的冷水溶解后，滴加醋酸使溶液澄清，再加新沸过的冷水释成 100mL，即得）2mL，生成白色沉淀；加热后，沉淀变为黑色，观察记录。

（5）取本品，炽灼后，显钠盐的火焰反应（通则 0301），观察记录。

（6）整理原始记录，完成检验报告书。

三、结束工作

（1）测定完成后，关闭仪器电源，清洗仪器用具。
（2）整理实验台，及时填写《仪器使用记录》。

注意事项

（1）进行鉴别试验之前，必须明确鉴别试验的工作要求，了解药物的性质，掌握鉴别试验的方法与原理。

（2）所用仪器要求洁净。试药应符合《中国药典》（2020年版）通则要求，试液除另有规定外，均应按规定的方法配制和贮藏。

（3）供试品或供试品溶液的取用量应按各药品项下的规定，固体供试品应研成细粉；液体供试品如果太稀可浓缩，如果太浓可稀释。

（4）试药和试液的加入量、方法和顺序均应符合各试验项下的规定。如未作规定，试液应逐滴加入，边加边振摇，并注意观察反应现象。

（5）试验中分离沉淀时，采用离心机分离，经离心沉降后，用吸出法或倾泻法分离沉淀。

（6）对反应不够灵敏的试验，可用对照品进行对照试验。

知识储备

一、一般鉴别试验

一般鉴别试验是验证药物是否呈现某一离子或基团共有的化学反应。在质量标准中，一般描述为"本品显某某鉴别反应"，如"本品显芳香第一胺类的鉴别反应；本品显氯化物的鉴别反应"。对无机药物是根据其组成的阴、阳离子的特殊反应进行鉴别，对有机药物则大都采用典型的官能团反应进行鉴别，并以《中国药典》

(2020年版)第四部通则一般鉴别试验为依据。

一般鉴别试验仅供确认单一的化学药物,如为数种化学药物的混合物或有干扰物质存在时,除另有规定外,应不适用。通过一般鉴别试验只能证实供试品是某一类药物,而不能证实是哪一种药物。例如,经过钠盐的一般鉴别试验,只能证实此药物为钠盐,但不能辨别是氯化钠、苯甲酸钠或者是其他某一种含钠药物。若想最后证实被鉴别的物质到底是哪一种药物,必须在一般鉴别试验的基础上,再进行专属鉴别试验,方可确认。

一般鉴别试验
（微课）

📝 笔记

《中国药典》(2020年版)四部通则中收载的一般鉴别试验项目共有35个,分别是丙二酰脲类、托烷生物碱类、芳香第一胺类、有机氟化物类、无机金属盐类(钠盐、钾盐、锂盐、钙盐、钡盐、铵盐、镁盐、铁盐、铝盐、锌盐、铜盐、银盐、汞盐、铋盐、锑盐、亚锡盐)、有机酸盐类(水杨酸盐、枸橼酸盐、乳酸盐、苯甲酸盐、酒石酸盐)、无机酸盐类(亚硫酸盐或亚硫酸氢盐、硫酸盐、硝酸盐、硼酸盐、碳酸盐与碳酸氢盐、醋酸盐、磷酸盐、氯化物、溴化物、碘化物)。

现介绍以下几种具有代表性的一般鉴别试验项目。

1. 丙二酰脲类的鉴别

(1) 鉴别方法一　取供试品约0.1g,加碳酸钠试液1mL与水10mL,振摇2min,滤过,滤液中逐滴加入硝酸银试液,即生成白色沉淀,振摇,沉淀即溶解;继续滴加过量的硝酸银试液,沉淀不再溶解。

鉴别原理:巴比妥类药物是丙二酰脲的衍生物,具有丙二酰脲的鉴别反应。丙二酰脲类在碳酸钠试液中形成钠盐而溶解,再与硝酸银试液作用,先生成可溶性的一银盐,继而生成不溶性的二银盐白色沉淀。

(2) 鉴别方法二　取供试品约50mg,加吡啶溶液(1→10)

5mL，溶解后，加铜吡啶试液1mL，即显紫色或生成紫色沉淀。

鉴别原理：丙二酰脲类也能与铜吡啶试液作用而显紫色或产生紫色沉淀。

2. 托烷生物碱类的鉴别（Vitali 反应）

（1）鉴别方法　取供试品约10mg，加发烟硝酸5滴，置水浴上蒸干，得黄色的残渣，放冷，加乙醇2~3滴湿润，加固体氢氧化钾一小粒，即显深紫色。

（2）鉴别原理　托烷生物碱类的结构中均含有莨菪酸，莨菪酸经发烟硝酸加热生成三硝基衍生物，再加入醇溶液和固体氢氧化钾，则转变为紫色的醌型化合物。

3. 芳香第一胺类的鉴别（重氮化耦合显色反应）

（1）鉴别方法　取供试品50mg，加稀盐酸1mL，必要时缓缓煮沸使溶解，放冷，加 0.1mol/L 亚硝酸钠溶液数滴，滴加碱性 β-萘酚试液数滴，视供试品不同，生成橙黄色到猩红色沉淀。

（2）鉴别原理　重氮化耦合显色反应，即芳香第一胺类（芳伯胺）药物或水解能产生芳香第一胺的药物，可与亚硝酸发生重氮化反应，生成重氮盐。因为亚硝酸不稳定，通常使用亚硝酸钠和盐酸（或硫酸）反应时生成的亚硝酸立即与芳伯胺反应，避免亚硝酸的分解。生成的重氮盐与碱性 β-萘酚形成偶氮染料，视供试品不同，生成橙黄色到猩红色的沉淀。脂肪族、芳香族和杂环的一级胺都可进行重氮化反应。芳香第一胺类的重氮化反应可用下列反应式表示：

4. 有机氟化物类的鉴别

（1）鉴别方法　取供试品约 7mg，照氧瓶燃烧法进行有机破坏，用水 20mL 与 0.01mol/L 氢氧化钠溶液 6.5mL 为吸收液，使燃烧完全后，充分振摇，取吸收液 2mL，加茜素氟蓝试液 0.5mL，再加 12%醋酸钠的稀醋酸溶液 0.2mL，用水稀释至 4mL，加硝酸亚铈试液 0.5mL 即显蓝紫色，同时做空白对照试验。

（2）鉴别原理　有机氟化物经氧瓶燃烧破坏，被碱性溶液吸收成无机氟化物，与茜素氟蓝、硝酸亚铈在 pH4.3 溶液中形成蓝紫色配合物。

5. 无机金属盐类的鉴别

(1) 钠盐、钙盐等的鉴别（焰色反应）

①鉴别方法：取铂丝，用盐酸湿润后，蘸取供试品，在无色火焰中燃烧，使火焰显出特殊的颜色。如钠盐，取铂丝，用盐酸湿润后，蘸取供试品，在无色火焰中燃烧，火焰即显鲜黄色。钙盐如上述操作，火焰即显砖红色。

②鉴别原理：利用某些元素所具有的特异焰色，鉴别它们为哪类金属盐类药物。如钠的火焰光谱的主要谱线有589.0nm、589.6nm，显黄色。钙的火焰光谱的主要谱线有622nm、555nm、442.67nm与602nm，其中622nm的谱线最强，显砖红色。

(2) 铵盐的鉴别（产生气体或颜色反应）

①鉴别方法：取供试品，加过量氢氧化钠试液后，加热即分解，产生氨臭；遇湿润的红色石蕊试纸，使之变蓝色，并能使硝酸亚汞试液湿润的滤纸显黑色。

②鉴别原理：

$$NH_4^+ + OH^- \longrightarrow NH_3\uparrow + H_2O$$

$$4NH_3 + 2Hg_2(NO_3)_2 + H_2O \longrightarrow \left[O\begin{matrix}Hg\\Hg\end{matrix}NH_2\right] \cdot NO_3 + 2Hg\downarrow + 3NH_4NO_3$$

6. 有机酸盐类的鉴别

(1) 水杨酸盐的鉴别

①鉴别方法一：取供试品的稀溶液，加三氯化铁试液1滴，即显紫色。

鉴别原理：三氯化铁显色反应，凡是分子结构中具有烯醇或通过互变后能产生烯醇结构的化合物在中性或弱酸性条件下，与三氯化铁试液反应生成有色配位化合物，在中性时呈红色，弱酸性时呈紫色。

$$6\begin{matrix}COOH\\ \diagup\\ OH\end{matrix} + 4FeCl_3 \longrightarrow \left[\begin{matrix}COO^-\\ \diagup\\ O^-\end{matrix}\right]_3 Fe_2 Fe + 12HCl$$

②鉴别方法二：取供试品溶液，加稀盐酸，即析出白色水杨酸沉淀；分离，沉淀在醋酸铵试液中溶解。

(2) 苯甲酸盐的鉴别

①鉴别方法一：取供试品的中性溶液，加三氯化铁溶液，即生

成碱式苯甲酸铁盐赭色沉淀；再加稀盐酸，变成白色苯甲酸沉淀。
鉴别原理：

$$7\ C_6H_5COONa + FeCl_3 + 2OH^- \longrightarrow [(C_6H_5COO)_6Fe_3(OH)_2]OOCC_6H_5 + 7NaCl + 2Cl^-$$

②鉴别方法二：取供试品，置干燥试管中，加硫酸后，加热，不炭化，但析出苯甲酸，在试管内壁凝结成白色升华物。

7. 无机酸盐类的鉴别

（1）氯化物的鉴别

①鉴别方法一：取供试品溶液，加硝酸使成酸性后，加硝酸银试液，即发生白色凝乳状沉淀；分离，沉淀加氨试液，即溶解，再加硝酸，沉淀复生成。如供试品为生物碱或其他有机碱的盐酸盐，须先加氨试液使成碱性，将析出的沉淀过滤除去，取滤液进行试验。

鉴别原理：

$$Ag^+ + Cl^- \longrightarrow AgCl\downarrow（白色）$$
$$AgCl + 2NH_3 \cdot H_2O \longrightarrow Ag(NH_3)_2^+ + Cl^- + 2H_2O$$
$$Ag(NH_3)_2^+ + Cl^- + 2H^+ \longrightarrow AgCl\downarrow（白色） + 2NH_4^+$$

②鉴别方法二：取少量供试品，置试管中，加等量的二氧化锰，混匀，加硫酸湿润，缓缓加热产生氯气，能使置于试管口部水湿润的碘化钾淀粉试纸显蓝色。

鉴别原理：

$$2Cl^- + MnO_2 + 4H^+ \longrightarrow Mn^{2+} + 2H_2O + Cl_2\uparrow$$

（2）硫酸盐的鉴别

①鉴别方法一：取供试品溶液，加入氯化钡试液产生白色沉淀，分离，沉淀在盐酸或硝酸中均不溶解。

鉴别原理：

$$Ba^{2+} + H_2SO_4 \longrightarrow BaSO_4\downarrow（白色） + 2H^+$$

②鉴别方法二：取供试品溶液，加入醋酸铅试液产生白色沉淀，分离，沉淀在醋酸铵试液或氢氧化钠试液中溶解。

鉴别原理：

$$Pb^{2+} + H_2SO_4 \longrightarrow PbSO_4\downarrow（白色） + 2H^+$$
$$PbSO_4 + 2CH_3COO^- \longrightarrow Pb(CH_3COO)_2 + SO_4^{2+}$$
$$PbSO_4 + 4OH^- \longrightarrow PbO_2^{2-} + SO_4^{2+} + 2H_2O$$

二、专属鉴别试验

专属鉴别试验是根据药物化学结构上某些基团所具有的特有化学性质和专属反应而进行的鉴别试验，来鉴别药物的真伪，它是证实某一种药物的依据。专属鉴别试验收载在药品质量标准正文中。例如，巴比妥类药物中含有丙二酰脲母核，它们之间的主要区别在于5，5-位取代基和2-位取代基不同，即司可巴比妥含有双键，苯巴比妥含有苯环，硫喷妥钠含有硫原子。因此，可根据这些取代基的性质不同，采用各自的专属反应进行鉴别，如图3-1-1所示。又如，异烟肼的银镜反应、维生素 B_1 的硫色素反应、盐酸氯丙嗪的硝酸氧化显色反应等。

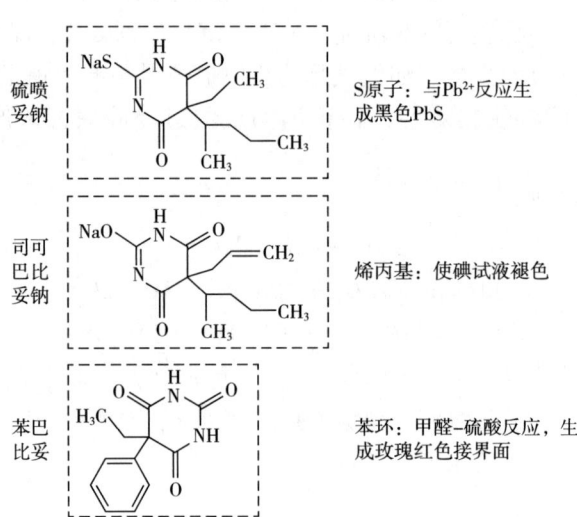

图 3-1-1 巴比妥类药物专属鉴别试验

综上所述，一般鉴别试验是以某些类别药物的共同化学结构为依据，根据其相同的物理化学性质进行药物真伪的鉴别，以区别不同类别的药物；而专属鉴别试验则是在一般鉴别试验的基础上，利用各种药物的化学结构差异引起的性质差异来鉴别药物是否具有特殊基团或特殊化学结构，达到最终确证药物真伪的目的。

活动 2　绘制一般鉴别试验思维导图

一般鉴别试验标准操作规程（文本）

一、预备工作

（1）全面掌握药物的一般鉴别试验项目。
（2）掌握一般鉴别试验的原理及药物鉴别试验操作过程。
（3）条件准备：
①仪器与用具：绘图工具 1 套、彩色笔（12 色）1 盒、A2 纸 1 张、绘图铅笔 2 支等。
②药品与试剂：标签药物（7 个种类）、试剂等。

二、开展工作

（1）各小组自行设计思维导图样式，依据一般鉴别试验标准操作规程，结合课程网站资源及互联网资源，以小组形式完成一般鉴别试验思维导图的绘制。
（2）根据上述七类药物的结构、理化特性，结合小组内讨论意见，写出各项目的鉴别原理（化学反应式）及试验现象。
（3）进行实践操作。根据标签药物名称，准备所需用具与试剂，对上述标签药物进行区别、确证。

三、结束工作

（1）测定完成后，关闭仪器电源，清洗仪器用具。
（2）整理实验台，及时填写《仪器使用记录》。

注意事项

（1）设计试验前需充分了解各类药物的结构与理化特性，个性与共性，即一般鉴别试验与专属鉴别试验。
（2）应对被检样品同时进行某一试验，由反应结果作出区别结论，通过几个区别试验，确认分类，然后再用专属鉴别试验进行一一确证。

任务数据记录

表 3-1-1 所示为药品检验原始记录表（化学鉴别法）示例。

表 3-1-1　×××药品检验所　药品检验原始记录表（化学鉴别法）

日期：　　　　　　　　温度（℃）：　　　　湿度（%）：

检品名称		检验日期	
批　　号		规　　格	
检验依据			
【鉴别】			
结果	□呈正反应　□呈负反应		
结论	□符合规定　□不符合规定		

检验者：　　　　　　　　　　　　　　　　复核者：
日　期：　　　　　　　　　　　　　　　　日　期：

注：
① 记录简要的操作过程，供试品的取用量，所加试剂的名称与用量。
② 反应结果（包括生成物的颜色、气体的产生或异臭、沉淀物的颜色或沉淀物的溶解等）。
③ 采用药典通则中未收载的试液时，应记录其配制方法或出处。
④ 多批号供试品同时进行检验时，如结果相同，可只详细记录一个批号的情况，其余批号可记为同编号××××××的情况与结论；遇有结果不同时，则应分别记录。

任务评价

任务一评价表见表3-1-2。

表3-1-2 任务评价表

班级：　　　　　组号：　　　　姓名：　　　　日期：

评价指标	评价内容	分值	分数评定 小组自评	分数评定 教师评价
信息检索	能有效利用网络、图书资源、工作手册查找有用的相关信息等	5		
	能用自己的语言有条理地去理解、表述所学知识	5		
	能将查到的信息有效地传递到工作中	5		
参与态度	能与教师、同学之间保持多向、丰富、适宜的信息交流	5		
	探究式学习、自主学习不流于形式，能处理好合作学习和独立思考的关系，做到有效学习	5		
	能提出有意义的问题或能发表个人见解；能按要求正确操作；能够倾听别人意见、协作共享	5		
	能积极主动参与任务活动，吃苦耐劳，崇尚劳动光荣，技能宝贵	5		
	能在任务活动实施过程中不断学习，综合运用信息能力得到提高	5		
	能发现问题、提出问题、分析问题、解决问题、创新问题	5		
工作过程	掌握化学鉴别法的基本原理和方法	5		
	能依据药品质量标准进行一般鉴别试验操作	15		
	能根据药品的理化特性选择并开展专属鉴别试验	10		
	了解影响鉴别反应的因素	5		
	能正确判断鉴别试验的结果并判断其是否符合规定	5		
	能正确书写鉴别试验的原始记录和检验报告书	5		
自我评价	能严肃认真地对待自评、并能独立完成自测题	5		
	按时按质完成工作任务；较好地掌握专业知识点；具有较强的实践能力	5		
总评（自我评价占10%，小组自评占40%，教师评价占50%）		100		

注：本表中小组自评是指组内成员共同对本小组成员分别进行评价；教师评价是指教师对小组整体进行评价，评价得分代表小组内所有成员成绩。

拓展知识

一、鉴别试验条件

鉴别试验的目的是判断药物的真伪，它是以所采用的化学反应或物理特性产生的明显的易于觉察的特征变化为依据的，因此鉴别试验必须在规定的条件下完成，否则鉴别试验的结果是不可信的。

影响鉴别反应的因素主要有：被测物浓度、试剂的用量、溶液的温度、pH、反应时间和共存的干扰物质等。

1. 溶液的浓度

在鉴别试验中加入的各种试剂一般是过量的，溶液浓度主要指被鉴别药物的浓度和所用试剂的浓度。由于鉴别试验多采用观察化学反应现象如产生沉淀、颜色变化或测定各种光学参数（最大吸收、最小吸收、吸收系数等）的变化来判定结果。而药物和有关试剂的浓度会直接影响上述的各种变化，必须严格规定溶液的浓度。

2. 溶液的温度

温度对化学反应的影响很大，一般温度每升高10℃，可使化学反应速度升高2~4倍。但温度的升高也可使某些反应生成物分解，导致颜色变浅，甚至观察不到阳性结果。

3. 溶液的酸碱度

许多鉴别反应都需要在一定酸碱度的条件下才能进行。溶液酸碱度的作用，在于能使各反应物有足够的浓度处于反应活化状态，使反应生成物处于稳定和易于观测的状态。因此可通过调整 H^+、OH^- 条件，使反应处于稳定的状态。

4. 干扰成分的存在

在鉴别试验中，如药物结构中的其他部分或药物制剂中的其他组分也可参与鉴别反应，产生干扰，应选择专属性更高的鉴别反应避免其干扰，或将其分离或采用适当方法消除干扰成分的影响，来保证试验结果的可信度。

5. 试验时间

有机化合物的化学反应和无机化合物不同，一般反应速度较慢，达到预期试验结果需要较长的时间。这是因为有机化合物是以共价键相结合，化学反应能否进行，依赖于共价键的断裂和新价键形成的难易，这些价键的更替需要一定的反应时间和条件。同时在化学反应过程中，有时存在着多个中间阶段，甚至需加入催化剂才能启动反应。因此，使鉴别反应完成，需要一定时间。

二、鉴别试验的灵敏度

1. 反应灵敏度

鉴别试验的灵敏度是指在一定条件下，在尽可能稀的溶液中检测出尽可能少量的供试品，此化学反应对这一要求所能满足的程度，称为反应的灵敏度。以最低检出量（又称为检出限量，以 m 表示，单位通常用 μg 表示）和最低检出浓度（又称为界限浓度，以 c 表示，单位通常用 μg/mL 表示）来表示，两者可相互换算。

$$m = c \times v$$

式中　　m——检出限量，μg；
　　　　c——界限浓度，μg/mL；
　　　　v——溶液的体积，mL。

最低检出量愈小，反应愈灵敏。但最低检出量不能充分表示反应的灵敏度，因为没有说明溶液的浓度。

在选用灵敏度很高的反应时，必须采用高纯度的试剂和非常洁净的器皿，才能保证鉴别试验的结果可靠性。为了消除试剂和器皿可能带来的影响，应同时进行空白试验以供对照。

2. 提高灵敏度的方法

反应的灵敏度与分析方法、观察方式、反应条件、人的观察能力等因素有关。在实际工作中，常采用下列措施提高反应的灵敏度。

（1）加入与水互不相溶的有机溶剂，浓集有色生成物，使有机溶剂中颜色变深，易于观测。

（2）改进观测方法，例如，将目视观测溶液的颜色改为可见分光光度法；将观测生成沉淀改为比浊度法等。

习题与思考

一、单选题

1. 鉴别试验鉴别的药物是（　　）。
  A. 未知药物　　　　　　B. 储藏在标签容器中的药物
  C. 结构不明确的药物　　D. 以上都不对

2. 对于原料药，除了鉴别项下规定的项目，还应结合性状项下的哪些项目来确证。（　　）

A. 外观　　　　　　　　　　B. 溶解度
C. 物理常数　　　　　　　　D. 以上都正确

3. 在鉴别试验项目中既可反映药物的纯度，又可用于药物鉴别的重要指标的是（　　）。
A. 溶解度　　　　　　　　　B. 物理常数
C. 外观　　　　　　　　　　D. 以上都不对

4. 用茜素氟蓝试液体系进行有机氟化物的鉴别，生成物的颜色为（　　）。
A. 蓝紫色　　B. 砖红色　　C. 蓝色　　D. 褐色

5. 钠盐焰色反应的颜色为（　　）。
A. 砖红色　　B. 鲜黄色　　C. 紫色　　D. 蓝色

6. 铁盐可用下列哪种试剂鉴别。（　　）
A. 硫酸铜　　B. 氯化钡　　C. 硫氰酸铵　　D. 硝酸银

7. 钙盐焰色反应的颜色为。（　　）
A. 砖红色　　B. 鲜黄色　　C. 紫色　　D. 蓝色

8. 下列说法错误的是（　　）。
A. 鉴别反应需在一定条件下进行
B. 鉴别反应需要考虑专属性
C. 鉴别反应需要一定的时间
D. 鉴别反应不需要考虑"量"的问题

9. 下列鉴别试液不属于一般鉴别试验的是（　　）。
A. 阿司匹林鉴别　　　　　　B. 硫酸盐鉴别
C. 丙二酰脲类鉴别　　　　　D. 芳香第一胺类鉴别

10. 丙二酰脲类药物可与下列哪种试剂反应。（　　）
A. 硝酸银试液　　　　　　　B. 亚硝酸钠试液
C. 焦锑酸钾试液　　　　　　D. 氯化钡试液

二、多选题

1. 有机氟化物的鉴别过程为（　　）。
A. 氧瓶燃烧法破坏　　　　　B. 加茜素氟蓝试液
C. 被碱液吸收为无机氟化物　D. 在 pH 为 4.3 条件下
E. 加硝酸亚铈试液

2. 下列的鉴别反应属于一般鉴别反应的是（　　）。
A. 丙二酰脲类　　　　　　　B. 有机酸盐类
C. 有机氟化物类　　　　　　D. 硫喷妥钠
E. 苯巴比妥

3. 水杨酸的三氯化铁鉴别试验，产物的颜色是（　　）。

A. 中性条件下呈现红色　　B. 弱酸性条件下呈现紫色
C. 绿色　　　　　　　　D. 棕色
E. 蓝色

4. 常用的药物鉴别方法有（　　）。
A. 化学法　B. 光谱法　　C. 色谱法　　D. 生物学法
E. 放射学法

5. 化学鉴别法必须具备的特点是（　　）。
A. 反应迅速　　　　　　B. 现象明显
C. 反应完全　　　　　　D. 专属性强
E. 再现性好

6. 影响鉴别试验的主要因素有（　　）。
A. 溶液的浓度　　　　　B. 溶液的温度
C. 溶液的酸碱度　　　　D. 试验时间
E. 干扰成分的存在

7. 维生素 B_6 的鉴别试验为：（1）取本品约 10mg，加水 100mL 溶解后，取 1mL 2 份，分别置甲、乙两支试管中，各加 20% 醋酸钠溶液 2mL，甲管中加水 1mL，乙管中加 4% 硼酸溶液 1mL，混匀，各迅速加氯亚氨基-2,6-二氯醌试液 1mL；甲管中显蓝色，几分钟后即消失，并转变为红色，乙管中不显蓝色。（2）在含量测定项下记录的色谱图中，供试品溶液主峰的保留时间应与对照品溶液主峰的保留时间一致。（3）本品的红外光吸收图谱应与对照的图谱一致。（4）本品的水溶液显氯化物鉴别的反应。维生素 B_6 采用的鉴别方法包括（　　）。
A. 颜色变化的理化鉴别法　　B. 高效液相色谱法
C. 红外分光光度法　　　　　D. 紫外-可见分光光度法
E. 生成沉淀的理化鉴别法

三、填空题

1. 鉴别试验是根据药物的分子结构、理化性质，采用化学、物理化学或生物方法来判断药物的（　　）。只有在（　　）的情况下，进行药物的杂质检查、含量测定等分析才有意义。

2. 药物的鉴别是根据药物的组成、结构和理化性质，采用物理、化学、物理化学或生物学方法对（　　）进行确证，而不是对（　　）的定性分析。

3. 药物鉴别方法要求（　　）、（　　）、（　　）、（　　）、（　　）。

4. 呈色反应鉴别法主要有：（　　）呈色反应，适用于具有酚羟基或水解后产生酚羟基药物的鉴别；（　　）呈色反应，适用于芳胺及其酯类药物或酰胺类药物的鉴别；（　　）呈色反应，适用于具有脂肪氨基或α-氨基酸结构药物的鉴别；（　　）显色反应，适用于具有芳伯氨基或水解后产生芳伯氨基药物的鉴别；（　　）显色反应，适用于具有还原基团药物的鉴别。

5. 在一定条件下，在尽可能稀的溶液中检出尽可能少量的供试品，反应对这一要求所能满足的程度，即称为（　　）。鉴别反应的灵敏度以两个相互有关的量来表示，即（　　）和（　　）。

任务二 光谱鉴别法

一分钟了解光谱（视频）

任务描述

在药物鉴别的光谱分析技术中，应用最为广泛的是紫外-可见分光光度法和红外分光光度法。

紫外-可见分光光度法是在 190~800nm 波长内测定物质的吸光度，用于鉴别、杂质检查和定量测定的方法，具体内容详见模块六：药物含量测定技术中的紫外-可见分光度法。

红外分光光度法是在 4000~400cm^{-1} 波数范围内测定物质的吸收光谱，用于化合物的鉴别、检查或含量测定的方法。该法具有：①特征性高、准确度高。除部分光学异构体及长链烷烃同系物外，几乎没有两个化合物具有相同的红外光谱，就像人的指纹一样，每一种化合物都有自己的特征红外光谱，所以把红外光谱分析形象称为物质分子的"指纹"分析。②应用范围广。从气体、液体到固体，从无机化合物到有机化合物，从高分子到低分子都可用红外光谱法进行分析。③用样量少、分析速度快、不破坏样品等特点。现已成为药物鉴别的重要手段。

任务学习目标

（1）熟悉红外光谱仪的基本组成部分。
（2）熟练操作红外光谱仪。
（3）掌握红外样品制备技术。
（4）能够分析红外光谱图。
（5）掌握紫外-可见分光光度法鉴别药物的方法。

工作过程

1. 明晰任务流程

查阅质量标准 ➡ 认识红外光谱仪 ➡ 条件需求与准备 ⬇
出具检验报告单 ⬅ 分析结果处理 ⬅ 光谱鉴别操作

初识红外光谱仪（视频）

2. 任务重难点分析

（1）红外分光光度法。

（2）红外光谱仪的操作使用。

（3）固体压片技术。

（4）红外谱图的分析。

3. 条件需求与准备

（1）《中国药典》（2020年版）。

（2）红外光谱仪。

（3）红外光谱仪使用说明书。

（4）试剂与用具。

活动1　认识红外光谱仪

红外光谱仪是利用物质分子对红外辐射的选择性吸收来进行分析的一种分析仪器。红外光谱仪主要有两类：色散型红外光谱仪和傅里叶变换红外光谱仪（图3-2-1）。色散型红外光谱仪是利用分光镜将检测光（红外光）分成两束，一束作为参考光，一束作为探测光照射样品，再利用光栅和单色仪将红外光的波长分开，扫描并检测逐个波长的强度，最后整合成一张谱图。傅里叶变换红外光谱仪是利用迈克尔逊干涉仪将检测光（红外光）分成两束，在动镜和定镜上反射回分束器上，这两束光是宽带的相干光，会发生干涉。相干的红外光照射到样品上，经检测器采集，获得含有样品信息的红外干涉图数据，经过计算机对数据进行傅里叶变换后，得到样品的红外光谱图。傅里叶变换红外光谱仪具有扫描速率快、分辨率高、重复性好等特点，被广泛使用。

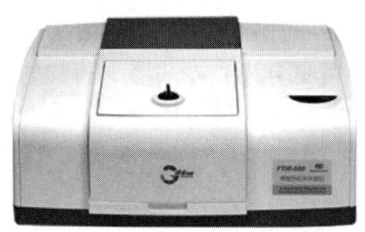

图3-2-1　傅里叶变换红外光谱仪

红外光谱仪的型号很多，但它们的基本构造相似，主要由光源、单色器、吸收池、检测器、显示系统组成。如图3-2-2所示。

傅里叶变换红外光谱仪核心部分为迈克尔逊干涉仪。

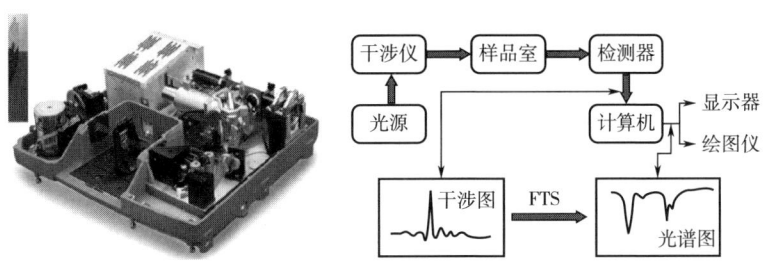

图 3-2-2　傅里叶变换红外光谱仪结构框图

一、光源

光源是能够发射高强度连续红外辐射的物质，通常采用惰性固体作光源，如（1）能斯特灯——由锆、钇、铈或钍的氧化物混合加压成型。特点：发射强度大，尤其在高于 $1000cm^{-1}$ 的区域稳定性较好，但机械强度较差，价格较贵。（2）硅碳棒——由碳化硅烧结而成。特点：在低波数区发射较强，波数范围宽，$4000\sim400cm^{-1}$；坚固，寿命长，发光面积大，使用较多。

二、单色器

色散型红外光谱仪的单色器由色散元件、准直镜和狭缝构成。色散元件常用复制闪耀光栅，它的分辨率高，易于维护。

傅里叶变换红外光谱仪的单色器结构主要是迈克尔逊干涉仪，这类型的单色器结构比较复杂，精度也比较高。此类红外光谱仪使用迈克尔逊干涉仪将光源来的信号以干涉图的形式送往计算机进行傅里叶变换的数学处理，最后将干涉图还原成光谱图。

三、吸收池

因玻璃、石英等材料不能透过红外光，红外吸收池的窗片一般采用可透过红外光的盐类的单晶制作，如 KBr 或 NaCl 等（它们极易吸湿，吸湿后会引起吸收池窗口模糊，所以要注意防潮）。

四、检测器

检测器的作用是将照射在它上面的红外光变成电信号。红外区光子能量低，不能使用紫外-可见吸收光谱仪上的光电管或光电倍增管。常用的红外检测器有三种：真空热电偶、热电检测器、光电

红外光谱仪仿真操作（视频）

导检测器。

五、记录器

红外光谱仪一般都有记录仪，其作用是由检测器产生的微弱电信号经电子放大器放大后，自动记录谱图。新型的仪器还配有微处理机，以控制仪器的操作、谱图中各种参数、谱图的检索等。

活动2 红外分光光度计操作与药物红外鉴别

一、预备工作

1. 仪器的校正与检定

药物红外鉴别可使用傅里叶变换红外光谱仪或色散型红外分光光度计。用聚苯乙烯薄膜（厚度约为 0.04mm）校正仪器，绘制其光谱图（图 3-2-3），用 3027cm^{-1}、2851cm^{-1}、1601cm^{-1}、1028cm^{-1}、907cm^{-1} 处的吸收峰对仪器的波数进行校正。傅里叶变换红外光谱仪在 3000cm^{-1} 附近的波数误差应不大于 ±5cm^{-1}，在 1000cm^{-1} 附近的波数误差应不大于 ±1cm^{-1}。

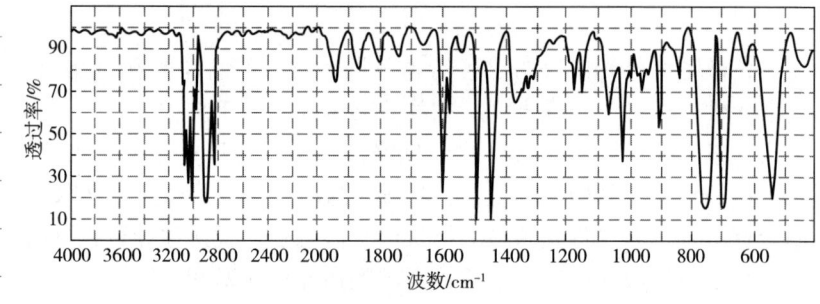

图 3-2-3 聚苯乙烯薄膜标准红外光谱图

用聚苯乙烯薄膜校正时，仪器的分辨率要求在 3110~2850cm^{-1} 范围内应能清晰地分辨出 7 个峰，峰 2851cm^{-1} 与谷 2870cm^{-1} 之间的分辨深度不小于 18% 透光率，峰 1583cm^{-1} 与谷 1589cm^{-1} 之间的分辨深度不小于 12% 透光率。仪器的标称分辨率，除另有规定外，应不低于 2cm^{-1}。

2. 仪器开机及预热

（1）确认环境温度、相对湿度是否满足要求（要求温度为

15~25℃、相对湿度 20%~50%）。

（2）检查湿度指示卡是否为淡蓝色，否则应立即更换干燥剂。（干燥剂应在 110℃烘烤至少 3h，冷却后才可以使用）

（3）确认仪器四周无振动、热源、辐射等，尤其注意仪器使用时应关闭手机。

（4）将样品仓内的干燥剂取出。打开主机电源，启动计算机，预热 30min 以上。

3. 条件准备

（1）仪器与用具　油压机、压片模具、吸收池、玛瑙研钵、红外干燥箱等。

（2）药品与试剂　待检药物、溴化钾（光谱纯）等。

二、开展工作

1. 仪器初始化

双击启动仪器控制软件，系统将进入仪器操作主界面。进行仪器工作状态检查。

2. 参数设置

依据测量需要，进行各项参数设置。

3. 制样与谱图绘制

（1）对照品比较法

①根据样品特点采用合适的制样技术，制备供试品样和对照品样。

②在同样的条件下分别扫描供试品样与对照品样，绘制红外图谱。

③对谱图进行所需的数据处理，保存谱图，取出样品。

④对比供试品样与对照品样红外图谱，如果峰位、峰形、相对强度都一致时，即视为符合规定。

本法可消除不同仪器和操作条件造成的误差。

（2）标准谱图法

①根据样品特点采用合适的制样技术，制备供试品样。

②在指定条件下完成背景采集完后，进行供试品样扫描，绘制供试品样红外图谱。

③对谱图进行所需的数据处理，保存谱图，取出样品。

④与《药品红外光谱集》中的相应标准图谱对比，如果峰位、峰形、相对强度都一致时，即视为符合规定。

三、结束工作

（1）关闭仪器、计算机。

（2）清洗各附件。

（3）清洁仪器和台面，关闭电源开关，并及时填写《仪器使用记录》。

注意事项

（1）若仪器长期不用，则必须至少每两星期更换一次干燥剂，并且每周至少开启主机一次，每次开机时间不低于4h。

（2）各品种项下规定"应与对照的图谱（光谱集××图）一致"，系指《药品红外光谱集》各卷所载的图谱。同一化合物的图谱若在不同卷上均有收载时，则以后卷所载的图谱为准。

（3）药物制剂经提取处理并依法绘制光谱，比对时应注意以下四种情况：

①辅料无干扰，待测成分的晶型不变化，此时可直接与原料药的标准光谱进行比对。

②辅料无干扰，但待测成分的晶型有变化，此种情况可用对照品经同法处理后的光谱比对。

③待测成分的晶型无变化，而辅料存在不同程度的干扰，此时可参照原料药的标准光谱，在指纹区内选择3~5个不受辅料干扰的待测成分的特征谱带作为鉴别的依据。鉴别时，实测谱带的波数误差应小于规定值的$±5cm^{-1}$（0.5%）。

④待测成分的晶型有变化，辅料也存在干扰，此种情况一般不宜采用红外光谱鉴别。

（4）采用压片法时，溴化钾和样品使用前应在红外干燥箱里充分干燥，研磨3~5min，要连同玛瑙研钵一块放到红外烘干箱里进行干燥5min。

（5）模具使用时温度高于10℃，防止压片在压制过程中受潮或发毛。压片时压力不能大于20MPa，以免将模具破坏。模具用后应立即用乙醇把各部分擦干净，必要时先用水清洗干净后再用乙醇擦干，置干燥器中保存，以免锈蚀。

知识储备

一、红外光谱法对试样的要求

红外光谱的试样可以是液体、固体或气体,一般应要求:

(1) 试样应该是单一组分的纯物质,纯度应大于98%或符合商业规格才便于与纯物质的标准光谱进行对照。多组分试样应在测定前尽量预先用分馏、萃取、重结晶或色谱法进行分离提纯,否则,各组分光谱相互重叠,难于判断。

(2) 试样中不应含有游离水。水本身有红外吸收,会严重干扰样品谱,而且会侵蚀吸收池的盐窗。

(3) 试样的浓度和测试厚度应选择适当,以使光谱图中的大多数吸收峰的透射比处于10%~80%。

二、制样技术

在药物检验中,通常测定的都是透射光谱,采用的制样技术主要有压片法、糊法、膜法、溶液法和气体吸收法等。对于吸收特别强烈或不透明表面上的覆盖物等供试品,可采用如衰减全反射、漫反射和发射等红外光谱方法。对于极微量或需微区分析的供试品,可采用显微红外光谱方法测定。

1. 压片法

取供试品1~1.5mg,置玛瑙研钵中,加入干燥的溴化钾或氯化钾细粉200~300mg(与供试品的比约为200∶1)作为分散剂,充分研磨混匀,通常以粒度2~5μm为宜。置于直径为13mm的压片模具中,使铺布均匀,抽真空约2min,加压至(0.8~1)GPa,保持压力2min,撤去压力并放气后取出制成的供试片,目视检测,片子应呈透明状,其中样品分布应均匀,并无明显的颗粒状样品。亦可采用其他直径的压模制片,样品与分散剂的用量需相应调整以制得浓度合适的片子。图3-2-4为压片法所用器具。

固体制样技术
(视频)

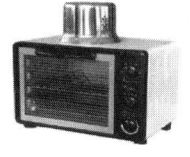 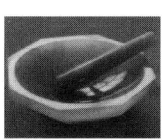 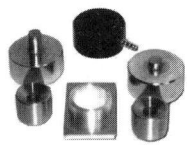 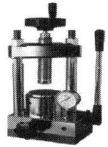

红外干燥箱　　玛瑙研钵　　压片模具　　油压机

图3-2-4　压片法所用附件

2. 糊法

取供试品约 5mg，置玛瑙研钵中，粉碎研细后，滴加少量液状石蜡或其他适宜的糊剂，研成均匀的糊状物，取适量糊状物夹于两个窗片或空白溴化钾片（每片约 150mg）之间，作为供试片，另以溴化钾约 300mg 制成空白片作为补偿。亦可用专用装置夹持糊状物。

制备时应注尽量使糊状样品在窗片间分布均匀。

3. 膜法

参照上述糊法所述的方法，将能形成薄膜的液体样品铺展开适宜的盐片中，形成薄膜后测定。若为高分子聚合物，可先制成适宜厚度的高分子薄膜，直接置于样品光路中测定。熔点较低的固体样品可采用熔融成蜡的方法制样。图 3-2-5 为常用的薄膜测试附件。

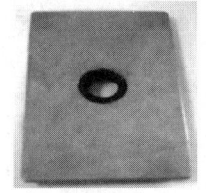
薄膜测试支架

窗片（KBr、硅片等）

图 3-2-5　薄膜测试附件

4. 溶液法

将供试品溶于适宜的溶剂中，制成 1%～10% 浓度的溶液，灌入 0.1～0.5mm 的液体池中测定（图 3-2-6）。常用溶剂有四氯化碳、三氯甲烷、二硫化碳、乙烷、环己烷及二氯乙烷等。选用溶液应在被测定区域中透明或吸收比较弱，且与样品间的相互作用应尽可能小。

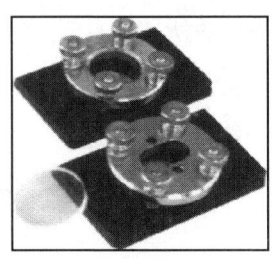
固定液体池

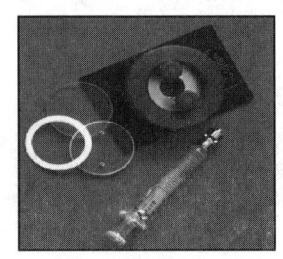
可拆液体池

图 3-2-6　液体测试附件

5. 衰减全反射法

将供试品均匀地铺展在衰减全反射棱镜的底面上，使紧密接触即可。

6. 气体法

采用光路长度约为 10cm 的气体池（图 3-2-7），首先将气体池抽真空，然后充以适当压力（例如 4000~6650Pa）的供试气体。

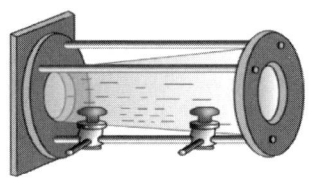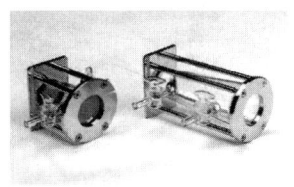

图 3-2-7　气体测试附件

试样制备方法除另有规定外，用作鉴别时应按照药典委员会编订的《药品红外光谱集》收载的各光谱图所规定的制备方法制备。具体操作技术可参见《药品红外光谱集》的说明。

三、红外谱图分析

1. 合格谱图

一张合格的红外光谱图（图 3-2-8）首先应当样品浓度合适（样品和溴化钾的比例约为 1：200），否则难以解析。通常，最强峰的透光率在 1%~5%，基峰在 80% 左右。另外，受测样品的谱图应该没有明显的锯齿波（一般由水蒸气或噪声构成），但 4000~3600cm^{-1} 之间的锯齿波一般不影响谱图的解析。

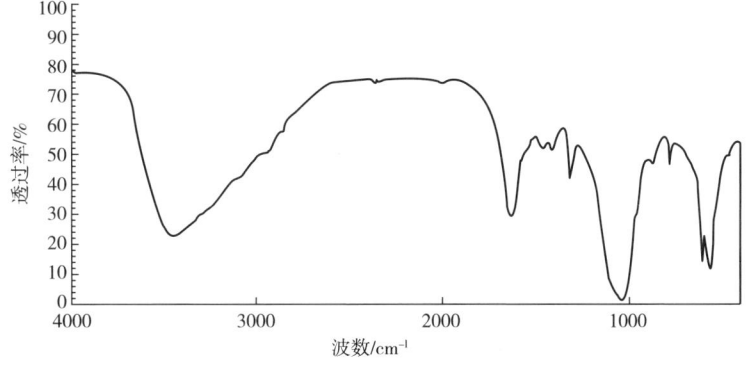

图 3-2-8　合格谱图示例

2. 不合格谱图

（1）样品湿度过高　俗称水汽太大，在谱图中表现为明显的毛刺峰（图3-2-9），处理方法是将压片取出，放入烘箱内烘烤（80℃）10min，重新压片后再测试。

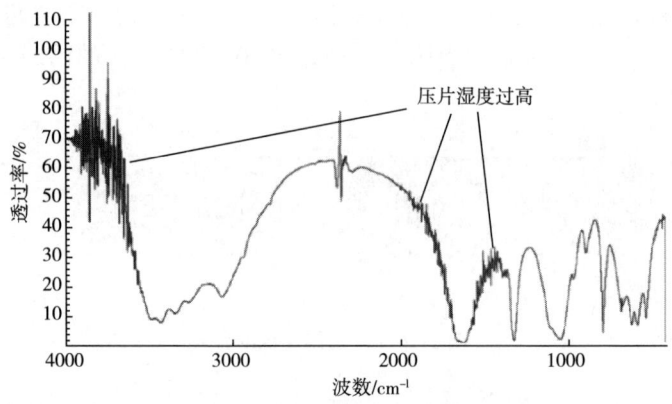

图3-2-9　压片湿度过高的谱图示例

（2）样品浓度过高或压片太厚　吸收峰的透过率只有1%左右，并呈一条宽润的底线，俗称"平头峰"（图3-2-10）。若样品浓度过高，取出压片，加入适量的溴化钾重新研磨后压片；若压片太厚，取适量样品重新压片。

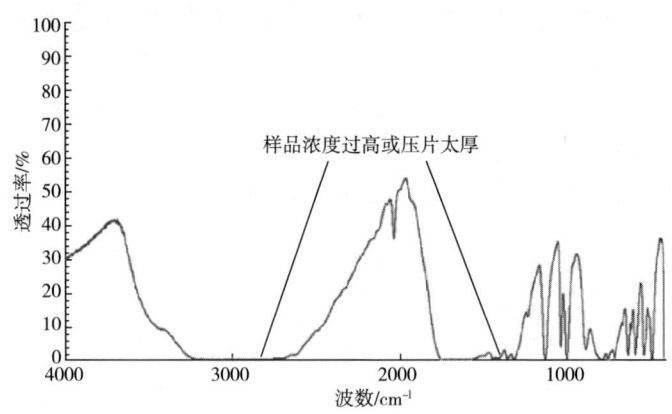

图3-2-10　样品浓度过高或压片太厚的谱图

（3）样品浓度过低或压片太薄　基峰处于高位，往往超过80%，呈一条水平线，或者吸收峰的数量减少，深度变短（图3-2-11）。若样品浓度太低，取出压片，加入适量样品重新研磨后压片；若压片太薄，取适量样品重新压片。

模块三 药物鉴别技术

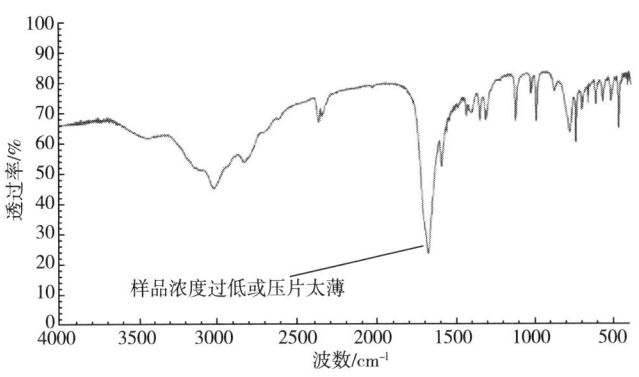

图 3-2-11 样品浓度过低或压片太薄谱图示例

任务数据记录

表 3-2-1 所示为红外光谱鉴别原始记录表示例。

表 3-2-1 ×××药品检验所 红外光谱鉴别原始记录表

日期： 温度（℃）： 湿度（%）：

仪器名称		品牌型号	
仪器类型	□傅里叶变换红外光谱仪　□色散型红外分光光度计		
试验项目	□原料药鉴别　□制剂鉴别 □晶型检查　□异构体限度检查　□含量测定　□其他：		
检验依据	□中国药典（2020年版）　部　□其他：		
测定方法	□压片法：○溴化钾　○氯化钾　○其他： □涂膜法 □液池法		
测定范围	4000~400cm^{-1}		
对照光谱	□《药品红外光谱集》 □对照品标准光谱 □原料药标准光谱 □其他：		
样品名称		批号	
制剂样品处理方法			
谱图信息	文件名：		
试验结果	本品的红外光吸收图谱与对照光谱（标准谱图）相比较，结果： □一致　　□不一致		
结　论	□符合规定　□不符合规定		
备　注	如部分参数未用到，可在相应栏目内划"/"。		

检验者： 复核者：
日　期： 日　期：

任务评价

任务二评价表见表 3-2-2。

表 3-2-2 任务评价表

班级：　　　　组号：　　　　姓名：　　　　日期：

评价指标	评价内容	分值	分数评定 小组自评	分数评定 教师评价
信息检索	能有效利用网络、图书资源、工作手册查找有用的相关信息等	5		
信息检索	能用自己的语言有条理地去理解、表述所学知识	5		
信息检索	能将查到的信息有效地传递到工作中	5		
参与态度	能与教师、同学之间保持多向、丰富、适宜的信息交流	5		
参与态度	探究式学习、自主学习不流于形式，能处理好合作学习和独立思考的关系，做到有效学习	5		
参与态度	能提出有意义的问题或能发表个人见解；能按要求正确操作；能够倾听别人意见、协作共享	5		
参与态度	能积极主动参与任务活动，吃苦耐劳，崇尚劳动光荣，技能宝贵	5		
参与态度	能在任务活动实施过程中不断学习，综合运用信息能力得到提高	5		
参与态度	能发现问题、提出问题、分析问题、解决问题、创新问题	5		
工作过程	能掌握红外分光光度计基本组成	5		
工作过程	能正确使用红外分光光度计	5		
工作过程	能压制符合要求的样品片和空白片	10		
工作过程	能正确设置仪器参数进行样品扫描，并得到高质量的红外谱图	5		
工作过程	掌握合格谱图的特征，并能对不合格谱图进行分析	5		
工作过程	能正确判断供试品谱图与对照品谱图/标准谱图是否一致	5		
工作过程	规范书写原始记录单和检验报告单，测定结果的准确度达到规定要求	5		
工作过程	掌握紫外-可见光谱鉴别的方法	5		
自我评价	能严肃认真地对待自评、并能独立完成自测题	5		
自我评价	按时按质完成工作任务；较好地掌握专业知识点；具有较强的实践能力	5		
总评（自我评价占 10%，小组自评占 40%，教师评价占 50%）		100		

注：本表中小组自评是指组内成员共同对本小组成员分别进行评价；教师评价是指教师对小组整体进行评价，评价得分代表小组内所有成员成绩。

知识拓展

紫外-可见光谱鉴别法

多数有机药物（如含有芳环或共轭双键）分子中含有能吸收紫外-可见光的基团而显示特征吸收光谱，可用紫外-可见光谱法进行鉴别分析。但因其吸收光谱较为简单，曲线形状变化不大，用作鉴别的专属性不如红外光谱。常用的鉴别方法有以下6种。

初识紫外-可分光光度法（视频）

一、对比吸收曲线的一致性

将供试品与对照品用规定溶剂分别配成一定浓度的溶液，在规定波长范围内绘制吸收曲线，供试品与对照品的图谱应一致。所谓一致是指吸收曲线的峰位、峰形和相对强度均一致。

【实例】地蒽酚软膏：取含量测定项下的溶液，照紫外-可见分光光度法测定，供试品溶液在440～470nm 波长范围内的吸收光谱应与对照品溶液的吸收光谱一致。

二、对比最大吸收波长和最小吸收波长的一致性

将供试品溶液按规定配制成一定浓度的溶液，测定其最大吸收波长和最小吸收波长，并与标准规定的波长对比，如果在规定的范围内，则判断为符合规定。药典所规定的"吸收波长 λ"是指测定值应在（$\lambda\pm2$）nm 以内。

【实例】布洛芬：取本品，加0.4%的氢氧化钠溶液制成每1mL 中含 250μg 的溶液，照紫外-可见分光光度法测定，在265nm 与273nm 的波长处有最大吸收，在245nm 与271nm 的波长处有最小吸收，在259nm 的波长处有一肩峰。

三、规定浓度的供试液在最大吸收波长处的吸光度

将供试品溶液按规定配制成一定浓度的溶液，测定其最大吸收波长和相应的吸光度，并与标准规定的最大吸收波长和相应的吸光度对比，如果在规定的范围内，则判定为符合规定。药典所规定的"吸光度 A"是指测定值应在 $A\pm5\%A$ 以内。

【实例】比沙可啶：取本品，加 0.1mol/L 甲醇制氢氧化钾溶液制成每 1mL 中含 10μg 的溶液，照紫外-可见分光光度法测定，在248nm 的波长处有最大吸收，其吸光度为 0.62～0.68。

四、利用吸收系数的一致性

依据药品质量标准，将供试品溶液按规定配制成一定浓度的溶

吸收系数法（微课）

液，照紫外-可见分光光度法测定，由吸光度及浓度计算吸收系数，并与药品质量标准中规定的吸收系数对比。

【实例】维生素 B_1：取本品，精密称定，加盐酸溶液（9→1000）溶解并定量稀释制成每 1mL 约含 12.5μg 的溶液，照紫外-可见分光光度法，在 246nm 的波长处测定吸光度，吸收系数（$E_{1cm}^{1\%}$）为 406～436。

五、利用最大、最小吸收波长和相应吸光度的比值的一致性

依据药品质量标准，将供试品用规定的溶剂制成一定浓度的供试液，按紫外-可见分光光度法测定在多个规定波长处的吸光度，并计算吸光度的比值，再与药品质量标准中规定值对比。

【实例】奋乃静：取本品，加甲醇溶解并稀释制成每 1mL 中含 10μg 的溶液，照紫外-可见分光光度法测定，在 258nm 与 313nm 的波长处有最大吸收，在 313nm 与 258nm 波长处的吸光度比值应为 0.12～0.13。

六、经化学处理后，测定其反应产物的吸收光谱特性

依据药品质量标准，将供试品加入某种试剂进行化学处理后，再按上述方法进行鉴别。

【实例】苯妥英钠：取本品约 10mg，加高锰酸钾 10mg、氢氧化钠 0.25g 与水 10mL，小火加热 5min，放冷；取上清液 5mL，加正庚烷 20mL，振摇提取，静置分层后，取正庚烷提取液，照紫外-可见分光光度法测定，在 248nm 的波长处有最大吸收。

以上几个方法可以单个应用，也可几个结合起来使用，以提高方法的专属性。

习题与思考

一、单选题

1. 在红外光谱分析中，用 KBr 制作试样池，这是因为（   ）。
   A. KBr 在 4000～400cm^{-1} 范围内不会散射红外光
   B. KBr 在 4000～400cm^{-1} 范围内有良好的红外光吸收特性
   C. KBr 在 4000～400cm^{-1} 范围内无红外光吸收
   D. KBr 在 4000～400cm^{-1} 范围内对红外无反射

2. 一种能作为色散型红外光谱仪色散元件的材料为（   ）。
   A. 玻璃　　　B. 石英　　　C. 卤化物晶体　　　D. 有机玻璃

3. 红外光谱检测时的环境条件是（　　）。
　A. 环境温度：15~30℃，相对湿度：≤70%
　B. 环境温度：10~30℃，相对湿度：≤70%
　C. 环境温度：15~40℃，相对湿度：≤70%
　D. 环境温度：15~30℃，相对湿度：≤75%
4. 红外光谱法试样可以是（　　）。
　A. 水溶液　　B. 含游离水　　C. 含结晶水　　D. 不含水
5. 红外光谱法，试样状态可以是（　　）。
　A. 气体状态
　B. 固体状态
　C. 固体、液体状态
　D. 气体、液体、固体状态都可以
6. 用红外吸收光谱法测定有机物结构时，试样应该是（　　）。
　A. 单质　　B. 纯物质　　C. 混合物　　D. 任何试样
7. 色散型红外分光光度计检测器多用（　　）。
　A. 电子倍增器　　　　B. 光电倍增管
　C. 高真空热电偶　　　D. 无线电线圈
8. 红外光谱仪光源使用（　　）。
　A. 空心阴极灯　　　　B. 能斯特灯
　C. 氖灯　　　　　　　D. 碘钨灯
9. 红外光谱是（　　）。
　A. 原子光谱　　　　　B. 分子光谱
　C. 离子光谱　　　　　D. 电子光谱
10. 傅里叶变换红外分光光度计的色散元件是（　　）。
　A. 玻璃棱镜　　　　　B. 石英棱镜
　C. 卤化盐棱镜　　　　D. 迈克尔逊干涉仪
11. 红外分光光度法鉴别某药物，一般采用（　　）。
　A. 标准图谱法　　　　B. 吸收系数法
　C. 比色法　　　　　　D. 计算分光光度法
12. 红外光谱分析中，光谱图中的最强吸收峰的透射比处于（　　）范围内。
　A. 1%~5%　B. 10%~20%　C. 80%以上　D. 50%以上
13. 红外光谱法在药物杂质检查中主要用来检查（　　）。
　A. 无效或低效的晶型　　B. 无紫外吸收的杂质
　C. 具有挥发性的杂质　　D. 金属的氧化物或盐

14. 固体样品制备方法不包括（　　）。
A. 液体池法　B. 压片法　　C. 糊法　　　D. 溶液法
15. 在红外光谱仪性能验证的波数示值误差中（　　）。
A. 在 $3027cm^{-1}$、$2851cm^{-1}$ 处的波数示值误差为 $±1cm^{-1}$
B. 在 $3027cm^{-1}$、$2851cm^{-1}$ 处的波数示值误差为 $±2cm^{-1}$
C. 在 $3027cm^{-1}$、$2851cm^{-1}$ 处的波数示值误差为 $±5cm^{-1}$
D. 在 $3027cm^{-1}$、$2851cm^{-1}$ 处的波数示值误差为 $±6cm^{-1}$

二、填空题

1. 红外光谱法的固体试样的制备常采用（　　）、（　　）和（　　）法。
2. 红外光谱法液体试样的制备常采用（　　）和（　　）法。
3. 中红外光谱法应用的波长范围是（　　）μm 或波数（　　）。
4. 在固体样品红外图谱分析最常用的方法中，易于粉碎的固体可品可采用（　　），目视检视，所制得的片应呈（　　）。
5. 红外光谱分析中，试样的（　　）和（　　）应选择适当，使光谱图中大多数吸收峰的透射比处于（　　）范围内。
6.《中国药典》（2020 年版）收载的红外光谱图，系用分辨率为（　　）的条件绘制；基线一般控制在（　　）透光率以上；供试品取样量一般控制在使其最强吸收峰在（　　）透光率以下。

任务三　色谱鉴别法

初识薄层色谱法（视频）

任务描述

色谱鉴别法是指利用药物在一定色谱条件下，产生特征色谱行为（比移值或保留时间）进行鉴别试验，比较色谱行为和检测结果是否与药品质量标准一致来验证药物真伪的方法。常用的色谱鉴别方法有薄层色谱鉴别法、高效液相色谱鉴别法和气相色谱鉴别法。

薄层色谱法是一种吸附薄层色谱分离法，它利用各成分对同一吸附剂吸附能力不同，使在流动相（溶剂）流过固定相（吸附剂）的过程中，连续的产生吸附、解吸附、再吸附、再解吸附，从而达到各成分相互分离，进而根据比移值（R_f）与适宜的对照物按同法所得的色谱图的比移值（R_f）作对比，用以进行药品的鉴别、杂质检查或含量测定的方法。

高效液相色谱法和气相色谱法进行药物鉴别的原理是相似的。一般按供试品含量测定项下色谱条件进行试验，采用供试品与对照品对比，比较供试品与对照品溶液主峰保留时间的方法进行鉴别。高效液相色谱鉴别法只要供试品在溶剂中具有一定溶解性即能用高效液相色谱法进行检测，因此应用范围非常广泛。气相色谱法要求供试品具有易挥发、热稳定性好等性质，一定程度上限制了气相色谱法的应用范围。高效液相色谱法和气相色谱法详细内容见模块六。

任务学习目标

（1）熟悉薄层色谱法的仪器与材料。
（2）掌握薄层色谱法的一般步骤。
（3）熟悉薄层板制备技术。
（4）掌握薄层色谱图的判读。

工作过程

1. 明晰任务流程

查阅质量标准 → 认识薄层色谱法仪器装置 → 条件需求与准备 → 色谱鉴别操作 → 分析结果处理 → 出具检验报告单

2. 任务重难点分析

(1) 薄层色谱板的制备。
(2) 薄层色谱法一般操作步骤。
(3) 薄层色谱图的判读。

3. 条件需求与准备

(1)《中国药典》(2020年版)。
(2)《中国药品检验标准操作规范》(2019年版)。
(3) 薄层色谱法仪器装置。
(4) 试剂与用具。

活动1　认识薄层色谱法仪器装置

薄层色谱法（TLC），系将适宜的固定相涂布于玻璃板、塑料或铝基片上，成一均匀薄层。将供试品溶液点于薄层板上，在展开容器内用展开剂展开，使供试品所含成分分离。该法是快速分离和定性分析少量物质的一种很重要的试验技术。

薄层色谱法仪器装置主要有薄层板、涂布器、点样器、展开缸、显色装置、检视装置等，如图3-3-1所示。

一、薄层板

薄层板（图3-3-2）按支持物的材质分为玻璃板、塑料板或铝板等；按固定相种类分为硅胶薄层板、键合硅胶板、微晶纤维素薄层板、聚酰胺薄层板、氧化铝薄层板等；按固定相粒径大小分为普通薄层板（10~40μm）和高效薄层板（5~10μm）。固定相中可加入黏合剂、荧光剂。

薄层板的吸附剂或载体首选为硅胶 G、硅胶 GF_{254}、硅胶 H 和

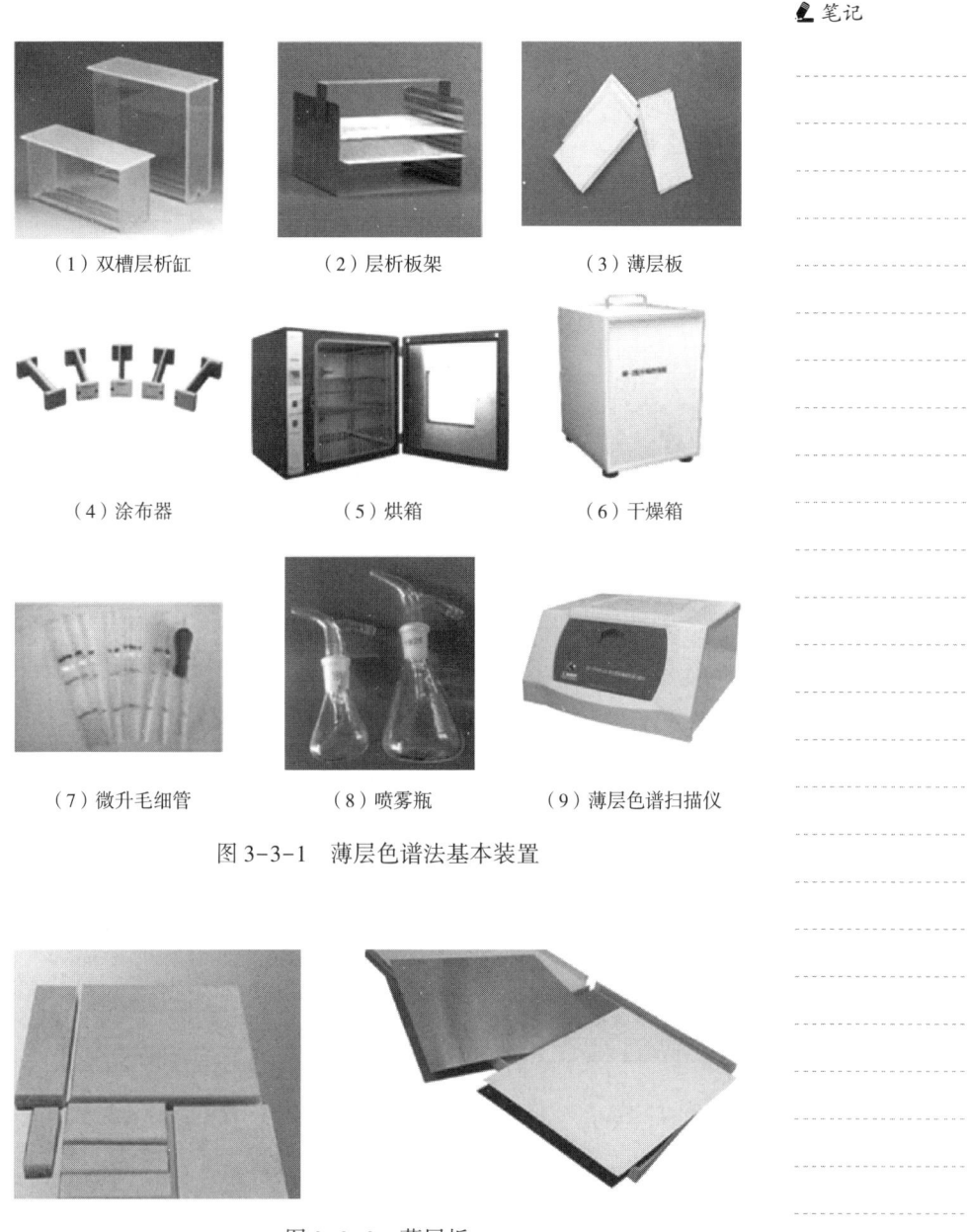

(1) 双槽层析缸　　(2) 层析板架　　(3) 薄层板
(4) 涂布器　　(5) 烘箱　　(6) 干燥箱
(7) 微升毛细管　　(8) 喷雾瓶　　(9) 薄层色谱扫描仪

图 3-3-1　薄层色谱法基本装置

图 3-3-2　薄层板

硅胶 HF_{254}，其次有硅藻土、硅藻土 G、氧化铝、氧化铝 G、微晶纤维素、微晶纤维素 F_{254} 等。G、H 表示含或不含石膏黏合剂。F_{254} 为在紫外光 254nm 波长下显绿色背景的荧光剂。其颗粒大小，一般要求为直径 10~40μm，其比表面积可达约 600m^2/g。

二、涂布器

涂布器分为手工涂布器和自动涂布器（用于定量分析），如图3-3-3所示，涂布器的使用应能使吸附剂或载体在玻璃板上涂开一层符合厚度要求的均匀薄层。

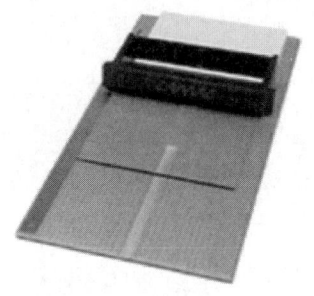 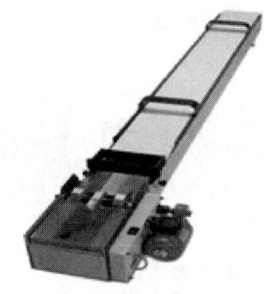

（1）手动涂布器　　　　　　（2）全自动涂布器

图3-3-3　涂布器

三、点样器

一般采用微升毛细管或手动、半自动、全自动点样器（图3-3-4）。

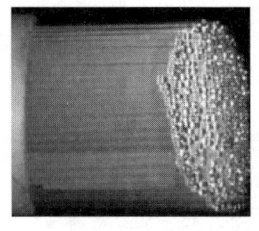 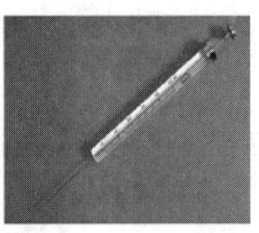 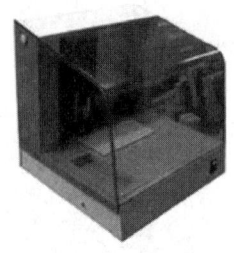

（1）微升毛细管　　（2）平头50μL微量点样器　　（3）全自动点样器

图3-3-4　点样器

四、展开容器

一般可用适合薄层板大小的专用平底或双槽展开缸，并有严密的盖子、底部平整，如图3-3-5所示。展开时须能密闭，必要时在展开槽盖处可涂抹少量凡士林增加密闭性，但需注意勿玷污薄层板或溶入展开剂。

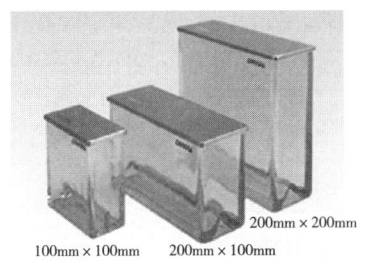
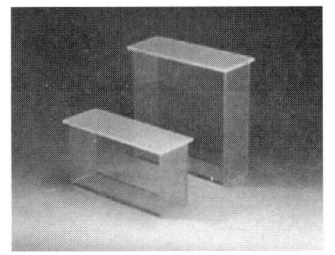

（1）双槽展开缸　　　　　　（2）平底展开缸

图 3-3-5　展开容器

五、显色装置

喷雾显色应使用玻璃喷雾瓶或专用喷雾器（图 3-3-6），要求用压缩气体使显色剂呈均匀细雾状喷出；浸渍显色可用专用玻璃器械或用适宜的展开缸代替；蒸气熏蒸显色可用双槽展开缸或适宜大小的干燥器代替。

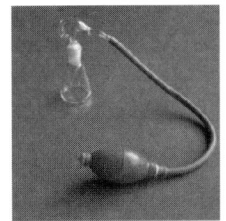
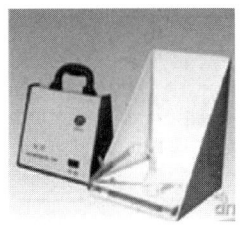
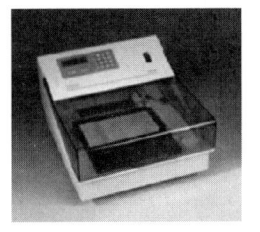

（1）手压皮球喷雾器　　（2）电动喷雾器　　（3）定量控制喷雾仪

图 3-3-6　显色装置

六、检视记录装置

检视装置可用装有可见光、短波紫外光（254nm）、长波紫外光（365nm）光源及相应滤光片的暗箱，可附加摄像设备供拍摄图像用，如图 3-3-7 所示，暗箱内光源应有足够的光照度。

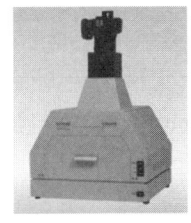
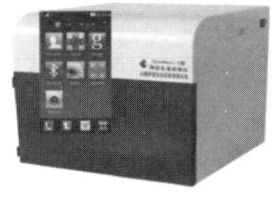

图 3-3-7　薄层色谱成像系统

薄层色谱法鉴别原理及基本操作（视频）

检视装置也可用薄层色谱扫描仪（图3-3-8）利用一定波长的光对薄层板上有吸收的斑点或经激发后能发射出荧光的斑点进行扫描，扫描得到的谱图和积分数据可用于物质定性或定量测定。

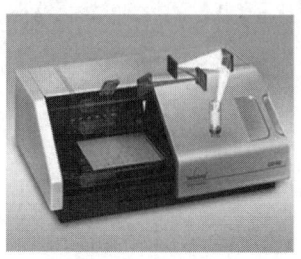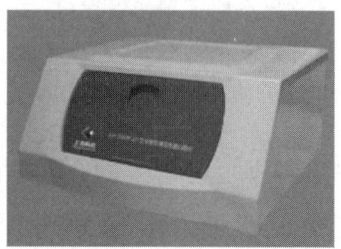

图3-3-8　薄层色谱扫描仪

活动2　学习薄层色谱法操作方法

一、薄层板制备

1. 采用市售薄层板

临用前一般应在110℃活化30min。聚酰胺薄膜不需活化。铝基片薄层板、塑料薄层板可根据需要剪裁，但须注意剪裁后的薄层板底边的固定相层不得有破损。如在存放期间被空气中杂质污染，使用前可用三氯甲烷、甲醇或二者的混合溶剂在展开缸中上行展开预洗，晾干，110℃活化，置干燥器中备用。

2. 自制薄层板

除另有规定外，将1份固定相和3份水（或加有黏合剂的水溶液，如0.2%~0.5%羟甲基纤维素钠水溶液，或为规定浓度的改性剂溶液）在研钵中按同一方向研磨混合后，去除表面的气泡，倒入涂布器中，在玻板上平稳地移动涂布器进行涂布（厚度为0.2~0.3mm）（图3-3-9），取下涂好薄层的玻板，置水平台上于室温下晾干后，在110℃活化30min，随即置于有干燥剂的干燥箱中备用。使用前检查其均匀度，在反射光及透视光下检视，表面应均匀、平整、光滑，并且无麻点、无气泡、无破损及无污染。

固定相硅胶的质量、颗粒大小、分布均匀程度直接影响分离度及检出限度。不同厂家生产的硅胶，其质量也有差别，甚至同一厂家生产的不同批号也会有分离效果不同的差别。因此要使薄层分离的结果比较稳定，应严格控制硅胶质量。

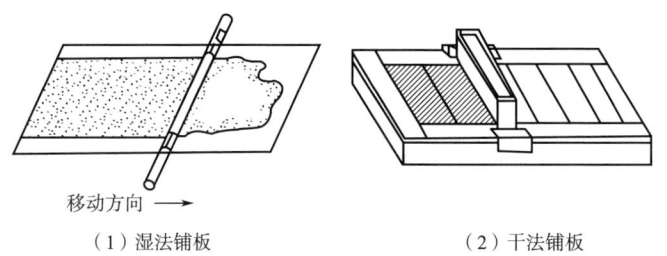

（1）湿法铺板　　　　　　　（2）干法铺板

图 3-3-9　铺板示意图

二、点样

除另有规定外，在洁净干燥的环境中，用专用毛细管或配合相应的半自动、自动点样器械点样于薄层板上。一般为圆点状或窄细的条带状，点样基线离底边 10~15mm，高效板一般基线离底边 8~10mm，圆点状直径一般不大于 4mm，高效板一般不大于 2mm。接触点样时注意勿损伤薄层表面。条带状宽度一般为 5~10mm，高效板条带宽度一般为 4~8mm，可用专用半自动或自动点样器械喷雾法点样。点间距离可视斑点扩散情况以相邻斑点互不干扰为宜，一般不少于 8mm，高效板供试品间隔不少于 5mm。点样示意图如图 3-3-10 所示。

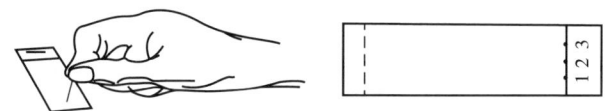

图 3-3-10　点样示意图
注：图中数字表示点样位置

三、展开

将点好供试品的薄层板放入展开缸中，浸入展开剂的深度为距原点 5mm 为宜（切勿将样点浸入展开剂中），密封顶盖。除另有规定外，一般上行展开 8~15cm，高效薄层板上行展开 5~8cm。溶剂前沿达到规定的展距，取出薄层板，晾干，待检测。

展开前如需要溶剂蒸气预平衡，可在展开缸中加入适量的展开剂，密闭，一般保持 15~30min。溶剂蒸气预平衡后，应迅速放入载有供试品的薄层板，立即密闭，展开。如需使展开缸达到溶剂蒸气饱和的状态，则须在展开缸的内壁贴与展开缸高、宽同样大小的滤纸，一端浸入展开剂中，密闭一定时间，使溶剂蒸气达到饱和再如法展开。展开方法示意图如图 3-3-11 所示。

必要时，可进行二次展开或双向展开。进行第二次展开前，应使薄层板残留的展开剂完全挥发。双向展开，即先向一个方向展开，取出，待展开剂完全挥发后，将薄层板转动 90°，再用原展开剂或另一种展开剂进行展开。

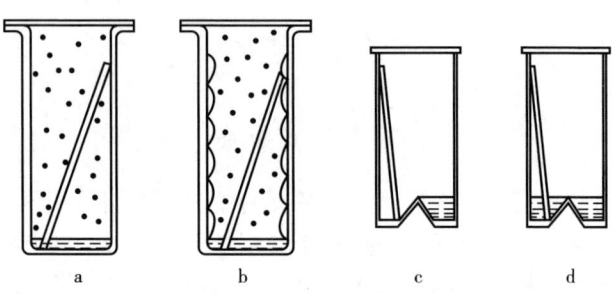

a—不饱和展开；b—饱和展开（内壁贴有滤纸）；
c—薄层板不接触展开剂，预制平衡；d—饱和展开

图 3-3-11　展开方式示意图

四、显色与检视

有颜色的物质可在可见光下直接检视，无色物质可用喷雾法或浸渍法以适宜的显色剂显色，或加热显色，在可见光下检视。有荧光的物质或显色后可激发产生荧光的物质可在紫外光灯（365nm 或 254nm）下观察荧光斑点（图 3-3-12）。对于在紫外光下有吸收的成分，可用带有荧光剂的薄层板（如硅胶 GF_{254} 板），在紫外光灯（254nm）下观察荧光板面上的荧光物质淬灭形成的斑点。

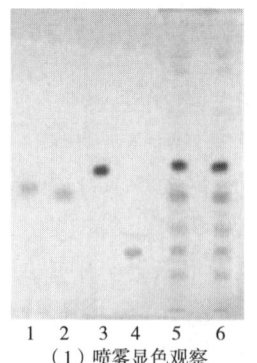

（1）喷雾显色观察　　　（2）紫外灯观察

图 3-3-12　显色与检视示意图

五、记录

薄层色谱图像一般可采用摄像设备拍摄，以光学照片或电子图像的形式保存。也可用薄层色谱扫描仪扫描或其他适宜的方式记录相应的色谱图（图3-3-13）。

薄层色谱法仿真操作（视频）

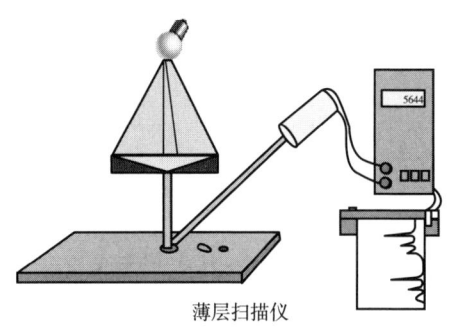

图3-3-13　记录薄层色谱图

活动3　葡萄糖酸钙的薄层色谱鉴别

一、预备工作

（1）掌握薄层色谱法基本操作过程。
（2）初步掌握薄层色谱鉴别原理及薄层色谱图的判读。
（3）薄层板110℃活化30min后，置于干燥器内保存备用。
（4）条件准备：
①仪器与用具：分析天平、硅胶G薄层板、点样器、展开缸、电热板、过滤器、容量瓶、烧杯、移液枪等。
②药品与试剂：葡萄糖酸钙原料药、葡萄糖酸钙对照品、纯化水、乙醇、氨水、乙酸乙酯、钼酸铵、硫酸铈、浓硫酸等。

二、开展工作

（1）供试品溶液配制　取葡萄糖酸钙原料药50mg，加水5mL，温水浴溶解，滤过，取滤液。
（2）对照品溶液配制　取葡萄糖酸钙对照品，同法制成每1mL中含10mg的溶液。
（3）展开剂配制　以乙醇-水-浓氨溶液-乙酸乙酯（50∶30∶10∶10）为展开剂。

(4) 钼酸铵-硫酸铈试液配制　取钼酸铵 2.5g，加 1mol/L 硫酸溶液 50mL 使溶解，再加硫酸铈 1.0g，加 1mol/L 硫酸溶解并稀释至 100mL，摇匀备用。

(5) 吸取供试品溶液与对照品溶液各 5μL，分别点于同一硅胶 G 薄层板上，展开。

(6) 取出晾干，置电热板上 110℃加热 20min 后，放冷，喷以钼酸铵-硫酸铈试液，再在 110℃加热 10min 后，取出放冷，10min 后在可见光下检视。

(7) 结果判定　供试品溶液所显主斑点的位置和颜色与对照品溶液的主斑点相同，判定为符合规定；否则，判定为不符合规定。

三、结束工作

(1) 回收展开剂，规范清洗仪器用具。
(2) 整理实验台，填写《仪器使用记录》。

注意事项

(1) 试验环境的相对湿度和温度对薄层分离效果有着较大的影响（实验室一般要求相对湿度在 65%以下为宜）。

(2) 点样时，点的斑点较小，展开的色谱图分离度好，颜色分明。如果要重新点样，一定要等前一次点样残余的溶剂挥发后再点样，以免点样斑点过大。一般斑点直径大于 2mm，不宜超过 5mm，点样时间一般不超 3min。

(3) 薄层板点样后，应待溶剂挥发完，再放入展开室中展开。展开剂不能没过样点。一般情况下，展开剂浸入薄层下端的高度不宜超过 0.5cm。

(4) 展开剂每次展开后，都需要更换，不能重复使用。

(5) 在用显色剂时，显色剂喷洒要均匀，量要适度。

(6) 展开缸应放在水平、稳定的试验台上，不能有阳光直射，也不能在通风处放置，离开热源，避免温度波动对分离不利；光敏物质的分离应将展开缸置于暗处进行。

(7) R_f 值一般控制在 0.3~0.8，当 R_f 值很大或很小时，应适当改变流动相的比例。

知识储备

薄层色谱图分析

一、合格谱图

一张合格的薄层色谱图，各组分比移值（R_f）以在 0.2～0.8 之间为宜；$R_f=0$ 表明该组分不被展开剂所溶解，仍停留在原点；$R_f=1$ 表明该组分不被固定相吸附，而随流动相以同速度移动。当 R_f 值很大或很小时，应适当改变流动相的比例。

$$R_f = \frac{\text{基线至展开斑点中心的距离}}{\text{基线至展开剂前沿的距离}}$$

如图 3-3-14 谱图示意图所示，组分 A 和 B 的 R_f 值分别计算如下：

$$R_{f(A)} = \frac{a}{c} \qquad R_{f(B)} = \frac{b}{c}$$

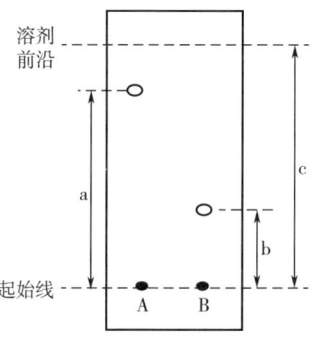

图 3-3-14　谱图示例

一块合格薄层色谱图的获得，首先要求吸附层具有适中的厚度和粉末密度，粉末不能太薄也不能太厚。其次必须平整，不能有高有低，尤其边缘区不能有和中心厚度不一的情况，厚度不均会影响爬板效果，甚至会让样点路径偏移，因为厚薄不一导致有些地方展开剂上升速率和其他地方不同。另外薄层色谱板经过烘箱活化处理后不能出现开裂现象。如图 3-3-15 为一块合格薄层色谱图。

二、不合格谱图

1. 边缘效应

用混合溶剂展开时，同一组分的斑点在薄层中部比在边缘移动速度要慢，导致同一物质在同一薄层板上出现中间部分的 R_f 值比

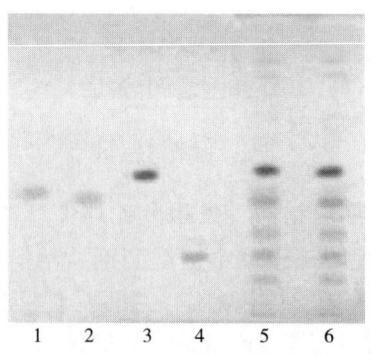

图 3-3-15　合格谱图示例

边缘的 R_f 值小,即边缘效应(图 3-3-16)。

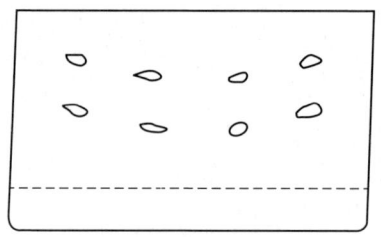

图 3-3-16　边缘效应的谱图示例

产生原因:展开槽未被展开剂饱和。尤其是使用混合溶剂时,极性较弱和沸点较低的溶剂,在薄层边缘容易挥发,使边缘部分的展开剂中极性溶剂的比例增大,R_f 相对增大。

解决方法如图 3-3-17 所示:若在展开前先将展开槽与薄层板用展开剂蒸气饱和后再展开,边缘效应可消失。采用双槽层析缸进行预吸附。

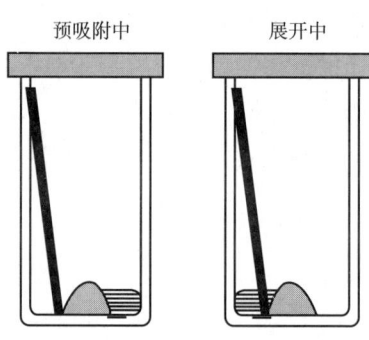

图 3-3-17　消除办法示例

2. 拖尾

拖尾现象如图 3-3-18 所示,在薄层色谱中较为常见,结果使斑点间界限模糊,结果难以判断。

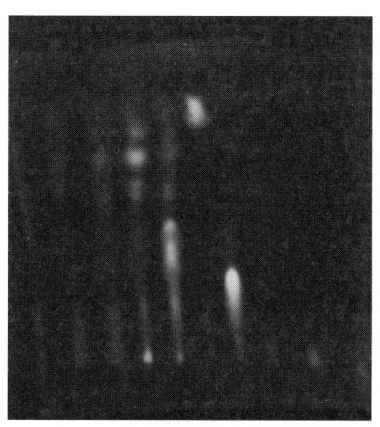

图 3-3-18　拖尾谱图示例

产生原因及解决方法:

(1) 点样量太多,展开剂不能全部负载。

解决方法:寻出合适点样量后,再进行层析。

(2) 展开剂 pH 偏高。如以中性展开剂层析酸性物质时,常形成斑点拖尾。

解决方法:在展开剂中加入酸,使解离受到抑制,即可防止斑点拖尾。

(3) 展开剂的 pH 偏低。如以中性展开剂层析生物碱和其他弱碱时,常观察到斑点拖尾。

解决方法:层析 K 值在 $10^{-8}\sim10^{-3}$ 的碱性化合物时,展开剂应调至碱性(如加入吡啶、二乙胺等)。

(4) 吸附剂 pH 的影响。由于化合物与薄层上的酸、碱成盐而产生拖尾现象。

解决方法:换用 pH 合适的吸附剂或调整展开剂的 pH,如加入酸或碱等。

(5) 吸附剂和展开剂中痕迹量的金属离子(如 Ca^{2+}、Mg^{2+} 等),使层析后的斑点形成拖尾。特别是被展开的化合物具有羧基及酚羟基等基团时。

解决方法:采用纯净的酸来洗涤和处理吸附剂。展开剂可用精制的方法来除去金属离子。

3. S 形及波形斑点

S 形斑点是指含多种成分的样品层析时,斑点不是顺次分布于原点至展开前沿的垂直线上,而是呈 S 形分布于垂直线两侧。波形斑点是指某些含多种成分的样品液,顺次点于同一起始线上,展开后,这些成分相同的斑点不呈直线状平行于起始线,而是呈波浪形。

产生原因:薄层板厚薄不匀。

解决方法:为避免上述现象的出现应选用厚薄均匀的薄层板。

4. 念珠状斑点

念珠状斑点是指化合物斑点之间距离小,相互连接呈念珠状。

产生原因及解决方法:

(1) 样品中成分过多,在一定长度的薄层板上,排布不开,彼此重叠。

解决方法:可适当增加层析板长度,使斑点距离加大或采用双向层析,使所含成分向两个方向展开可以避免念珠状斑点的出现。

(2) 多次点样时,点样中心不重合,形成复斑。

解决方法:应以适当浓度供试液一次点样,若多次点样,点样中心必须重合。

5. 展开后斑点 R_f 值不稳定

斑点 R_f 值与文献规定不符或重复操作 R_f 值时大时小。

产生原因及解决方法:

(1) 层析温度不稳定,在采用混合溶剂展开时,由于温度不稳定使展开剂的比例发生变化。

解决方法:层析时室温差控制在 5℃ 之间。

(2) 薄层厚薄不匀。

解决方法:制板时吸附剂颗粒应选择同直径颗粒制板,板材平整,薄层厚薄均匀。

(3) 吸附剂和溶剂质量差异。

解决方法:在层析过程中除选择质量较好的吸附剂与溶剂外,同批或同一品种应选择同厂、同批号的吸附剂和溶剂。

任务数据记录

表 3-3-1 所示为薄层色谱鉴别原始记录表示例。

表 3-3-1　×××药品检验所　薄层色谱鉴别原始记录表

日期：　　　　　　　　　温度（℃）：　　　　湿度（%）：

仪器名称			
检验依据	《中国药典》（2020年版）第　部　□其他：		
展开剂		比例	
薄层板材料		展开装置	
显色剂			
样品名称		批号	
制剂样品处理方法			
点样编号	1		2
点样浓度/(mg/mL)			
点样性质（对照/样品）	对照品溶液		供试品溶液
溶剂前沿高度/cm			
斑点颜色			
斑点高度 L/cm			
比移值 R_f			
结论	□符合规定　□不符合规定		

检验者：　　　　　　　　　　　　　　　复核者：
日　期：　　　　　　　　　　　　　　　日　期：

三、任务评价

任务三评价表见表3-3-2。

表3-3-2 任务评价表

班级：　　　　　　组号：　　　　　姓名：　　　　　日期：

评价指标	评价内容	分值	分数评定 小组自评	分数评定 教师评价
信息检索	能有效利用网络、图书资源、工作手册查找有用的相关信息等	5		
	能用自己的语言有条理地去理解、表述所学知识	5		
	能将查到的信息有效地传递到工作中	5		
参与态度	能与教师、同学之间保持多向、丰富、适宜的信息交流	5		
	探究式学习、自主学习不流于形式，能处理好合作学习和独立思考的关系，做到有效学习	5		
	能提出有意义的问题或能发表个人见解；能按要求正确操作；能够倾听别人意见、协作共享	5		
	能积极主动参与任务活动，吃苦耐劳，崇尚劳动光荣，技能宝贵	5		
	能在任务活动实施过程中不断学习，综合运用信息能力得到提高	5		
	能发现问题、提出问题、分析问题、解决问题、创新问题	5		
工作过程	熟悉薄层色谱法用到的仪器、用具和试剂	5		
	能正确配制供试品溶液和对照品溶液	5		
	记住比移值的计算公式	5		
	能正确点样、展开、显色和检视	5		
	能对斑点的位置和颜色等试验现象做出正确的判断	10		
	能规范书写原始记录和检验报告单，报告并分析异常情况	10		
	能安全进行各项操作，保持台面整洁，注意环境保护	5		
自我评价	能严肃认真地对待自评、并能独立完成自测题	5		
	按时按质完成工作任务；较好地掌握专业知识点；具有较强的实践能力	5		
总评（自我评价占10%，小组自评占40%，教师评价占50%）		100		

注：本表中小组自评是指组内成员共同对本小组成员分别进行评价；教师评价是指教师对小组整体进行评价，评价得分代表小组内所有成员成绩。

知识拓展

一、薄层色谱法用固定相

1. 薄层色谱对固定相的一般要求

(1) 具有大的表面积和足够的吸附能力。

(2) 对不同的组分有不同的吸附性,因而能较好地分离不同的化学成分。

(3) 在所用的溶剂和展开剂中不溶解。

(4) 不破坏或分解供试品中各组分,不与供试品中溶剂和展开剂起化学反应。

(5) 颗粒大小均匀,一般要求直径小于 70μm(小于 250 目)且在使用过程中不会碎裂。

(6) 具有可逆的吸附性,既能吸附样品组分,又易于解吸附。

(7) 为便于观察分离结果,最好是白色固体。

2. 常用的固定相

(1) 硅胶　微酸性极性固定相,适用于酸性、中性物质的分离。

(2) 氧化铝　碱性极性固定相,适用于碱性、中性物质的分离。

(3) 聚酰胺　含有酰胺基极性固定相,适用于酚类、醇类化合物的分离。

(4) 纤维素　含有羟基的极性固定相,适用于亲水性物质的分离。

二、薄层色谱法用展开剂

在薄层色谱中,必须根据被分离物质与所选用的吸附剂性质这两者结合起来加以考虑。当吸附剂活度为一定值时(如Ⅱ级或Ⅲ级),对多组分的样品能否获得满意的分离,决定于展开剂的选择。

1. 薄层色谱对展开剂的一般要求

(1) 对所需成分有良好的溶解性。

(2) 可使成分间分开。

(3) 待测组分的 R_f 在 0.2~0.8,定量测定在 0.3~0.5。

(4) 不与待测组分或吸附剂发生化学反应。

(5) 沸点适中，黏度较小。
(6) 展开后组分斑点圆且集中。
(7) 混合溶剂最好新鲜配制后使用。

2. 薄层色谱对展开剂的选择

展开剂的选择原则主要还是根据被分离物质的极性，选择相应极性的展开剂。一般根据"相似相溶"的原理，当一种溶剂不能很好地展开各组分时，常选择用混合溶剂作为展开剂。

(1) 在用极性吸附剂进行色谱分离时，当被分离物质为弱极性物质时，一般选用弱极性溶剂为展开剂。

弱极性溶剂体系的基本两相由正己烷和水组成，再根据需要加入甲醇、乙醇、乙酸乙酯来调节溶剂体系的极性，以达到好的分离效果，适合于生物碱、黄酮、萜类等化合物的分离。

(2) 被分离物质为强极性成分时，则需选用极性溶剂为展开剂。

强极性溶剂，由正丁醇和水组成，也靠甲醇、乙醇、乙酸乙酯等来调节，适合于极性很大的生物碱类化合物的分离。

(3) 如果对某一极性物质使用吸附性较弱的吸附剂（如以硅藻土或滑石粉代替硅胶），则展开剂的极性亦必须相应降低。

中等极性的溶剂体系由氯仿和水基本两相组成，由甲醇、乙醇、乙酸乙酯等来调节，适合于蒽醌、香豆素、以及一些极性较大的木脂素和萜类的分离。

现在常用一种图解来表示吸附剂、被分离物质和展开剂三者的关系。如图3-3-19所示，可供选择色谱条件。

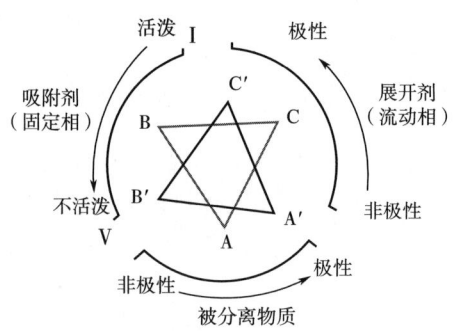

罗马数字—吸附剂的活性级别；A，A′—被分离物质极性；
B，B′—吸附剂活性；C，C′—展开剂极性

图3-3-19 吸附剂、展开剂选择规律图

图3-3-19中，被分离物质极性，吸附剂活性和展开剂极性，

这三者的关系是相互关联的,但又是相互制约的。现将这三者分别在圆盘上占三分之一的位置,并以箭头表示它们极性增加的方向和活性降低的方向,圆盘中央有一个可转动的正三角形指针,例如A′指向极性物质,则B′就指向选用V级的吸附剂,C′就指向选用极性的展开剂。如转到A、B、C的位置,则又是另一种选择的情况。

按各品种项下要求对试验条件进行系统适用性试验,即用供试品和标准物质对试验条件进行试验和调整,应符合规定的要求。

三、薄层色谱法用显色剂

1. 薄层色谱对显色剂的一般要求
(1) 至少可以把微克级的被分离物质显示出来。
(2) 能给出一个确定的显示区域。
(3) 显示区域有一定的稳定性。

2. 薄层色谱对显色剂的选择

薄层色谱法显色剂可以分成两大类:一类是检查一般有机化合物的通用显色剂;另一类是根据化合物分类或特殊官能团设计的专属性显色剂。显色剂种类繁多,现列举一些常用的显色剂,见表3-3-3和表3-3-4。

表3-3-3 检查一般有机化合物的通用显色剂

显色剂	呈现颜色
硫酸-水;硫酸-乙醇	不同有机化合物显不同颜色
0.5%碘的氯仿溶液	显黄棕色
中性0.05%高锰酸钾溶液	显黄色
碱性高锰酸钾试剂	显黄色
铁氰化钾-三氯化铁试剂	还原性物质显蓝色,再喷2mol/L盐酸溶液,则蓝色加深
5%磷钼酸乙醇溶液	还原性化合物显蓝色,再用氨气熏,则背景变为无色

表3-3-4 根据化合物分类或特殊官能团设计的专属性显色剂

显色剂	通用化合物
硝酸银/过氧化氢	卤代烃类
溴甲酚绿	有机酸类

续表

显色剂	通用化合物
4-氨基安替比林/铁氰化钾	酚类、芳香胺类及挥发油
茚三酮	氨基酸、胺及氨基糖类
3,5-二甲基苯酰氯	醇类
品红/亚硫酸	醛基化合物
硝普钠/铁氰化物	脂肪族含氮化合物

习题与思考

一、单选题

1. 薄层色谱常用的固定相其颗粒大小,一般要求粒径为（　　）。

　A. 10~40μm　　　　　　B. 20~40μm

　C. 5~50μm　　　　　　 D. 40~60μm

2. 自制薄层板的厚度为（　　）

　A. 0.2~0.3mm　　　　　B. 0.1~0.3mm

　C. 0.3~0.5mm　　　　　D. 不得过0.5mm

3. 供试品溶液和对照品溶液应交叉点于同一薄层板上,供试品点样不得少于2个,对照品每一浓度不得少于（　　）个。扫描时,应沿展开方向扫描,不可横向扫描。

　A. 1　　　　B. 2　　　　C. 3　　　　D. 4

4. 薄层色谱中,卤代烃类物质通常用哪种显色剂显色（　　）。

　A. 硝普钠/铁氰化物　　　B. 甲醛/硫酸

　C. 硝酸银/过氧化氢　　　D. 4-荧光素/溴

5. 在薄层色谱法中比移值的最佳范围是（　　）。

　A. 0.2~0.5　　　　　　B. 0.2~0.7

　C. 0.3~0.5　　　　　　D. 0.3~0.8

二、多选题

1. 薄层色谱中,最常用的固定相有（　　）。

　A. 硅胶G、硅胶GF_{254}　　B. 微晶纤维素

　C. 硅胶H、硅胶HF_{254}　　D. 氧化铝

　E. 大孔树脂

2. 制备薄层板时,用羧甲基纤维素钠水溶液适量调成糊状,

均匀涂布于玻板上。羧甲基纤维素钠水溶液的浓度可为（　　）。
　　A. 0.2%　　B. 0.5%　　C. 0.7%　　D. 0.3%
　　E. 1.2%
　3. 薄层色谱所用的仪器与装置有（　　）。
　　A. 薄层板　　　　　　　B. 点样器
　　C. 展开容器　　　　　　D. 显色装置
　　E. 检视装置
　4. 薄层显色有以下（　　）几种方式。
　　A. 喷雾显色　　　　　　B. 浸渍显色
　　C. 蒸气熏蒸显色　　　　D. 紫外光显色
　　E. 荧光显色
　5. 薄层色谱展开后斑点 R_f 值不稳定，可能的原因是（　　）。
　　A. 层析温度不稳定　　　B. 薄层厚薄不匀
　　C. 吸附剂溶剂质量差异　D. 展开槽未被展开剂饱和
　　E. 点样量太多，展开剂不能全部负载

三、填空题

1. 薄层色谱法系将（　　）点于薄层板上，在展开缸内用（　　）展开，使供试品所含成分（　　），所得的图谱与适宜的（　　）按同法所得的色谱图对比。

2. 薄层色谱法检视的紫外光源波长为（　　）和（　　）。

3. 薄层色谱法用于鉴别时供试品溶液色谱图中所显斑点的（　　）、（　　）或（　　）应与标准物质色谱图的斑点一致。

4. 市售薄层板分（　　）和（　　），如硅胶薄层板、硅胶 GF_{254} 薄层板、聚酰胺薄膜等。

5. 薄层板如在存放期间被空气中杂质污染，使用前可用（　　）、（　　）或二者的混合溶剂在展开缸中上行展开预洗，（　　）活化，置干燥器中备用。

6. 薄层点样除另有规定外，在洁净干燥的环境，用专用毛细管或配合相应的半自动、自动点样器械点样于薄层板上，一般为（　　）或（　　），点样基线距底边（　　），高效板一般基线离底边（　　）。圆点状直径一般不大于（　　），高效板一般不大于（　　）。点间距离可视斑点扩散情况以（　　）互不干扰为宜，一般不少于（　　），高效板供试品间隔不少于5mm。

7. TLC一般采用（　　）比较法，要求供试品斑点的（　　）应与对照品斑点的一致。HPLC和GC用于鉴别时，一般规定按（　　）项下的HPLC色谱条件进行试验，要求供试品和对照品色谱峰的（　　）一致。

药检反思

　　2006年曾发生齐二药事件，这个事件中该厂生产的亮菌甲素注射液中的辅料丙二醇，被具有肾毒性的二甘醇代替，最终造成了13名患者死亡、齐齐哈尔第二制药有限公司走向倒闭的严重后果。药品质量需要重重把关，尤其是要严把质量检验这道关。但是，在这个事件当中，药品质量检验关形同虚设。如果该事件当中的药品检验人员有从业资质，有清醒的药品质量意识与法律意识，而不是在已发现"药用丙二醇"相对密度超标的情况下，还是按主管领导的授意开具虚假的合格检验报告书，完全丧失为质量检验把关的职能，13个家庭失去亲人的悲剧就不会发生。如果药品检验人员知道药品红外谱图集为何物，具备相应的红外光谱知识，对于例行分析的原料药相关资料有非常深入的认识，在原料药入厂检验时，在已发现辅料检测结果存疑的情况下，利用已有的红外光谱仪做一个红外光谱鉴别，将红外图谱与《药品红外谱图集》进行对照，即可确定该辅料不是丙二醇。

　　药品质量性命攸关，作为药品相关从业人员，我们一定要认真学好专业知识，掌握基本的职业技能。在将来的工作岗位上，一定要明确岗位职责，坚守职业道德，增强法律意识，为人民群众守好药品质量检测这道大关。

模块四　药物杂质检查技术

模块描述

药物杂质是指药物中存在的无治疗作用或影响药物稳定性和疗效甚至对人体健康有害的物质。杂质的存在不仅影响药物的质量，而且还反映出生产和贮藏中存在的问题。

药物的杂质检查又称为纯度检查。药物的纯度是指药物的纯净程度，是反映药品质量的重要指标。药物纯度的高低直接影响用药的安全、有效，因此，进行药物的杂质检查是确保用药安全、有效的一种手段。药物的杂质检查是药品质量标准中重要的一项内容，是在药物鉴别证实为真实的情况下，进行的一项药物检验工作。

药物中的杂质按来源可分为一般杂质和特殊杂质。药物的杂质来源主要有两个方面，一是生产过程中引入：在化学合成药物的生产过程中，所用的原料不纯或反应不完全，或合成中产生的中间产物或副产物在精制时不能完全除去，生产过程中加入的其他化学试剂的残留，以及生产中接触的金属器皿和工具等，都有可能带入杂质。二是贮藏过程中产生：药物由于贮藏不当或外界条件如温度、湿度、日光、空气等发生变化，药物发生水解、氧化、分解、潮解、发霉、聚合和晶型转变等物理或化学上的变化而产生杂质。

药物杂质还可根据其毒性分为信号杂质和有害杂质。信号杂质本身一般无害，但其含量的多少可以反映出药物的纯度水平，如含量过多，表明药物的纯度差，提示药物的生产工艺不合理或生产控制存在问题。氯化物、硫酸盐就属于信号杂质。有害杂质如重金属、砷盐等，对人体有毒害或影响药物的稳定性，在质量标准中应严格加以控制，以保证用药安全。

本模块主要讨论药物杂质的限量检查及杂质限量的计算、药物的一般杂质与特殊杂质检查的各种方法。

模块实施

本模块为药物杂质检查技术，包含 2 个工作任务，通过 2 个任务的学习掌握药物杂质检查的主要方法。

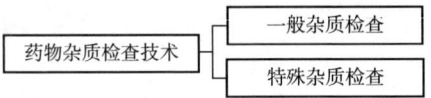

任务一　一般杂质检查

任务描述

一般杂质是指在自然界中分布较广，多数药物的生产和贮存过程中容易引入的杂质，如氯化物、硫酸盐、铁盐、重金属、砷盐、硫化物、硒、氟、酸、碱、水分等。一般杂质的检查方法收载于药典通则中。

一般杂质的检查采用对照法、灵敏度法或比较法。实际检查中对照法应用较多，在检查时要特别注意在仪器、试剂、操作等方面的平行性，以保证结果的可比性。

对照法中通常通过比色法和比浊法两种方式进行杂质的检查。如氯化钠中镁盐的检查采用的就是比色法，通过比较供试品溶液颜色和标准比色液来控制其有色杂质的限量；葡萄糖中氯化物的检查则是采用的比浊法，利用沉淀反应，通过与杂质对照品在相同条件下反应后的结果比较，判定所含杂质是否符合限量规定；重金属检查同样采用比色法来判定供试品中重金属含量是否符合规定的限量。

本任务中将通过葡萄糖原料药和红霉素原料药中一般杂质的检查来学习一般杂质检查法。

任务学习目标

（1）掌握药物杂质限量的定义与计算方法。
（2）掌握水分、氯化物、重金属、砷盐、碱度的检查方法。
（3）掌握比色法、比浊法在杂质检查中的应用及注意事项。
（4）学会使用酸度计。
（5）学会使用卡尔费休水分测定仪。
（6）了解药物中其他一般杂质检查的方法。

🔧 工作过程

1. 明晰任务流程

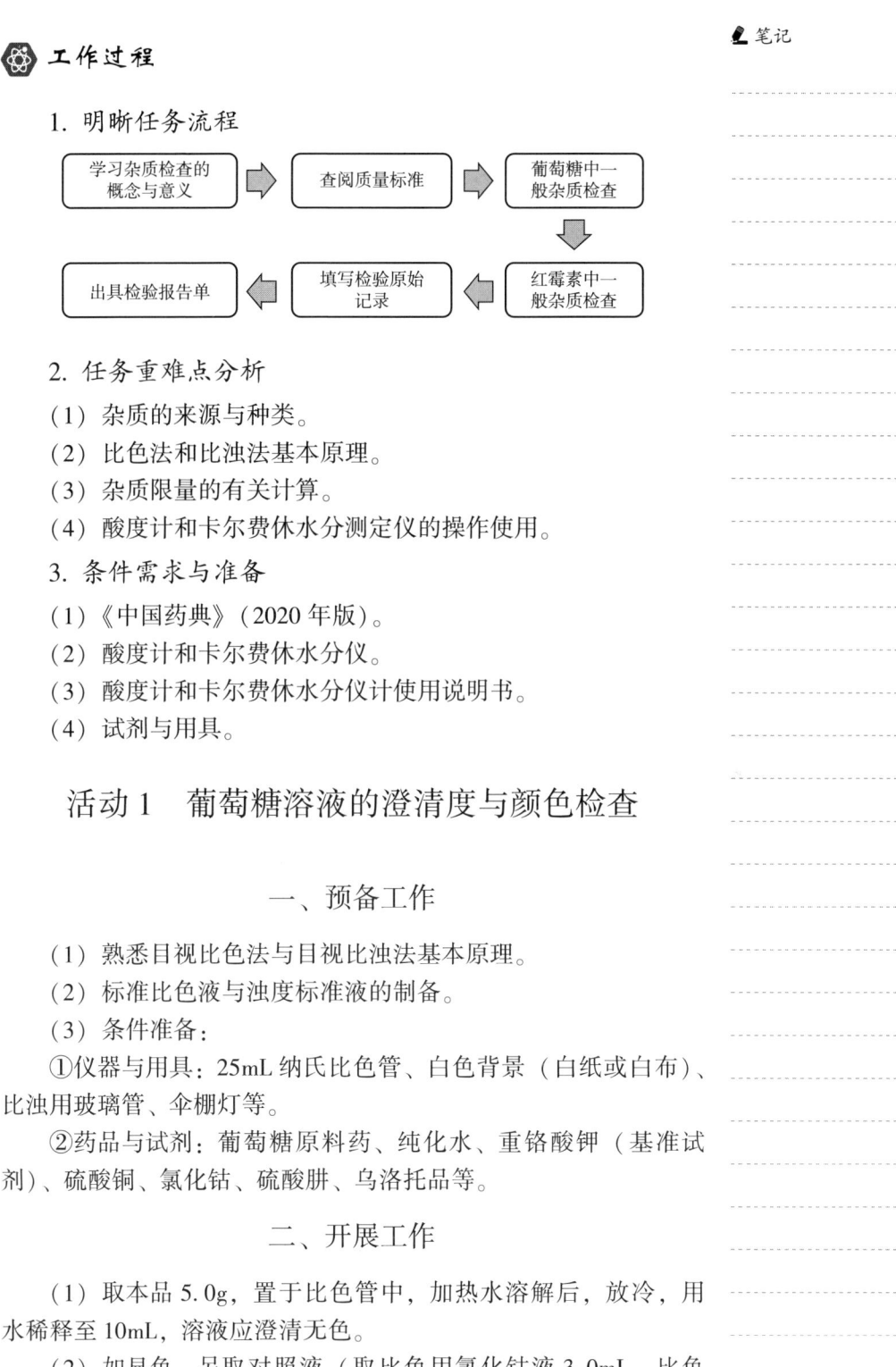

2. 任务重难点分析

（1）杂质的来源与种类。

（2）比色法和比浊法基本原理。

（3）杂质限量的有关计算。

（4）酸度计和卡尔费休水分测定仪的操作使用。

3. 条件需求与准备

（1）《中国药典》（2020年版）。

（2）酸度计和卡尔费休水分仪。

（3）酸度计和卡尔费休水分仪计使用说明书。

（4）试剂与用具。

活动1　葡萄糖溶液的澄清度与颜色检查

一、预备工作

（1）熟悉目视比色法与目视比浊法基本原理。

（2）标准比色液与浊度标准液的制备。

（3）条件准备：

①仪器与用具：25mL 纳氏比色管、白色背景（白纸或白布）、比浊用玻璃管、伞棚灯等。

②药品与试剂：葡萄糖原料药、纯化水、重铬酸钾（基准试剂）、硫酸铜、氯化钴、硫酸肼、乌洛托品等。

二、开展工作

（1）取本品 5.0g，置于比色管中，加热水溶解后，放冷，用水稀释至10mL，溶液应澄清无色。

（2）如显色，另取对照液（取比色用氯化钴液 3.0mL、比色用重铬酸钾液3.0mL与比色用硫酸铜液6.0mL,加水稀释成50mL)1.0mL置另一比色管中,加水稀释至10mL。两管同置白色背景上,自上向下透视;或同置白色背景前,平视观察;比较时可在自然光下进行,以漫射光为光源,供试品管呈现的颜色与对照管比较,不得更深。

（3）如显浊,将一定浓度的供试品溶液与1号浊度标准液分别置于配对的比浊用玻璃管中,液面高度为40mm。在浊度标准液制备5分钟后,于暗室内垂直同置于伞棚灯下,照度为1000lx（lx:"勒克斯",照度的单位）,从水平方向观察比较,以检查溶液的澄清度或其浑浊程度,不得更浓。除另有规定外,供试品溶液制备后应立即检视。

（4）记录供试品溶液的制备方法、标准比色液的色调色号,比较结果。

（5）结果与判定

①供试品溶液如显色,与规定的标准比色液比较,颜色相似或更浅,即判为符合规定,颜色接近时,应由2~3人共同判断;如更深,则判为不符合规定。

②供试品溶液如显浊,如供试品溶液管的浊度浅于或等于0.5级号的浊度标准液,即为清;如浅于或等于该品种项下规定级号的浊度标准液,即判定为符合规定;如浓于规定级号的浊度标准液,则判定为不符合规定。

三、结束工作

（1）清洗试验用具。
（2）整理实验台。

注意事项

（1）所用比色管应洁净、干燥,洗涤时不能用硬物磨刷,应用铬酸洗液浸泡后用纯化水冲净,避免表面粗糙或粘有杂物。

（2）检查时光线应明亮,光照强度应能保证使各相邻色号的标准液清晰分辨。

（3）如果供试品管呈现的颜色与对照管中颜色非常接近或色调不完全一致,使目视观察无法辨别二者的深浅时,应改用色差计法测定。

（4）制备澄清度检查用的浊度标准贮备液、原液、标准液和供试品溶液，均应用注射用水或新沸放冷的澄清水（可用 0.45μm 孔径滤膜或 G_5 垂熔玻璃漏斗滤过而得）。

（5）温度对浊度标准贮备液的制备影响显著，因此规定两液混合时的反应温度应保持在 25℃±1℃。

（6）在进行浊度比较时，如供试品溶液管的浊度接近标准管时，应将比浊管交换位置后再行观察。

溶液颜色与澄清度检查法（微课）

知识储备

溶液的澄清度与颜色检查

溶液的澄清度与颜色检查是确保药品或其他溶液质量的重要步骤。

澄清度检查是药品溶液的浑浊程度，即浊度。药品溶液中如存在细微颗粒，当直射光通过溶液时，可引致光散射和光吸收的现象，致使溶液微显浑浊，所以澄清度可在一定程度上反映药品的质量和生产工艺水平。药物品种项下规定的"澄清"，系指供试品溶液的澄清度与所用溶剂相同，或不超过 0.5 号浊度标准液的浊度。"几乎澄清"，系指供试品溶液的浊度介于 0.5 号至 1 号标准液之间。

药物溶液的颜色是活性成分本身的颜色，生产过程中引入杂质或药品不稳定，在贮存过程中发生变化，就会产生颜色上的差异，故溶液颜色检查能在一定程度上反映药物的纯度。药物品种项下规定的"无色或几乎无色"，其"无色"系指供试品溶液的颜色相同于水或所用溶剂，"几乎无色"系指供试品溶液的颜色不深于相应色调 0.5 号标准比色液。

《中国药典》（2020 年版）收载的澄清度检查法有：目视法和浊度仪法。溶液颜色检查法有：目视比色法、分光光度法及色差计法。除另有规定外，溶液的澄清度与颜色检查均采用第一法进行检测。

检查法中所用标准液可用符合要求的市售产品（图 4-1-1），也可以自行制备，制备方法如下。

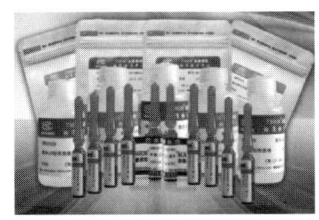 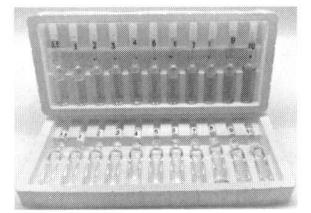 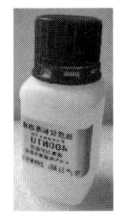

图 4-1-1 市售比色/比浊溶液

一、标准比色液的制备

1. 比色用原液的制备

（1）比色用重铬酸钾液（黄色原液） 精密称取在120℃干燥至恒重的基准重铬酸钾0.4000g，置500mL量瓶中，加适量水溶解并稀释至刻度，摇匀，即得。每1mL溶液含0.800mg的$K_2Cr_2O_7$。

（2）比色用硫酸铜液（蓝色原液） 取硫酸铜约32.5g，加适量的盐酸溶液（1→40）使溶解成500mL，精密量取10mL，置碘量瓶中，加水50mL、醋酸4mL与碘化钾2g，用硫代硫酸钠滴定液（0.1mol）滴定，至近终点时，加淀粉指示液2mL，继续滴定至蓝色消失。每1mL硫代硫酸钠滴定液（0.1mol/L）相当于24.97mg的$CuSO_4 \cdot 5H_2O$。根据上述测定结果，在剩余的原溶液中加适量的盐酸溶液（1→40），使每1mL溶液中含62.4mg的$CuSO_4 \cdot 5H_2O$，即得。

$$\text{硫酸铜含量}(mg/mL) = \frac{cV \times 24.97}{0.1 \times 10}$$

式中 c——硫代硫酸钠溶液浓度，mol/L；
V——硫代硫酸钠溶液体积，mL。

（3）比色用氯化钴液（红色原液） 取氯化钴约32.5g，加适量的盐酸溶液（1→40）使溶解成500mL，精密量取2mL，置锥形瓶中，加水200mL，摇匀，加氨试液至溶液由浅红色转变至绿色后，加醋酸-醋酸钠缓冲溶液（pH6.0）10mL，加热至60℃，再加二甲酚橙指示液5滴，用乙二胺四醋酸二钠滴定液（0.05mol/L）滴定至溶液显黄色。每1mL乙二胺四醋酸二钠滴定液（0.05mol/L）相当于11.90mg的$CoCl_2 \cdot 6H_2O$。根据上述测定结果，在剩余的原溶液中加适量的盐酸溶液（1→40），使每1mL溶液中含59.5mg的$CoCl_2 \cdot 6H_2O$，即得。

$$\text{氯化钴含量}(mg/mL) = \frac{cV \times 11.9}{0.05 \times 2}$$

式中 c——乙二胺四醋酸二钠溶液浓度，mol/L；
V——乙二胺四醋酸二钠溶液体积，mL。

2. 各种色调标准贮备液的制备

按表4-1-1精密量取比色用氯化钴液、比色用重铬酸钾液、比色用硫酸铜液与水，摇匀，即得。

3. 各种色调色号标准比色液的制备

按表4-1-2精密量取各色调标准储备液与水，摇匀，即得。

表 4-1-1　各种色调色号标准比色液的配制

色调	比色用氯化钴液/mL	比色用重铬酸钾液/mL	比色用硫酸铜液/mL	水/mL
绿黄色	—	27	15	58
黄绿色	1.2	22.8	7.2	68.8
黄色	4.0	23.3	0	72.7
橙黄色	10.6	19.0	4.0	66.4
橙红色	12.0	20.0	0	68.0
棕红色	22.5	12.5	20.0	45.0

表 4-1-2　各种色调标准贮备液的配制

色号	1	2	3	4	5	6	7	8	9	10
储备液/mL	0.5	1.0	1.5	2.0	2.5	3.0	4.5	6.0	7.5	10.0
加水量/mL	9.5	9.0	8.5	8.0	7.5	7.0	5.5	4.0	2.5	0

二、浊度标准液的制备

1. 浊度标准贮备液的制备

称取于105℃干燥至恒重的硫酸肼1.00g，置100mL量瓶中，加水适量使溶解，必要时可在40℃的水浴中温热溶解，并用水稀释至刻度，摇匀，放置4~6h；取此溶液与等容量的10%乌洛托品溶液混合，摇匀，于25℃避光静置24h，即得。

该溶液置冷处避光保存，可在2个月内使用，用前摇匀。

2. 浊度标准原液的制备

取浊度标准贮备液15.0mL，置1000mL量瓶中，加水稀释至刻度，摇匀，取适量，置1cm吸收池中，照紫外-可见分光光度法标准操作规范，在550nm的波长处测定，其吸光度应在0.12~0.15。该溶液应在48h内使用，用前摇匀。

3. 浊度标准液的制备

取浊度标准原液与水，按表4-1-3配制，即得。浊度标准液应临用时制备，使用前充分摇匀。

表 4-1-3 浊度标准液的制备

级号	0.5	1	2	3	4
浊度标准原液/mL	2.50	5.0	10.0	30.0	50.0
加水量/mL	97.50	95.0	90.0	70.0	50.0

葡萄糖中氯化物的检查（视频）

活动 2　葡萄糖中氯化物的检查

一、预备工作

（1）查阅《中国药典》（2020 年版）学习氯化物检查法操作过程。

（2）理解原理：药物中微量的氯化物在硝酸酸性条件下与硝酸银试液作用，生成氯化银的胶体微粒而显白色浑浊，与一定量标准氯化钠溶液在相同条件下生成的氯化银浑浊比较，以判断供试品中的氯化物是否符合限量规定。

（3）标准氯化钠溶液的制备：称取氯化钠 0.165g，置于 1000mL 容量瓶中，加水适量使溶解并稀释至刻度，摇匀，作为贮备液。临用前，精密量取贮备液 10mL，置 100mL 量瓶中，加水稀释至刻度，摇匀，即得（每 1mL 相当于 10μg 的 Cl）。

（4）条件准备：

①仪器与用具：25mL 纳氏比色管、黑色背景、分析天平、过滤装置等。

②药品与试剂：葡萄糖原料药、纯化水、氯化钠（基准试剂）、硝酸、硝酸银等。

二、开展工作

（1）称取葡萄糖 0.60g 加水溶解使成 25mL（溶液如显碱性，可滴加稀硝酸使成中性），再加稀硝酸 10mL；溶液如不澄清，应过滤；置于 50mL 纳氏比色管中（如图 4-1-2），加水使成约 40mL，摇匀，即得供试品溶液。

（2）另取标准氯化钠溶液 6.0mL，置于 50mL 纳氏比色管中，加稀硝酸 10mL，加水使成 40mL，摇匀，即得对照溶液。

（3）于供试品溶液与对照溶液中，分别加入硝酸银试液 1.0mL，用水稀释使成 50mL，摇匀，在暗处放置 5min，同置黑色背景上，从比色管上方向下观察、比较所产生的浑浊。

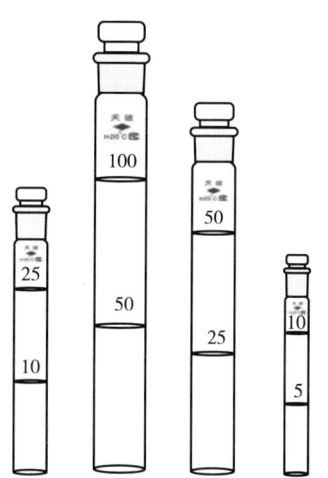

图 4-1-2 不同规格的纳氏比色管（单位：mL）

（4）供试品溶液若带颜色，如图 4-1-3 所示，可取供试品溶液两份，分别置 50mL 纳氏比色管中，一份中加过量硝酸银试液，摇匀，放置 10min，如显浑浊，过滤至滤液完全澄清，可反复滤过，再加规定量的标准氯化钠溶液及硝酸银试液 1.0mL 与水适量使成 50mL，摇匀，在暗处放置 5min，作为对照溶液；另一份中加硝酸银试液 1.0mL 与水适量使成 50mL，摇匀，在暗处放置 5min；与对照溶液同置黑色背景上，从比色管上方向下观察，比较所产生的浑浊。

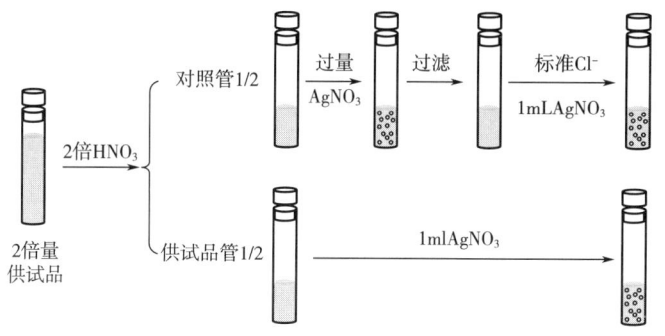

图 4-1-3 内消色法示意图

（5）记录试验时的室温、取样量、标准氯化钠溶液的浓度和所取毫升数，以及比较所产生浑浊的观察结果。

（6）结果与判定 供试品管所产生的浑浊不浓于对照管产生的浑浊，判定为符合规定；如供试品管所产生的浑浊浓于对照管产生的浑浊，则判定为不符合规定。

三、结束工作

（1）清洗试验用具。
（2）整理实验台，填写《仪器使用记录》。

药物杂质的限量
（微课）

注意事项

（1）供试品溶液与对照溶液应平行操作，加入试剂的顺序应一致。

（2）应注意按操作顺序进行，先制成40mL的水溶液，再加入硝酸银试液1.0mL，以免在较大浓度的氯化物下局部产生浑浊，影响比浊。

（3）供试品溶液与对照溶液在加入硝酸银试液后，应立即充分摇匀，以防止局部过浓而影响产生的浑浊，并避免光线直接照射。

（4）供试品溶液如不澄清，预先用含硝酸的水洗净滤纸中的氯化物，再滤过供试品溶液，使其澄清。

（5）应将供试品管与对照管同时置黑色背景上，自上而下观察浊度，较易判断。必要时，可变换供试品管和对照管的位置后观察。

（6）纳氏比色管应选择玻璃外表面无划痕、无瑕疵；管的内径和刻度线的高度均一致、透光度与色泽一致的玻璃比色管。

知识储备

药物杂质的限量检查

在药物的生产和贮藏过程中，常常会有一些杂质引入到药物中，药物中的杂质不可能完全除净，也没有必要完全除去。在不影响疗效、不产生毒性，保证药品质量的原则下，综合考虑杂质的安全性、生产的可行性与产品的稳定性，允许药物中含有一定量的杂质。药物中所含杂质的最大允许量称为杂质限量。通常用百万分之几或百分之几表示，杂质的限量可用下式来计算：

$$杂质限量（L）= \frac{允许杂质存在的最大量}{供试品量} \times 100\%$$

杂质限量检查，只需要检查所含杂质是否超过杂质限量的规定。通常，不要求测定其准确含量。药物的杂质检查按照操作方法不同,有以下三种方法。

一、对照法

对照法是指取一定量(杂质限量)待检杂质的标准溶液与一定量供试品溶液在相同条件下处理后,比较反应结果,从而判定供试品中所含杂质是否超过限量。对照法在检查时需要遵循平行原则,供试液和对照液须在完全相同的条件下反应,如加入的试剂、反应温度、时间等均应相同。该法的检测结果,只能判断药物所含杂质是否符合限量规定,一般不能测得杂质的准确含量。各国药典主要采用本法检查药物的杂质。

【实例】葡萄糖中氯化物的检查。

取本品 0.60g,依氯化物检查法检查,与标准氯化钠溶液(每 1mL 相当于 10μg 的 Cl) 6.0mL 制成的对照液比较,不得更浓。

由此可知,葡萄糖中氯化物的限量为:

$$L = \frac{c_{标} V_{标}}{S_{供}} \times 100\% = \frac{10 \times 10^{-6} \times 6}{0.6} \times 100\% = 0.01\%$$

二、灵敏度法

灵敏度法是指在一定条件下,以待测杂质反应灵敏度来控制杂质的限量。一般是将供试品溶液中加入一定量的试剂,在一定反应条件下,不出现阳性反应,进而判定供试品中所含杂质是否符合限量规定。本法的特点是以该检测条件下反应的灵敏度来控制杂质的限量,不需要对照物质。

【实例】乳酸中还原糖的检查。

取样品 0.5g,加水 10mL 混匀,用 20%氢氧化钠溶液调至中性,加碱性酒石酸铜试液 6mL,加热煮沸 2min,不得生成红色沉淀。

三、比较法

比较法是指以一定方法测定杂质的含量或与含量相关的物理量,进行杂质控制的方法。将测得待检杂质的吸光度或旋光度等与规定的限量比较,不得更大。本法的特点是可准确测定杂质的含量或与含量有关的物理量(如吸光度或旋光度),并与规定限量比较,不需要对照物质。

【实例】硫酸阿托品中莨菪碱的检查。

取本品,按干燥品计算,加水溶解并制成每 1mL 中含 50mg 的溶液,依法测定(通则 0621),旋光度不得超过 $-0.40°$。

【实例】盐酸去氧肾上腺素中酮体的检查。

取本品2.0g，置于100mL容量瓶中，加水溶解并稀释至刻度，摇匀，滤过，取10mL置于50mL容量瓶中，用0.01mol/L盐酸溶液稀释至刻度，摇匀，按紫外-可见分光光度法，在310nm的波长处测定吸光度，不得大于0.20。

活动3 葡萄糖中重金属的检查

一、预备工作

（1）查阅《中国药典》（2020年版）熟悉重金属检查法。

（2）理解检验原理：硫代乙酰胺在弱酸性（pH3.5的醋酸盐缓冲液）条件下水解，产生硫化氢，与微量重金属离子（以Pb^{2+}为代表）生成黄色到棕黑色的硫化物均匀混悬液，与一定量标准铅溶液经同法处理后所呈颜色比较，以判断供试品中重金属含量是否符合限量规定。

（3）标准铅溶液的制备：称取硝酸铅0.1599g，置1000mL量瓶中，加硝酸5mL与水50mL溶解后，用水稀释至刻度，摇匀，作为贮备液。

（4）条件准备：

①仪器与用具：25mL纳氏比色管、白纸、胶头滴管等。

②药品与试剂：葡萄糖原料药、纯化水、标准铅溶液、醋酸盐缓冲液（pH3.5）、硫代乙酰胺试液等。

二、开展工作

（1）取25mL纳氏比色管三支，甲管中加一定量标准铅溶液与醋酸盐缓冲液（pH3.5）2mL后，加水稀释成25mL，乙管中加入供试品溶液25mL，丙管中加入与乙管相同重量的供试品，加配制供试品溶液的溶剂适量使溶解，再加与甲管相同量的标准铅溶液与醋酸盐缓冲液（pH3.5）2mL后，用溶剂稀释成25mL。

（2）若供试品溶液带颜色，可在甲管中滴加少量的稀焦糖溶液或其他无干扰的有色溶液，使之与乙管、丙管一致。

（3）在甲、乙、丙三管中分别加硫代乙酰胺试液各2mL，摇匀，放置2min。

（4）同置白纸上，自上向下透视，当丙管中显出的颜色不浅于甲管时，乙管中显示的颜色与甲管比较，不得更深。

（5）记录标准铅贮备液的来源及标准铅溶液的制备；检查所采用的方法；操作过程中使用的特殊试剂，试液名称和用量或对检查结果有影响的试剂用量，实际过程中出现的现象及试验结果等。

（6）结果与判定　当丙管中显出的颜色不浅于甲管时，乙管中显出的颜色与甲管比较，乙管所呈颜色浅于甲管，判定为符合规定。如丙管中显出的颜色不深于甲管，试验无效，应取样按第二法重新检查。如供试液略带颜色，在甲管中滴加稀焦糖溶液或其他无干扰的有色溶液，仍不能使甲管、乙管、丙管颜色一致时，应取样按第二法重新检查。

重金属检查法（微课）

三、结束工作

（1）清洗试验用具。
（2）整理实验台。

注意事项

（1）标准铅溶液应在临用前精密量取标准铅贮备液新鲜稀释配制，限当日使用；配制与贮存标准铅溶液使用的玻璃容器，均不得含有铅。

（2）配制醋酸盐缓冲液（pH3.5）时，要用 pH 计调节溶液的 pH，并注意控制硫代乙酰胺试液的加入量及硫代乙酰胺试液显色剂的显色时间，且以每 27mL 中含 10～20μg 的 Pb 与显色剂所产生的颜色为最佳目视比色范围。

（3）为了便于目视比较，标准铅溶液用量以 2.0mL（相当于 20μg 的 Pb）为宜，小于 1.0mL 或大于 3.0mL，呈色太浅或太深，均不利于目视比较，故在检查时，如供试品取样量与标准铅溶液的取用量均未指明时，常以标准铅溶液为 2.0mL 来计算供试品的取样量，并进行试验。

知识储备

重金属检查法

重金属系指在规定试验条件下能与硫代乙酰胺或硫化钠试液作用而显色的金属杂质。如银、铅、汞、铜、镉、锑、锡、锌等。重金属可以影响药物的稳定性及安全性。药品在生产过程中遇到铅的机会较多，铅在体内又易蓄积中毒，故检查重金属以铅为代表。规定试验条件主要指溶液的 pH，因为溶液的 pH 直接影响重金属与显色剂反应是否完全，从而影响测定的准确度。重金属检查使用的显色剂主要有硫代乙酰胺试液及硫化钠试液。

《中国药典》（2020 年版）中重金属检查共收载了三种检查方法。

一、硫代乙酰胺法

本法适用于溶于水、稀酸和乙醇的药物，是最常用的方法。

基本原理是硫代乙酰胺在弱酸性（pH3.5 醋酸盐缓冲液）条件下水解，产生的硫化氢与微量重金属离子作用生成黄色到棕黑色的硫化物，与一定量标准铅溶液经过同法处理后产生的颜色进行比较，如图 4-1-4 所示的硫代乙酰胺法示意图，以判定药物中的重金属是否符合限量规定。

$$CH_3CSNH_2 + H_2O \longrightarrow CH_3CONH_2 + H_2S$$
$$Pb^{2+} + H_2S \longrightarrow 2H^+ + PbS\downarrow$$

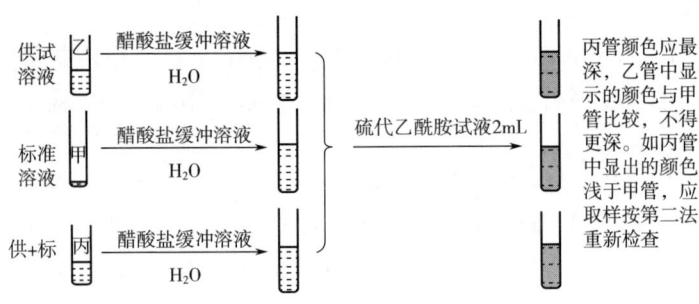

图 4-1-4 硫代乙酰胺法示意图

二、炽灼后硫代乙酰胺法

本法适用于含芳环、杂环以及不溶于水、稀酸、乙醇及碱的有机药物。

基本原理是将供试品炽灼破坏后，加硝酸加热处理，使有机物分解、破坏完全后，再按硫代乙酰胺法进行检查。

三、硫化钠法

本法适用于溶于碱而不溶于稀酸或在稀酸中生成沉淀的药物。

基本原理是将供试品碱性条件下，以硫化钠为显色剂，Pb^{2+} 和 S^{2-} 作用生成 PbS 微粒的混悬液，与定量标准铅溶液经同法处理后的颜色进行比较（图 4-1-5），以判断药物中的重金属是否符合限量规定。

$$Pb^{2+} + S^{2-} \longrightarrow 2H^+ + PbS\downarrow$$

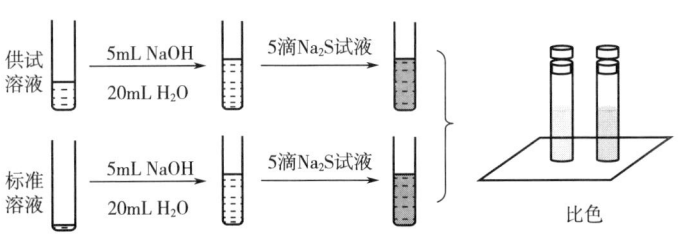

酸度计的简明操作（视频）

图 4-1-5 硫化钠法示意图

活动4　红霉素碱度的检查

一、预备工作

（1）查阅《中国药典》（2020年版），熟悉 pH 测定法原理。
（2）熟悉 pH 计的操作流程和注意事项。
（3）查阅《中国药典》（2020年版），掌握标准缓冲溶液的制备。
（4）条件准备：
①仪器与用具：分析天平、pH 计、烧杯、玻璃棒、容量瓶等。
②药品与试剂：红霉素原料药、标准缓冲溶液、纯化水等。

二、开展工作

1. 样品溶液制备

取本品 0.10g，加水 150mL，振摇溶解，即得。

2. 选择标准缓冲液

依供试药物品种项下的规定，选择两种 pH 约相差 3 个单位的标准缓冲液，并使供试液的 pH 处于两者之间。

3. 校准酸度计

依据红霉素碱度质量标准要求，本次酸度计校准选用磷酸盐标准缓冲溶液和硼砂标准缓冲溶液。具体的步骤如下（两点校准法）：

（1）将"pH/mV"开关拨到 pH 位置，使仪器进入 pH 测量状态。

（2）用温度计测量被测溶液的温度，读数，例如25℃。按"温度"旋钮至测量值25℃，然后按"确认"键，回到pH测量状态。

（3）调节斜率旋钮至最大值。

（4）将复合电极放入磷酸盐标准缓冲溶液，使溶液淹没电极头部的玻璃球，轻轻摇匀，待读数稳定后，按"定位"键，使显示值为该溶液25℃时标准pH为6.86，然后按"确认"键，回到pH测量状态。

（5）将电极取出，洗净、吸干，放入硼砂标准缓冲溶液中，摇匀，待读数稳定后，按"斜率"键，使显示值为该溶液25℃时标准pH 9.18，按"确认"键，回到pH测量状态。

（6）取出电极，洗净、吸干。重复上述定位与斜率调节操作，至仪器示值与标准缓冲液的规定数值相差不大于0.02pH单位。否则，需检查仪器或更换电极后，再行校正至符合要求。

4. 测定pH

校准过程结束后，进入测量状态。用蒸馏水清洗电极，再用待测液冲洗电极数次，将复合电极放入盛有待测溶液的烧杯中，轻轻摇动烧杯，待示数平衡稳定后读数。平行测定2次，取其平均值。

三、结束工作

（1）测定完成后，移走溶液，用蒸馏水冲洗电极，吸干，套上套管，关闭电源。

（2）做好清洁工作。

（3）整理实验台，及时填写《仪器使用记录》。

注意事项

（1）校准的缓冲溶液一般第一次用pH 6.86的溶液，第二次用接近被测溶液pH的缓冲液。

（2）对弱缓冲液或无缓冲作用溶液的pH测定，除另有规定外，先用邻苯二甲酸氢钾盐标准缓冲液校正仪器后测定供试品溶液，并重取供试品溶液再测，直至pH的读数在1min内改变不超过±0.05；然后再用硼砂标准缓冲液校正仪器，再如上法测定；两次pH的读数相差应不超过0.1，取两次读数的平均值为其pH。

（3）每次更换标准缓冲液或供试品溶液前，应用纯化水充分洗涤电极，然后将水吸尽，也可用所换的标准缓冲液或供试品溶液洗涤。

（4）在测定高 pH 的供试品和标准缓冲液时，应注意碱误差的问题，必要时选用适当的玻璃电极测定。

（5）在黏稠性试样中测试之后，电极必须用去离子水反复冲洗多次，以除去黏附在玻璃膜上的试样。有时还需先用其他溶剂洗去试样，再用水洗去溶剂，浸入浸泡液中活化。

（6）配制标准缓冲液与溶解供试品的水，应使用新沸过并放冷的纯化水，其 pH 应为 5.5~7.0。

（7）标准缓冲液一般可保存 2~3 个月，但发现有浑浊、发霉或沉淀等现象时，不能继续使用。

知识储备

药物的酸碱性检查

液体、半固体药品的溶解度、稳定性等常与溶液的酸碱性有密切关系，且溶液的酸碱性对微生物的生长、防腐剂的抑菌能力亦有影响，因此，药物酸碱性检查是药物质量控制的一项重要指标。pH 是药品水溶液氢离子活度的一种表示方法，是药品检查项下采用较多和重要的指标之一。

一、药典中药物酸碱性的描述

《中国药典》（2020 年版）中液体制剂不管药物是酸性、碱性还是中性，均用"pH"来表述。

【实例】地西泮注射液（pH）：应为 6.0~7.0。

固体制剂根据药物的酸碱性，分别采用"酸度""碱度"或"酸碱度"来表述。

酸度：规定供试品溶液的 pH 低于 7.0 的，称"酸度"。药物偏酸性，一般划分为 1.0~6.0。

【实例】葡萄糖（酸度）：取本品 2.0g，加水 20mL 溶解后，加酚酞指示液 3 滴与氢氧化钠滴定液（0.02mol/L）0.20mL，应显粉红色。

碱度：规定供试品溶液的 pH 大于 7.0 时，称"碱度"。药物偏碱性，一般划分为 8.0~14.0。

【实例】注射用氯诺昔康（碱度）：取本品适量，加水溶解制成每 1mL 中约含氯诺昔康 4mg 的溶液，依法测定，pH 应为 8.0~9.5。

酸碱度：规定供试液的 pH 范围包括 7.0 上下两侧的，称"酸碱度"。药物近中性，一般划分为 6.0~8.0。

【实例】葡萄糖酸锌（酸碱度）：酸碱度取本品 0.50g，加水 50mL 溶解后，依法测定，pH 应为 5.5~7.5。

二、酸度计介绍

药物酸碱性的检查《中国药典》（2020 年版）采用的方法有：酸碱滴定法、指示剂法和 pH 测定法。其中 pH 测定法由于采用酸度计来检测 pH，自动化程度高，方便快捷且可获得准确具体的测定结果，被广泛使用。

酸度计（也称 pH 计）是用于 pH 测定的仪器。pH 计是一种常见的分析仪器，广泛应用在农业、医药、环保和工业等领域。人们根据生产与生活的需要，研制了不同型号的酸度计：按测量精度可分 0.2 级、0.1 级、0.01 级或更高精度；按仪器体积分为笔式（迷你型）、便携式、台式等。如图 4-1-6 所示。

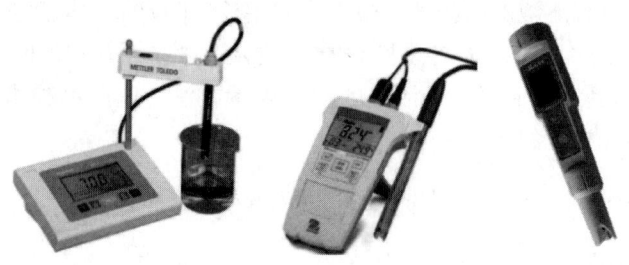

图 4-1-6　酸度计

pH 计主要由电极和电流计两部分组成的。下图（4-1-7）为实验室台式 pH 计的基本组成及键盘按钮名称。

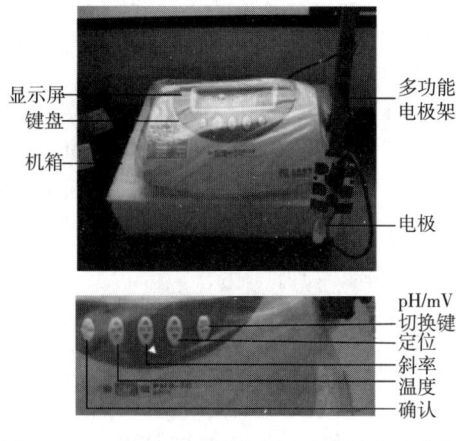

图 4-1-7　台式 pH 计基本组成及键盘示意图

电极是酸度计的重要组成部分,目前多使用将pH玻璃电极和参比电极组合在一起的pH复合电极。复合电极的最大优点是合二为一,使用方便,不受氧化性或还原性物质的影响,且平衡速度较快。使用时,将电极加液口上所套的橡胶套和下端的橡皮套全部取下,以保持电极内氯化钾溶液的液压差。复合电极的使用与维护需注意以下几点。

(1) 复合电极不用时,可充分浸泡在3mol/L氯化钾溶液中。切忌用洗涤液或其他吸水性试剂浸洗。

(2) 测量浓度较大的溶液时,尽量缩短测量时间,用后仔细清洗,防止被测液黏附在电极上而污染电极。

(3) 清洗电极后,不要用滤纸擦拭玻璃膜,而应用滤纸吸干,避免损坏玻璃薄膜、防止交叉污染,影响测量精度。

(4) 电极不能用于强酸、强碱或其他腐蚀性溶液;严禁在脱水性介质如无水乙醇、重铬酸钾等中使用。

(5) 如果测试含有四氯化碳、三氯乙烯、四氢呋喃等可溶解聚碳酸酯(复合电极外壳材料)溶剂的试验时,应使用玻璃外壳的pH复合电极。

(6) 电极玻璃球泡受污染可能使电极响应时间加长。可用CCl_4或皂液揩去污物,然后浸入蒸馏水一昼夜后继续使用。污染严重时,可用5%氢氟酸溶液浸10~20min,立即用水冲洗干净,然后浸入0.1mol/L HCl溶液一昼夜后继续使用。

卡氏水分测定仪简易操作(视频)

活动5 红霉素中水分的检查

一、预备工作

(1) 查阅《中国药典》(2020年版)熟悉水分测定法。
(2) 理解费休氏水分测定法原理。
(3) 瑞士万通870型水分测定仪的准备:
①检查各管路、瓶盖及干燥管等部件是否连接好。
②检查试剂瓶和溶剂瓶中的卡尔费休试剂和无水甲醇是否充足。
③凡与试剂或费休试液直接接触的物品、玻璃仪器需在120℃至少干烤2h,橡皮塞在80℃干烤2h,取出置于干燥器内备用。

(4) 费休氏试液的制备 称取碘(置硫酸干燥器内48h以上)110g,置干燥的具塞锥形瓶(或烧瓶)中,加无水吡啶160mL,

费休氏水分测定法标准操作规程（文本）

注意冷却，振摇至碘全部溶解，加无水甲醇 300mL，称定重量，将锥形瓶（或烧瓶）置冰浴中冷却，在避免空气中水分侵入的条件下，通入干燥的二氧化硫至重量增加 72g，再加无水甲醇使成 1000mL，密塞，摇匀，在暗处放置 24h。

也可以使用稳定的市售费休氏试液。市售的费休氏试液可以是不含吡啶的其他碱化试剂或不含甲醇的其他伯醇类等制成；也可以是单一的溶液或由两种溶液临用前混合而成。

本试液应遮光、密封，阴凉干燥处保存。临用前应标定滴定度。

（5）条件准备：

①仪器与用具：瑞士万通 870 型水分测定仪、锥形瓶、分析天平等。

②药品与试剂：红霉素原料药、费休氏试液、纯化水、无水甲醇等。

二、开展工作

1. 开机

按"开机"键开机，仪器进行自检，出现提示信息，按[OK]确认。显示主对话框。

```
>Menu                    ready
 Method          KFT Ipol-Blank
 ID1
 ID2
 Sample size              1.0
 Sample unit                g
```

2. 准备

开机后，通过主菜单（Menu）—手工控制（Manual Control）—加液（Dosing）—准备（Prep）功能，排除管路中的气泡，并保证滴定溶液充分混匀。

```
Menu                     ready
>Manual control
>Results
>Parameters
>System
>Print reports
```

3. 标定卡氏试剂滴定度

（1）将光标移到 Method，按［OK］确认，选择 baiodingKF，按［OK］确认。

（2）泵入新鲜无水甲醇，按（START）开始预滴定，测量杯预滴定到干燥状态时屏幕显示 cond. ok。

（3）用微量进样器吸取 10~30μL 纯水或用一次性注射器抽取标准水溶液，擦干针尖，在万分之一的电子天平上称重、去皮。按（START），迅速从进样口隔膜处进样，取出前略回抽，按［OK］。

（4）在弹出的界面中用上下光标选择 Sample Size，按［OK］进入样品重量编辑，用小键盘输入样品重量，按 back 回到提示界面。

（5）按（START），开始滴定，并显示曲线。

（6）滴定结束后，将显示结果对话框。并自动重新处于预滴定状态。

```
Results                    cond.ok
Titer              4.9993 mg/mL
EP1                5.1940 mL
Regular stop

Curve Recalc Statistics
```

（7）重复 3、4 步骤 2~4 次，滴定度平均值自动存入 Titer 中。

（8）试验结束，按<STOP>停止。

4. 测定样品水分含量

（1）将光标移到 Method，按［OK］确认，选择 KFT Ipol，按［OK］确认。

（2）按（START）开始预滴定，测量杯预滴定到干燥状态时屏幕显示 cond. ok。

（3）称取适量样品，（样品中约含 5~40mg 的水，根据卡氏试剂滴定度决定，使卡氏试剂消耗量为滴定管体积的 10%~90%），按（START）后迅速从进样口处进样，取出前略回抽，按［OK］打开样品量编辑对话框，输入样品量，按 back 回到提示界面。

（4）按（START），开始滴定，并显示曲线。

（5）滴定结束后，将显示结果对话框。并自动重新处于预滴定状态。

（6）如果要再测样品，重复第 3、4 步。

（7）试验结束，按<STOP>停止。

甲苯法测定水分（视频）

5. 关机

按住"电源键"不放，直到进程条结束。

三、结束工作

（1）所有测试完成后，进入主菜单的"手动控制"选项中，选择"回液"按【确认】键，将计量管中的试剂注回到卡尔费休试剂瓶中，再选择"排废液"按【确认】键将反应杯中的液体排出到废液瓶，排空后按【返回】键停止。

（2）选择"吸溶剂"按【确认】键，向反应杯中加入少量的甲醇浸泡电极和滴定头，取下废液瓶倒空废液后装回，最后关闭仪器电源开关。

（3）整理实验台，及时填写《仪器使用记录》。

注意事项

（1）由于滴定试剂很容易吸收水分，因此要求滴定管和滴定池等的密封性要好，故拆卸或安装瓶盖、干燥管和管路时注意各密封圈的正确使用和安装，避免影响系统气密性，否则由于吸湿现象会造成终点长时间的不稳定和严重的误差。

（2）试剂滴定度的大小，应根据试液含水量的多少来决定。在测定含水量较大的试液时，滴定度应该选得大一些，在测定含水量较小的试液时，滴定度应选得小一些，滴定管的最小读数也应选得小一些，否则会产生较大的测定误差。

（3）注意控制进样量；进样后注射器略回抽；易挥发性样品，注射器针尖加橡胶垫密封；一次性将样品吸入到注射器或滴瓶中，然后分次加入到滴定杯中测定。

（4）进样时，要防止注射器头受外界的污染而影响测定结果，如操作者的呼气和擦注射器头时的污染等。同时要防止样品的损失，如注射器头上的挂滴溅到测量池壁或电极杆上。

（5）注意瓶中的废液量，及时倒空，防止废液通过气泵抽到仪器内，造成仪器内部的腐蚀；注意瓶的密封性，保证抽排液操作过程的顺利实现。

（6）排废液操作前请注意废液瓶容量，废液瓶废液溢出会直接腐蚀并损坏仪器的气泵。

（7）确保反应杯中有足够的甲醇参与滴定反应，避免影响测量结果。

（8）试剂可能剧毒、强腐蚀性、易燃，注意妥善保管和使用。

知识储备

药物中的水分是原料药、胶囊剂、颗粒剂、丸剂、散剂、胶剂以及药材及饮片等质量控制过程中的重要指标之一。药物中过多的水分，可使药物的稳定性降低，水分过多还可导致药物的水解、霉变等，从而影响其理化性状及生理作用。水分尤其对保证药材饮片的质量具有重要意义，药材饮片中的水分含量多少，是贮藏过程中保证质量的重要标志。因此除应从生产工艺、包装及贮存条件等控制水分含量外，还应对药物中的水分进行检查并控制及限量。

《中国药典》（2020年版）收载有费休氏法、烘干法、减压干燥法、甲苯法、气相色谱法测定药物中的水分。5种水分测定法各有优劣，适用性也有所差异，见表4-1-4。

表4-1-4 《中国药典》（2020年版）收载的水分测定法比较

方法	原理	优缺点	适用范围
费休氏法	根据碘和二氧化硫在吡啶和甲醇溶液中与水定量反应的原理，由滴定溶液颜色的变化（由淡黄变为红棕色）或用永停滴定法指示终点的方法来测定水分	优点：分析快速，单次测定通常在5min以内；适用范围广；专属性良好；精度高 缺点：对环境要求较高，一般要求环境温度为25℃，湿度不超过60%；卡氏液含有吡啶等有毒试剂	主要用含微量水分的化学药品。容量滴定法（0.01%～100%），特别适用于遇热易破坏或引湿性较强或毒性较大的化学药品；库仑滴定法（0.0001%～0.1%），特别适用于测定化学惰性物质如烃类、醇类和酯类中的水分
烘干法	通常将样品放置于一定温度的烘箱中，通过测定干燥前后样品重量的变化，计算水分含量	优点：操作简单；廉价 缺点：残留溶剂被算入水分含量中；易挥发性物质不适用	适用于不含或含少量挥发性成分的中药的水分测定
减压干燥法	在密闭容器中抽真空后进行干燥的方法，是烘干法的补充	优点：干燥的温度低、速度快；减少了物料与空气的接触机会，可减少药物污染或氧化变质 缺点：残留溶剂被算入水分含量中；对设备要求高	适用于含有挥发性成分的贵重药品，特别适合于含热敏感成分的药物

减压干燥法
（视频）

📝 笔记

续表

方法	原理	优缺点	适用范围
甲苯法	利用与水互不相溶的甲苯形成共沸原理，将水分带出并通过冷凝收集在接收器下层，读出水分体积，从而计算样品中水分含量	优点：设备简单；成本低 缺点：操作误差大，精度较差；难以判断终点；甲苯具有一定的毒性；需要样品量较大；可能发生乳化现象	适用于含有挥发性成分且成分复杂的药品，主要用于中药水分测定
气相色谱法	利用气相色谱仪测定水分含量，一般使用热导检测器（TCD），常见的火焰离子化检测器（FID）不适用	优点：专属性良好，灵敏度和准确度高 缺点：对仪器和色谱柱要求高；前处理过程较繁琐	适用于气体样品、易挥发或可转化为易挥发物质的液体和固体的水分测定

其中，费休氏水分测定法由于具有重复性好、准确度高、适用范围广等特点，能最大限度地保证分析结果的准确性，因而受到社会各界的认可，现已成为国际上通用的经典水分测定法。该法使用卡尔费休氏水分测定仪进行水分测定，卡尔费休氏水分测定仪（图4-1-8）采用一键式的操作用户界面，具有操作简单、安全可靠的特点。卡尔费休氏水分测定仪主要由搅拌系统、滴定管、滴定座、滴定池、控制系统等几部分组成，如图4-1-9所示。

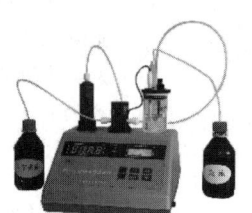 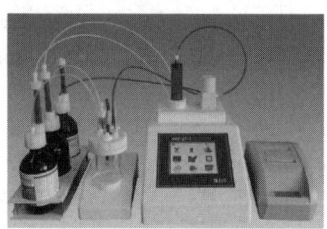

图 4-1-8　水分测定仪

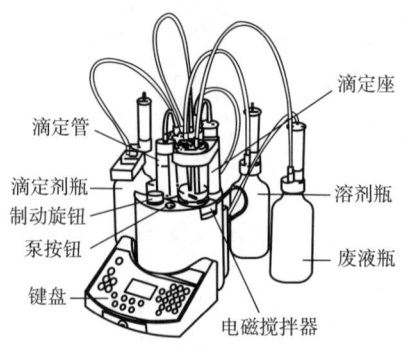

图 4-1-9　卡尔费休氏水分测定仪组成

任务数据记录

表 4-1-5 所示为葡萄糖检验原始记录表示例，表 4-1-6 所示为 pH 检测原始记录表示例，表 4-1-7 所示为费休氏法水分测定原始记录表示例。

表 4-1-5　×××药品检验所　葡萄糖检验原始记录表

日期：　　　　　　　　温度（℃）：　　　湿度（%）：

样品编号		样品名称	
批　　号		规　　格	
检验依据			
仪器型号		仪器编号	
检验方法	□溶液颜色检查法 □氯化物检查法 □重金属检查法		
样品处理			
样品 实测结果			
标准规定			
结　　论	□符合规定　　□不符合规定		

检验者：　　　　　　　　　　　　　复核者：
日　期：　　　　　　　　　　　　　日　期：

表 4-1-6 ×××药品检验所 pH 检测原始记录

日期：　　　　　　　　　温度（℃）：　　　　湿度（%）：

品　名			样品编号		数量	
检验依据				检测日期		
仪器名称及型号				仪器编号		
样品温度及温度补偿			℃			
以标准缓冲溶液校正			定位		斜率	
	名称					
	浓度					
	pH					
样品处理		详细描述：				
样品检验			pH		平均值	
			1.			
			2.			
			3.			

平行误差：标准规定在重复性条件下，测定值的绝对值之差不超过_____，实际 _____，符合标准要求

标准规定：

结　论：　□（均）符合规定　　　□（均）不符合规定

检验者：　　　　　　　　　　　　　　　　　　　　　复核者：
日　期：　　　　　　　　　　　　　　　　　　　　　日　期：

表 4-1-7 ×××药品检验所 费休氏法水分测定原始记录

日期：　　　　　　　　　温度（℃）：　　　　湿度（%）：

样品编号		样品名称			
批　　号					
检验依据	□《中国药典》（2020 年版）四部通则 0832 水分测定法第一法 A □其他				
仪器型号		仪器编号			
天平型号		仪器编号			
漂移值测定	结果：＿＿＿＿＿＿＿μg/mL				
费休氏 试剂标定	取样量/g	消耗滴定液体积/mL		滴定度/(mg/mL)	
	平均值：＿＿＿＿＿mg/mL　　RSD：＿＿＿＿＿				
样品编号	取样量/g	消耗滴定液体积数/mL		结果/%	平均值/%
标准规定					
结　　论	□符合规定　　□（均）不符合规定				

检验者：　　　　　　　　　　　　　　　复核者：
日　期：　　　　　　　　　　　　　　　日　期：

任务评价

任务一评价表见表 4-1-8。

表 4-1-8　任务评价表

班级：　　　　　组号：　　　　　姓名：　　　　　日期：

评价指标	评价内容	分值	分数评定 小组自评	分数评定 教师评价
信息检索	能有效利用网络、图书资源、工作手册查找有用的相关信息等	5		
信息检索	能用自己的语言有条理地去理解、表述所学知识	5		
信息检索	能将查到的信息有效地传递到工作中	5		
参与态度	能与教师、同学之间保持多向、丰富、适宜的信息交流	5		
参与态度	探究式学习、自主学习不流于形式，能处理好合作学习和独立思考的关系，做到有效学习	5		
参与态度	能提出有意义的问题或能发表个人见解；能按要求正确操作；能够倾听别人意见、协作共享	5		
参与态度	能积极主动参与任务活动，吃苦耐劳，崇尚劳动光荣，技能宝贵	5		
参与态度	能在任务活动实施过程中不断学习，综合运用信息能力得到提高	5		
参与态度	能发现问题、提出问题、分析问题、解决问题、创新问题	5		
工作过程	理解一般杂质的概念及检查意义	5		
工作过程	掌握一般杂质常规检查方法	5		
工作过程	能按照一般杂质检查法的操作规范，进行一般杂质检查，并得出正确检验结果	10		
工作过程	掌握 pH 计和水分测定仪的使用	10		
工作过程	是否能正确规范进行原始记录和检验报告单的撰写	10		
工作过程	能安全进行各项操作，保持台面整洁，注意环境保护	5		
自我评价	能严肃认真地对待自评、并能独立完成自测题	5		
自我评价	按时按质完成工作任务；较好地掌握专业知识点；具有较强的实践能力	5		
总评（自我评价占 10%，小组自评占 40%，教师评价占 50%）		100		

注：本表中小组自评是指组内成员共同对本小组成员分别进行评价；教师评价是指教师对小组整体进行评价，评价得分代表小组内所有成员成绩。

> 技能拓展

砷盐检查法

砷盐多由药物生产过程所使用的无机试剂以及搪瓷反应器引入，砷盐为毒性杂质，需严格控制其限量。《中国药典》（2020年版）收载了两种方法检查药物中微量的砷盐。

砷盐检查法（微课）

一、古蔡氏法

1. 检查原理

金属锌与酸作用产生新生态的氢，与药物中微量砷盐反应生成具有挥发性的砷化氢，遇溴化汞试纸，产生黄色至棕色的砷斑，与一定量标准砷溶液所生成的砷斑比较，判断供试品中砷盐是否符合限量规定。

2. 操作方法

（1）装置的准备 如图 4-1-10 所示，取醋酸铅棉花约 60mg，撕成疏松状，每次少量，用细玻璃棒均匀地装入导气管 C 中，松紧要适度，装管高度为 60~80mm，再于旋塞 D 的顶端平面上放一片溴化汞试纸（试纸大小以能覆盖孔径而不露出平面外为宜），盖上旋塞盖 E 并旋紧。

（2）标准砷斑的制备 精密量取标准砷溶液 2mL，置 A 瓶中，加盐酸 5mL 与水 21mL，再加碘化钾试液 5mL 与酸性氯化亚锡试液 5 滴，在室温放置 10min 后，加锌粒 2g，立即将照上法装妥的导气管 C 密塞于 A 瓶上，并将 A 瓶置 25~40℃水浴中，反应 45min，取出溴化汞试纸，即得。若供试品需经有机破坏后再进行砷的检测，则应取标准砷溶液代替供试品，照该品种项下规定方法同法处理后，依法制备标准砷斑。

（3）供试品砷斑的制备 取按各品种项下规定方法制成的供试品溶液，置 A 瓶中，照标准砷斑的制备，自"再加碘化钾试液 5mL"起，依法操作。

（4）将生成的砷斑与标准砷斑比较，不得更深。

3. 注意事项

（1）用三氧化二砷配制储备液，临用前取储备液新鲜配制标准砷溶液，每 1mL 标准砷溶液相当于 1μg 的 As。《中国药典》（2020年版）制备标准砷斑采用 2mL 标准砷溶液（相当 2μg As），所得砷斑清晰，否则砷斑颜色过深或过浅，均影响比色的正确性。

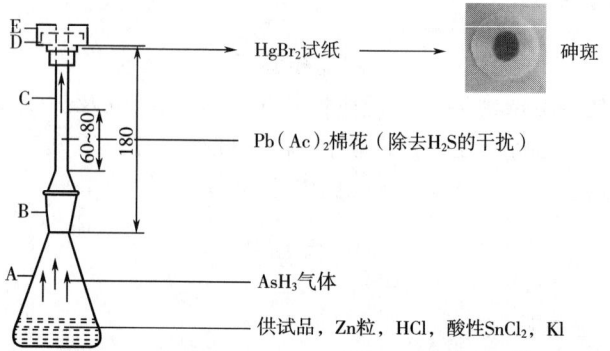

A—100mL标准磨口锥形瓶；B—中空的标准磨口塞，上连导气管C；C—导气管（外径8.0mm，内径6.0mm），全长约180mm；D—具孔的有机玻璃旋塞，其上部为圆形平面，中央有一圆孔，孔径与导气管C的内径一致，其下部孔径与导气管C的外径相适应，将导气管C的顶端套入旋塞下部孔内，并使管壁与旋塞的圆孔相吻合，黏合固定；E—中央具有圆孔（孔径6.0mm）的有机玻璃旋塞盖，与D紧密吻合

图4-1-10　古蔡氏法装置示意图（单位：mm）

（2）醋酸铅棉花填充的松紧度要适当，使既能免除硫化氢的干扰，又可使硫化氢以适宜的速度通过。

（3）溴化汞试纸与砷化氢作用较氯化汞试纸敏感。但所呈砷斑不够稳定，在反应中应保持干燥及避光，并立即与标准砷斑比较。

（4）供试品若为硫化物、亚硫酸盐、硫代硫酸盐等，应先加硝酸处理，使氧化成硫酸盐，除去干扰。

（5）多数环状结构的有机药物，因砷在分子中可能以共价键结合，要先进行有机破坏，否则检出结果偏低或难以检出。

二、二乙基二硫代氨基甲酸银法（Ag-DDC法）

1. 检查原理

利用金属锌与酸作用产生新生态氢，与微量砷盐反应生成具挥发性的砷化氢，还原二乙基二硫代氨基甲酸银，产生红色胶态银，同时在相同条件下使一定量标准砷溶液显色，用目视比色法或在510nm波长测定吸光度进行比较。

2. 操作方法

（1）装置的准备　如图4-1-11所示，取醋酸铅棉花约60mg，撕成疏松状，每次少量，用细玻璃棒均匀地装入导气管 C 中，松紧要适度，装管高度约 80mm。精密量取二乙基二硫代氨基甲酸银试液（Ag-DDC）5mL，置 D 管中。

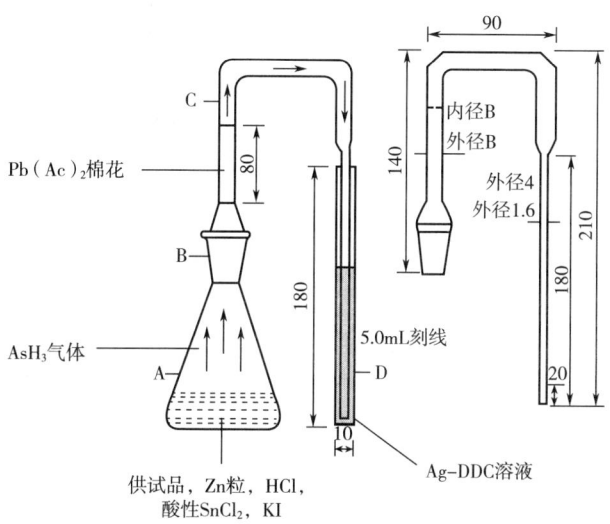

A—100mL 标准磨口锥形瓶；B—中空的标准磨口塞，上连导气管 C；C—导气管（一端外径为 8mm，内径为 6mm；另一端长为 180mm，外径为 4mm，内径为 1.6mm，尖端内径为 1mm）；D—平底玻璃管（长为 180mm，内径为 10mm，于 5.0mL 处有一刻度）

图 4-1-11　二乙基二硫代氨基甲酸银法装置示意图（单位：mm）

（2）标准砷对照液的制备　精密量取标准砷溶液 2mL，置 A 瓶中，加盐酸 5mL 与水 21mL，再加碘化钾试液 5mL 与酸性氯化亚锡试液 5 滴，在室温放置 10min 后，加锌粒 2g，立即将导气管 C 与 A 瓶密塞，使生成的砷化氢气体导入 D 管中，并将 A 瓶置 25～40℃水浴中反应 45min，取出 D 管，添加三氯甲烷至刻度，混匀，即得。

（3）供试液的制备　取照该品种项下规定方法制成的供试品溶液，置 A 瓶中，照标准砷对照液的制备，自"再加碘化钾试液 5mL"起依法操作，即得。若供试品需经有机破坏后再进行砷的检测，则应取标准砷溶液代替供试品，照该品种项下规定方法同法处理后，依法制备标准砷对照液。

（4）将供试溶液 D 管与对照溶液 D 管同置白色背景上，自管上分向下观察比色。必要时，可将吸收液移至 1cm 吸收池中，以 Ag-DDC 试液为空白，于 510nm 波长处测定吸光度，供试溶液的吸光度不得大于标准砷对照液的吸光度。

3. 注意事项

（1）当 As 的含量在 1~10μg，线性关系良好，显色在 2h 内稳定，重现性好。本法浓度梯度线性关系良好，可用于砷盐含量的测定。

（2）锑化物干扰的排除　锑化氢与 Ag-DDC 的反应灵敏度较低，反应液中加入 40%氯化亚锡溶液 3mL、15%碘化钾溶液 5mL 时，可抑制锑化氢生成，500μg 的锑也不干扰测定。

（3）Ag-DDC 试液的配制　取 Ag-DDC 0.25g，加三氯甲烷适量与三乙胺 1.8mL，加三氯甲烷至 100mL，搅拌使溶解，放置过夜，脱脂棉滤过，即得。本试液应置于棕色瓶内，密塞，置阴凉处保存。

习题与思考

一、单选题

1. 溶液颜色检查中使用到的对照液不包括：（　　）。
   A. 氯化钴液　　B. 重铬酸钾液　C. 硫酸铜液　　D. 结晶紫液
2. pH 测试使用的水 pH 标准范围是：（　　）。
   A. 6.0~7.0　　B. 6.5~7.0　　C. 6.2~6.8　　D. 6.2~7.0
3. 供试品溶液如有颜色，通常采用（　　）处理。
   A. 内消色　　　B. 外消色　　　C. 系统消色　　D. 对比消色
4. 药物中杂质的限量是指（　　）。
   A. 杂质的最大允许量　　　　B. 杂质的合适含量
   C. 杂质的最低量　　　　　　D. 杂质检查量
5. 药物中氯化物杂质检查的一般意义在于它（　　）。
   A. 是有疗效的物质
   B. 是对药物疗效有不利影响的物质
   C. 是对人体健康有害的物质
   D. 可以考核生产工艺和企业管理是否正常
6. 用酸度计测定溶液的 pH 时，应先对仪器进行校正，校正时应使用（　　）。
   A. 任何两种标准缓冲溶液
   B. 与供试液的 pH 相同的标准缓冲液
   C. 两种 pH 相差约 3 个单位的标准缓冲液，并使供试液的 pH 处于两者之间

D. 两种 pH 相差约 5 个单位的标准缓冲液,并使供试液的 pH 处于二者之间

7. 测定溶液的 pH 时,仪器定位后,要用第二种标准缓冲液核对仪器示值,误差应不大于多少个 pH 单位(　　)。

A. ±0.05pH　　B. ±0.04pH　　C. ±0.03pH　　D. ±0.02pH

8. 国际上通用的经典水分测定法是(　　)。

A. 烘干法　　　　　　　B. 甲苯法
C. 费休氏水分测定法　　D. 气相色谱法

9. 费休氏试液的最佳保存条件是(　　)。

A. 密封　　B. 在干燥处保存　　C. 避光
D. 密封,避光,并于干燥处保存

10. 葡萄糖中进行重金属检查时,适宜的条件是(　　)。

A. 用硫代乙酰胺为标准对照液
B. 用 10mL 稀硝酸/50mL 酸化
C. 在 pH3.5 醋酸盐缓冲溶液中
D. 用硫化钠为试液

二、判断题

1. 在药品质量标准中,要对药品中可能存在的杂质进行检查,通过检查药物的杂质来控制药物的纯度。(　　)

2. pH 计测试前进行校准时须使用纯水进行。(　　)

3. 化学试剂的纯度与药物的纯度其实是相同的概念,两者可以通用。(　　)

4. 标准缓冲溶液,其存放期为 2~3 月,超过时间或有霉变混浊情况时,需取其上层清液使用。(　　)

5. 澄清度测定是检查药品溶液中的不溶性杂质,一定程度上可反映药品的质量和生产工艺水平。(　　)

6. 在使用复合电极时,溶液一定要超过电极头部的陶瓷孔,电极头不可有气泡存在,若存在,应重新放置电极。(　　)

7. 检查碘化物或溴化物中氯化物时,溴、碘不会对检查结果造成影响。(　　)

8. 新玻璃 pH 电极或长期干储存的电极,在使用前应在 pH = 6.86 的标准缓冲溶液中浸泡 24h 后才能使用。(　　)

9. 每班次需用标液进行校准,记录校准时间,每班测试前必须先测试纯水 pH。(　　)

10. 重金属系指在规定试验条件下相对分子质量大于待检测物质 2 倍以上的金属杂质。(　　)

三、问答题

1. 《中国药典》(2020年版)中规定的重金属检查法共有几种?最常用的是哪一种?

2. 请简述氯化物检查的主要原理。

3. 一般杂质的检查包括哪些项目?

4. pH测试的操作流程包括哪几个步骤?请简述。

5. 试比较《中国药典》(2020年版)中收载的水分测定法的适用范围。

任务二　特殊杂质检查

任务描述

特殊杂质是指某些药物在生产和贮藏过程中引入的某些特殊杂质，如阿司匹林中的游离水杨酸、肾上腺素中的酮体、硫酸阿托品中的莨菪碱等。

特殊杂质是特定的药物中才会出现的、非共性的杂质，特殊杂质的种类随药物的品种不同而异，主要是利用药物和杂质在物理和化学性质上的差异而选择适当的方法进行检查。特殊杂质的检查方法在《中国药典》（2020年版）中列入该药物的"检查"项下。

特殊杂质的检查方法主要有物理法、化学法、光谱法、色谱法。其中光谱法和色谱法较常用。色谱法包括纸色谱法、薄层色谱法、高效液相色谱法和气相色谱法。光谱法有紫外-可见分光光度法、原子吸收分光光度法、红外分光光度法。

本任务中我们将通过原料药肾上腺素和布洛芬中的特殊杂质检查来学习特殊杂质检查法。

任务学习目标

（1）理解特殊杂质检查的概念与意义。
（2）学会使用紫外-可见分光光度法进行特殊杂质的检查。
（3）学会使用高效液相色谱法进行特殊杂质的检查。
（4）学会使用薄层色谱法进行特殊杂质的检查。
（5）理解色谱法和光谱法检查特殊杂质的基本原理。

工作过程

1. 明晰任务流程

学习特殊杂质的基本概念 ➡ 查阅质量标准 ➡ 肾上腺素中酮体、有关物质的检查 ➡ 布洛芬中有关物质的检查 ➡ 填写检验原始记录 ➡ 出具检验报告

2. 任务重难点分析

（1）紫外-可见分光光度计的操作方法。

（2）薄层色谱法杂质检查原理及方法。

（3）高效液相色谱法杂质检查原理及方法。

3. 条件需求与准备

（1）《中国药典》（2020年版）。

（2）紫外-可见分光光度计。

（3）薄层色谱法装置。

（4）高效液相色谱仪。

（5）试剂与用具。

活动1　肾上腺素中酮体的检查

一、预备工作

（1）查阅《中国药典》（2020年版）熟悉利用光谱法进行杂质检查的方法。

（2）理解原理　酮体是肾上腺素生产过程的中间体，在310nm的吸收系数远远高于肾上腺素，因此可通过该波长下的吸光度大小来判定肾上腺素样品中酮体含量是否在限量范围内。

（3）条件准备：

①仪器与用具：紫外-可见分光光度仪、容量瓶、分析天平、烧杯等。

②药品与试剂：肾上腺素原料药、纯化水、盐酸溶液（9→2000）等。

二、开展工作

取本品，加盐酸溶液制成每1mL中含2.0mg的溶液，照紫外-可见分光光度法，在310nm的波长处测定，吸光度不得过0.05。

三、结束工作

（1）清洗试验用具。

（2）整理实验台，做好清洁工作。

（3）填写《仪器使用记录》。

知识储备

杂质检查——光谱法

由于药物和杂质的结构不同,对光吸收的性质就有差异,因此,利用杂质与药物对光选择性吸收性质的差异,检查药物中所含杂质。常用的方法有紫外-可见分光光度法、原子吸收分光光度法及红外分光光度法,其中以紫外-可见分光光度法应用较多。

一、紫外-可见分光光度法

利用紫外-可见分光光度法检查杂质限量,通常是采用检查杂质吸光度的方法,即配制一定浓度的供试品溶液,选择在药物无吸收而杂质有吸收的波长处测定吸光度,规定测得的吸光度不得超过某一限值。

如酮体在 310nm 处有吸收,而肾上腺素在此波长处无吸收,见图 4-2-1。

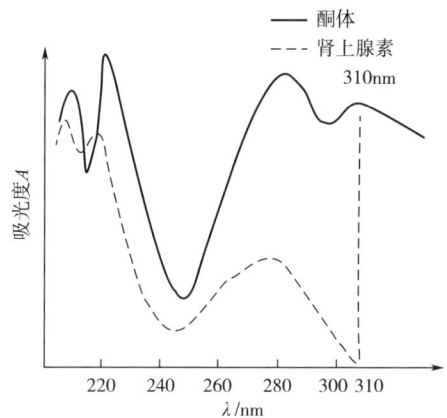

图 4-2-1 肾上腺酮体及肾上腺素的紫外吸收光谱图

【实例】肾上腺素中酮体的检查。

本品,加盐酸溶液（9 → 2000）制成每 1mL 中含 2.0mg 的溶液,照紫外-可见分光光度法,在 310nm 的波长处测定,吸光度不得过 0.05。

二、原子吸收分光光度法

原子吸收分光光度法是通过测定药物中待测元素的原子蒸气吸收发自光源（待测元素的空心阴极灯）的该元素特征波长光的程

度，以求出供试品中待测元素含量的方法。通常是通过比较标准品和供试品的吸光度，求得样品中待测元素的含量。由于该法具有灵敏度高、专属性强、操作简便、分析速度快等特点，使其在杂质检查方面的应用逐渐广泛，但本法主要用于金属元素的检测，如维生素 C 中铜、铁的检查。

操作方法：取供试品，按各品种项下的规定，制备供试品溶液；另取等量的供试品，加入限度量的待测元素溶液，制成对照品溶液。照标准曲线法操作（详见模块六），设对照品溶液的读数为 a，供试品溶液的读数为 b，b 值应小于（a-b）。操作示意如图 4-2-2 所示。

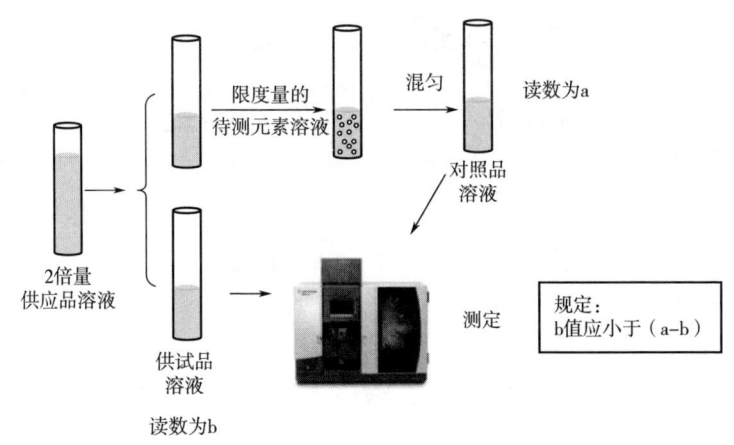

图 4-2-2 杂质检查操作示意图（原子吸收分光光度法）

三、红外分光光度法

红外分光光度法在杂质检查中，主要用于药物中无效或低效晶型的检查。某些多晶型药物由于晶型结构不同或某些化学键的键长、键角发生不同程度的变化，可导致红外吸收光谱中的某些特征带的频率、峰形和强度出现显著差异。如甲苯咪唑中 A 晶型的检查；棕榈氯霉素混悬液中 A 晶型的检查。

活动 2 肾上腺素中有关物质的检查

一、预备工作

（1）查阅《中国药典》（2020 年版）熟悉利用高效液相色谱

法进行杂质检查的方法。

（2）理解高效液相色谱法杂质检查原理。

（3）条件准备：

①仪器与用具：高效液相色谱仪、容量瓶、烧杯、分析天平等。

②药品与试剂

a. 供试品溶液：取肾上腺素原料药约 10mg，置 10mL 量瓶中，加盐酸 0.1mL 使溶解，用流动相稀释至刻度，摇匀。

b. 对照溶液：精密量取供试品溶液 1mL，置 500mL 量瓶中，用流动相稀释至刻度，摇匀。

c. 氧化破坏溶液：取肾上腺素原料药 50mg，置 50mL 量瓶中，加浓过氧化氢溶液 1mL，放置过夜，加盐酸 0.5mL，用流动相稀释至刻度，摇匀。

d. 系统适用性溶液：取重酒石酸去甲肾上腺素对照品适量，加氧化破坏溶液溶解并稀释制成每 1mL 中含 20μg 的溶液。

e. 硫酸氢四甲基铵溶液：取硫酸氢四甲基铵 4.0g，庚烷磺酸钠 1.1g，0.1mol/L 乙二胺四醋酸二钠溶液 2mL，加水溶解并稀释至 950mL。

f. 甲醇溶液：用 1mol/L 氢氧化钠溶液调节 pH 至 3.5。

二、开展工作

1. 设置色谱条件

用十八烷基硅烷键合硅胶为填充剂；以硫酸氢四甲基铵溶液-甲醇（95∶5）为流动相；流速为 2mL/min；检测波长为 205nm；进样体积 20μL。

2. 检查系统适用性要求

系统适用性溶液色谱图中，去甲肾上腺素峰与肾上腺素峰间应出现两个未知杂质峰，理论板数按去甲肾上腺素峰计算不低于 3000，去甲肾上腺素峰、肾上腺素峰与相邻杂质峰之间的分离度均应符合要求。

3. 测定

精密量取供试品溶液与对照溶液，分别注入液相色谱仪，记录色谱图。

4. 结果统计

供试品溶液色谱图中如有杂质峰，单个杂质峰面积不得大于对

照溶液的主峰面积（0.2%），各杂质峰面积的和不得大于对照溶液主峰面积的 2.5 倍（0.5%）

三、结束工作

（1）清洗试验用具。
（2）整理实验台，做好清洁工作。
（3）填写《仪器使用记录》。

杂质检查-高效液相色谱法（微课）

知识储备

杂质检查——高效液相色谱法和气相色谱法

高效液相色谱法与气相色谱法分离效能高、专属性强、检测灵敏度高、应用范围广，不仅可以分离多组分混合物，而且可以准确地测定各组分的峰面积和峰高，借以测定各组分的量。因此，在杂质检查中的应用日益增多，特别是使用本法测定含量的药物，可同时进行杂质检查。

一、高效液相色谱法

1. 自身对照法

（1）加校正因子的主成分自身对照法　将供试品溶液稀释成与杂质限量相当浓度的溶液，作为对照溶液，进样，调节仪器灵敏度（以噪声水平可接受为限）或进样量（以柱子不过载为限），使对照品溶液的主成分色谱峰高约达满量程的 10%~25%或其峰面积能准确积分（通常，含量低于 0.5%的杂质，峰面积的 RSD 应小于 10%；含量在 0.5%~2%的杂质，峰面积的 RSD 应小于 5%；含量大于 2%的杂质，峰面积的 RSD 应小于 2%）。然后，取供试品溶液和对照溶液适量，分别进样。供试品溶液的记录时间，除另有规定外，应为主成分色谱峰保留时间的 2 倍。测量供试品溶液色谱图上各杂质的峰面积，分别乘以相应的校正因子后与对照溶液主成分的峰面积比较，依法计算各杂质含量。如：红霉素中有关物质的检查。

本法适用于已知杂质在规定检测波长下的校正因子与主成分不一致的情况。

（2）不加校正因子的主成分自身对照法　将供试品溶液稀释成与杂质限度相当浓度的溶液，作为对照溶液，并调节检测灵敏度后，取供试品溶液和对照品溶液适量，分别进样。供试品溶液的记录时间除另有规定外，应为主成分保留时间的 2 倍。测量供试品溶液色谱图上各杂质的峰面积并与对照品溶液主成分的峰面积比较，依法计算各杂质含量或限量。如：阿替洛尔中有关物质的检查。

本法适用于没有杂质对照品或未建立杂质对照品时的杂质检查。使用本法需要注意：若供试品所含的部分杂质峰未与溶剂峰完全分离，则按规定先记录色谱图Ⅰ，再记录等体积纯溶剂的色谱图Ⅱ。色谱图Ⅰ上杂质峰的总面积（含溶剂峰面积），减去色谱图Ⅱ上溶剂峰的面积，即得总杂质峰的校正面积，然后依法计算。

2. 杂质对照品法

（1）内标法测定供试品中某个杂质的含量　按各品种项下规定，配制含有内标的供试品溶液和杂质对照品溶液，进样分析，测定对照品和供试品中杂质和内标的峰面积，按内标法计算杂质的含量。此法液相色谱法中使用较少，多在气相色谱法中使用。

本法适用于有杂质对照品时的杂质检查。

（2）外标法测定供试品中某个杂质的含量　按各品种项下规定，配制杂质对照品溶液和供试品溶液，进样分析，测定对照品和供试品中杂质的峰面积，按外标法计算杂质的含量。如：头孢氨苄中 2-萘酚的检查。

本法适用于有杂质对照品或杂质对照品易得时的杂质检查。

3. 面积归一化法

取供试品溶液适量，进样分析，测量各杂质峰的面积和色谱图上除溶剂峰以外的总色谱峰面积，计算各杂质峰面积及其之和占总峰面积的百分率。如：依托咪酯中有关物质的检查。

由于本法测定误差大，通常只能粗略用于考察供试品中杂质含量。除另有规定外，一般不宜用于微量杂质的检查。

二、气相色谱法

气相色谱法主要用来测定药物中挥发性特殊杂质，特别是药物中的残留溶剂的检查，各国药典均规定采用气相色谱法。

气相色谱法除了有与高效液相色谱法相同的杂质检查方法外，还有"标准溶液加入法"。将一定量的杂质对照品溶液精密加入到供试品溶液中，根据外标法或内标法测定杂质含量，再扣除加入的对照品溶液含量，即得供试品溶液中杂质的含量。

活动3 布洛芬中有关物质的检查

一、预备工作

(1) 解读布洛芬药品质量标准,了解有关物质检查过程。
(2) 理解薄层色谱法杂质检查原理。
(3) 薄层板110℃活化30min后,置于干燥器内保存备用。
(4) 条件准备:
①仪器与用具:分析天平、硅胶G薄层板、点样器、展开缸、电热板、薄层喷雾瓶、过滤器、容量瓶、烧杯、移液枪等。
②药品与试剂:布洛芬原料药、纯化水、正己烷、乙酸乙酯、冰醋酸、高锰酸钾、浓硫酸等。

二、开展工作

(1) 供试品溶液配制 取本品,加三氯甲烷溶解并稀释制成每1mL中含100mg的溶液。
(2) 对照溶液配制 精密量取供试品溶液适量,用三氯甲烷定量稀释制成每1mL中含1mg的溶液。
(3) 展开剂配制 按15:5:1比例分别量取正己烷、乙酸乙酯、冰醋酸混合后制成。
(4) 显色剂配制 喷以1%高锰酸钾的稀硫酸溶液,取高锰酸钾1.0g,加稀硫酸溶液100mL使溶解,静置取上清液备用。
(5) 吸取供试品溶液与对照溶液各5μL,分别点于同一硅胶G薄层板上,展开。
(6) 取出晾干,喷显色溶液后置电热板上120℃加热20min后,放冷,置紫外光灯(365nm)下检视。
(7) 结果判定 供试品溶液如显杂质斑点,与对照溶液的主斑点比较,不得更深。

三、结束工作

(1) 回收展开剂,规范清洗仪器用具。
(2) 整理实验台,填写《仪器使用记录》。

知识储备

杂质检查——薄层色谱法

薄层色谱法被许多国家药典用于药物中杂质的检查,具有设备简单、操作简便、分离速度快、灵敏度和分辨率较高等优点。常用的方法有:杂质对照品法、供试品自身稀释对照品法、对照药物法等。

一、杂质对照品法

根据杂质限量,取供试品溶液和一定浓度的杂质对照品溶液,分别点样于同一硅胶(或其他吸附剂)薄层板上,展开、定位、检查,供试品中所含杂质斑点的颜色,不得超过相应杂质对照品斑点的颜色,如图4-2-3所示。

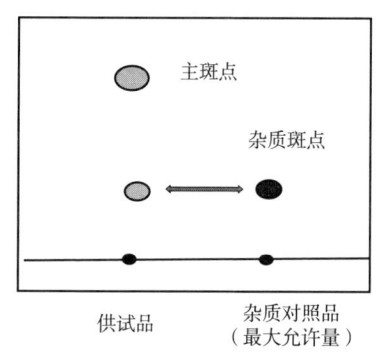

图4-2-3 杂质对照品法示意图

本法准确度高,适用于已知杂质并能制备各杂质对照品的情况。

【实例】克霉唑中咪唑的检查。

方法:取本品,加三氯甲烷制成100mg/mL的溶液,作为供试品溶液;另取咪唑对照品,加三氯甲烷制成0.5mg/mL的溶液,作为对照品溶液。按照薄层色谱法试验,吸取上述两种溶液各5μL,分别点于同一硅胶G薄层板上,以二甲苯-正丙醇-浓氨溶液(180∶20∶1)为展开剂,展开后,晾干,在碘蒸气中显色。供试品溶液如显与对照品溶液相应的杂质斑点,其颜色与对照品溶液的主斑点比较,不得更深(0.5%)。

二、供试品自身稀释对照法

将供试品溶液按限量要求稀释至一定浓度作为对照溶液,与供试品溶液分别点于同一薄层板上,展开、定位、检查,供试品溶液所显杂质斑点,不得深于对照溶液所显主斑点颜色(或荧光强度），如图 4-2-4 所示。

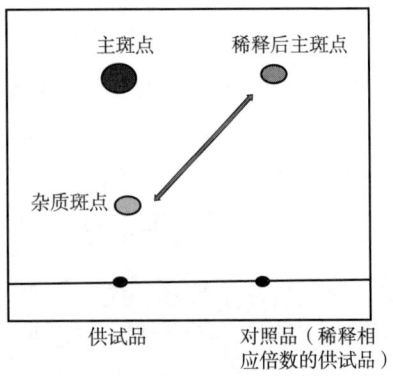

图 4-2-4 供试品自身对照法示意图

本法准确度较差，适用于杂质的结构不能确定，或无杂质对照品的情况。要求供试品与所检杂质对显色剂所显的颜色应相同，显色灵敏度也应相同或相近。当供试品中有多个杂质存在时，可以配制几种限量的对照品溶液，加以比较。

【实例】托吡卡胺中有关物质的检查。

方法：取本品，加三氯甲烷制成 20mg/mL 的溶液，作为供试品溶液；精密量取适量，加三氯甲烷稀释制成 0.2mg/mL 的溶液，作为对照品溶液。吸取上述两种溶液各 10μL，分别点于同一硅胶 GF_{254} 薄层板上，以三氯甲烷-甲醇-浓氨溶液（190：10：1）为展开剂，展开，晾干，置紫外光灯（254nm）下检视。供试品溶液如显杂质斑点，与对照品溶液的主斑点比较，不得更深。

三、对照药物法

用与供试品相同的药物作为对照品，此对照药物中所含待检杂质需符合限量要求，且稳定性好。取供试品溶液与对照药物溶液分别点于同一块薄层板上，展开、斑点显色、定位、检视，供试品溶液色谱中所显主斑点、其他杂质斑点与对照药物所显主斑点、其他杂质斑点进行对应比较，不得更深，如图 4-2-5 所示。

本法适用于无适合的杂质对照品，尤其是供试品所显杂质斑点颜色与主成分斑点的颜色有差异，难以判断杂质限量的情况。

【实例】马来酸麦角新碱中有关物质的检查。

方法：取马来酸麦角新碱供试品，以乙醇-浓氨水（9：1）为溶剂，配制浓度分别为 5mg/mL 和 0.2mg/mL 的供试品溶液（1）和供试品溶液（2）；同时取马来酸麦角新碱对照品，配制成浓度为

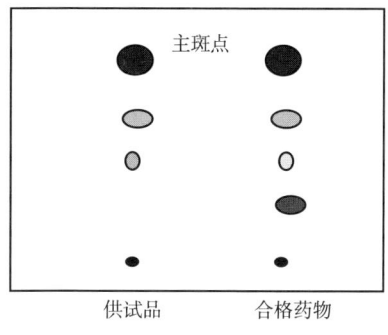

图 4-2-5 对照药物法示意图

参考答案（文本）

📝 笔记

5mg/mL 的对照品溶液。吸取上述溶液各 10μL，分别点于同一硅胶 G 薄层板上，以三氯甲烷-甲醇-水（25∶8∶1）为展开剂，展开，晾干，置 365nm 紫外灯下检视。供试品溶液（1）主斑点的颜色和位置应与对照品溶液主斑点相同，如显杂质斑点，其颜色与对照品溶液对应的杂质斑点比较，不得更深，并不得显对照品溶液以外的杂质斑点；供试品溶液（2）除主斑点外，不得显任何杂质斑点。

四、在一定检查条件下，不允许有杂质斑点存在

利用试验条件下显色剂对杂质的检测限来控制杂质限量。根据杂质限量，取供试品溶液点于薄层板上，展开、斑点显色、定位、检视，供试品中除主斑点外，不得显其他斑点。

【实例】阿昔洛韦中有关物质的检查。

方法：取本品，加二甲基亚砜制成每 1mL 含 10mg 的溶液，照薄层色谱法试验，吸取上述溶液 5μL，点于硅胶 GF_{254} 薄层板上，以三氯甲烷-甲醇-浓氨溶液（80∶20∶2）为展开剂，展开，晾干，置紫外光灯（254nm）下检视，除主斑点外，不得显其他斑点。

👥 习题与思考

一、单选题

1. 药物中的一般杂质和特殊杂质属于（　　）。
   A. 按结构分类　　　　　　B. 按来源分类
   C. 按性质分类　　　　　　D. 按物态分类

2. 药物的杂质来源于（　　）。
   A. 生产过程中　　　　　　B. 贮藏过程中
   C. 两者都是　　　　　　　D. 两者都不是

3. 下列方法中哪一选项不是《中国药典》（2020 年版）中涉及的检查药物溶液颜色的方法？（   ）

A. 目视比色法　B. 分光光度法　C. 色差计法　　D. 色谱法

4. 肾上腺素中酮体的检查，在 310nm 的波长处测定，吸光度不得过（   ）。

A. 0.05　　　B. 0.01　　　C. 0.1　　　D. 0.02

5. 特殊杂质的检查方法主要有物理法、化学法、光谱法、色谱法，其中（   ）法较常用。

A. 光谱法和色谱法　　　　B. 物理法和化学法

C. 化学法和光谱法　　　　D. 物理法和色谱法

6. 以下杂质检查方法中，成本最低的是（   ）。

A. 薄层色谱法　　　　　　B. 液相色谱法

C. 分光光度法　　　　　　D. 气相色谱法

7. 属于药物中的特殊杂质的是（   ）。

A. 葡萄糖中硫酸盐　　　　B. 葡萄糖中的水分

C. 葡萄糖中的铁盐　　　　D. 葡萄糖中的糊精

8. 药物中的一般杂质和特殊杂质是按（   ）分类的。

A. 结构　　　B. 来源　　　C. 性质　　　D. 原理

二、判断题

1. 高效液相色谱法分离效能高、专属性强、检测灵敏度高、应用范围广，但仅能用于定性分析，在含量分析中使用较少。（   ）

2. 高效液相色谱法中的外标法适用于有杂质对照品或杂质对照品易制备的药物，测定其中某个杂质或主成分的含量。（   ）

3.《中国药典》（2020 年版）中规定，一定浓度的供试品溶液在该药物最大吸收波长处的吸光度要在一定范围内。（   ）

4. 高效液相色谱法与紫外-可见分光光度法的原理基本相同。（   ）

5. 肾上腺素中有关物质的检查是通过紫外-可见分光光度法绘制吸收光谱，通过判断最大吸收峰处的波长偏移值来判断杂质含量的多少。（   ）

三、问答题

1. 请简要阐述肾上腺素中酮体的检查所采用的方法和原理。

2. 在利用高效液相色谱法进行杂质检查时，有哪几种方法？

3. 使用高效液相色谱法进行杂质检查时，内标法适合的条件是什么？

四、计算题

1. 葡萄糖酸钙中砷盐的检查：取本品适量，加盐酸 5mL 与水

21mL 溶解后，依法检查。取标准砷溶液 2mL 制备标准砷斑，含砷量不得过百万分之二。应取供试品多少克？（已知：每 1mL 标准砷溶液相当于 1μg 的 As）。

2. 磷酸可待因中吗啡的检查：取磷酸可待因 0.1g，加盐酸溶液（9 → 1000）使溶解成 5mL，加亚硝酸钠试液 2mL，放置 15min，加氨试液 3mL，所显颜色与吗啡溶液［取无水吗啡 2.0mg，加盐酸溶液（9 → 1000）使溶解成 100mL］5.0mL 用同一方法制成的对照液比较，不得更深。试问杂质限量为多少？

3. 维生素 B_1 中重金属的检查：取本品 1.0g，加水溶解后依法检查，含重金属不得过百万分之十。问应取多少毫升标准铅溶液？（已知：每 1mL 标准铅溶液相当于 10μg 的 Pb）。

4. 肾上腺素中酮体的检查方法：取肾上腺素适量，加盐酸溶液配成浓度为 2.0mg/mL 的溶液，于 310nm 波长处测得吸光度不得大于 0.05，酮体在 310nm 的百分吸收系数为 435，计算酮体的限量。

任务数据记录

表 4-2-1 所示为药品检验原始记录表示例。

表 4-2-1　×××药品检验所　检验原始记录表

日期：　　　　　　温度（℃）：　　　　湿度（%）：

样品编号		样品名称	
批　号		规　格	
检验依据			
仪器型号		仪器编号	
检验方法	□薄层色谱法　　　　　□高效液相色谱法 □紫外-可见分光光谱法 □其他 _____		
样品处理			
样品 实测结果			
标准规定			
结　论	□符合规定　　　□不符合规定		

检验者：　　　　　　　　　　　　　　复核者：
日　期：　　　　　　　　　　　　　　日　期：

任务评价

任务二评价表见表 4-2-2。

表 4-2-2 任务评价表

班级： 组号： 姓名： 日期：

评价指标	评价内容	分值	分数评定	
			小组自评	教师评价
信息检索	能有效利用网络、图书资源、工作手册查找有用的相关信息等	5		
	能用自己的语言有条理地去理解、表述所学知识	5		
	能将查到的信息有效地传递到工作中	5		
参与态度	能与教师、同学之间保持多向、丰富、适宜的信息交流	5		
	探究式学习、自主学习不流于形式，能处理好合作学习和独立思考的关系，做到有效学习	5		
	能提出有意义的问题或能发表个人见解；能按要求正确操作；能够倾听别人意见、协作共享	5		
	能积极主动参与任务活动，吃苦耐劳，崇尚劳动光荣，技能宝贵	5		
	能在任务活动实施过程中不断学习，综合运用信息能力得到提高	5		
	能发现问题、提出问题、分析问题、解决问题、创新问题	5		
工作过程	理解特殊杂质的概念及检查意义	5		
	掌握特殊杂质常规检查方法	5		
	理解并掌握色谱法杂质检查的原理与方法	10		
	能正确使用高效液相色谱仪与气相色谱仪	10		
	是否能正确规范进行原始记录和检验报告单的撰写	10		
	能安全进行各项操作，保持台面整洁，注意环境保护	5		
自我评价	能严肃认真地对待自评、并能独立完成自测题	5		
	按时按质完成工作任务；较好地掌握专业知识点；具有较强的实践能力	5		
总评（自我评价占 10%，小组自评占 40%，教师评价占 50%）		100		

注：本表中小组自评是指组内成员共同对本小组成员分别进行评价；教师评价是指教师对小组整体进行评价，评价得分代表小组内所有成员成绩。

拓展知识

药物中的特殊杂质是指特定药物在生产和贮存过程中引入的杂质，包括中间体、分解产物以及副产物等。《中国药典》（2020年版）中药物的特殊杂质包括具有明确化学名称的物质、有关物质、易氧化物、不挥发物等多种表示形式。特殊杂质检查常用的方法除光谱分析法、色谱分析法外，还有物理性状检查法、化学法等。

一、物理性状检查法

1. 臭味和挥发性的差异

药物中如存在具有特殊气味的杂质，可由气味判断该杂质的存在。例如，麻醉乙醚的异臭检查：取供试品10mL，置瓷蒸发皿中，使自然挥发，挥散完毕后，不得有异臭。药物具有挥发性，而杂质不易挥发。例如樟脑（合成）中不挥发物的检查时，对药物挥发后遗留的残渣称定重量，可控制不挥发性杂质。

2. 颜色的差异

某些药物自身无色，但从生产中引入了有色的相关物质或其分解产物有颜色。采用检查供试品溶液颜色的方法，可以控制药物中有色杂质的限量。例如，利用碘能溶于三氯甲烷中显紫红色的原理，可用于盐酸胺碘酮中游离碘的检查。

3. 溶解行为的差异

有的药物可溶于水、有机溶剂、酸或碱溶液中，而其杂质不溶；或反之，杂质可溶而药物不溶。例如，高三尖杉酯碱如果吸湿水解或混有非酯碱杂质，用其配制注射液时，则会出现难溶性的黏胶状物或小白点、假毛等，故需检查溶液的澄清度：取供试品10mg，加0.1%酒石酸溶液10mL溶解后，溶液应澄清。

4. 旋光性的差异

比旋度（或旋光度）的数值可以用来反映药物的纯度，限定光学异构体杂质的含量。手性药物一般需要测定比旋度。例如《中国药典》（2020年版）规定黄体酮在乙醇中的比旋度为+186°～+198°，如供试品的测定值不在此范围，则表明其纯度不符合要求。若药物本身没有旋光性，而其杂质有，则可通过限定药物溶液的旋光度值来控制相应杂质的量。例如硫酸阿托品中莨菪碱的检查规定：供试品水溶液（50mg/mL）的旋光度不得超过−0.4°。

二、化学方法

当药物中杂质与药物的化学性质相差较大时，可选择合适的试剂，使之与杂质发生化学反应，产生颜色、沉淀或者气体，从而检查杂质的限量。采用化学检查法除了对杂质进行半定量检查外，还可采用滴定法和重量法对杂质进行定量测定。

1. 显色反应检查法

本法系利用杂质与一定试剂反应产生颜色，通过比色法来控制杂质的限量。《中国药典》（2020年版）规定：供试品在一定反应条件下不得产生某种颜色；或供试品与杂质对照品在相同条件下发生呈色反应后进行颜色比较（目视比色），供试品不得更深；也可用分光光度法测定供试品反应液的吸光度，不得超过规定值。例如氯硝柳胺中2-氯-4-硝基苯胺和5-氯水杨酸的检查。

2. 沉淀反应检查法

本法系利用杂质与一定试剂产生沉淀，通过比浊法控制杂质的限量，也可以采用重量法测定杂质的量。例如盐酸肼屈嗪中游离肼的检查。

3. 生成气体检查法

当杂质与试剂反应产生气体时，采用相应的气体检查法来控制杂质的限量。例如对氨基水杨酸钠中硫化物的检查。

4. 滴定法

滴定剂只与杂质反应，以一定浓度的滴定液对药物中的杂质进行滴定，可以定量测定杂质。例如硫酸亚铁中高铁盐的检查。

三、毛细管电泳法

毛细管电泳法可以用于酶类药物中酶类杂质的检查，检查方法与高效液相色谱法相同。已有文献报道了多种药物及其杂质的毛细管电泳分析方法。例如，采用毛细管电泳-电导法分离磺胺药物中的磺胺嘧啶、磺胺甲嘧啶和磺胺二甲嘧啶等结构相近的杂质；利用高效毛细管电泳-电化学检测法测定氯霉素针剂和氯霉素片中的氯霉素含量及其杂质；以及利用毛细管电泳法检测中药材中的生物碱类、黄酮类等多种成分及其杂质等。

四、液/气质联用法

液/气质联用法是指将液/气相色谱仪和质谱仪联合起来使用的

方法。质谱法可以进行有效的定性分析，但对复杂有机化合物的分析就显得无能为力；而色谱法对有机化合物是一种有效的分离分析方法，特别适合于进行有机化合物的定量分析，但定性分析则比较困难。因此，这两者的有效结合必将为化学家及生物化学家提供一个进行复杂有机化合物高效的定性、定量分析工具。液/气质联用法被广泛应用于复杂组分的分离与鉴定，也可用于药物中杂质的检查。

药检反思

党的二十大报告指出：必须坚持守正创新。我们从事的是前无古人的伟大事业，守正才能不迷失方向、不犯颠覆性错误，创新才能把握时代、引领时代。我们要以科学的态度对待科学、以真理的精神追求真理，坚持马克思主义基本原理不动摇，坚持党的全面领导不动摇，坚持中国特色社会主义不动摇，紧跟时代步伐，顺应实践发展，以满腔热忱对待一切新生事物，不断拓展认识的广度和深度，敢于说前人没有说过的新话，敢于干前人没有干过的事情，以新的理论指导新的实践。

创新是社会进步的灵魂。药物检验技术的发展与科技创新息息相关，从古代神农尝百草到现代采用各种检测技术进行药物检验，其在药物的杂质控制中尤为重要。随着分离检测技术的提高，能进一步发现药物中存在的新杂质，从而加强对生产工艺过程的控制，不断提高药物纯度的要求。药物的纯度要求不是一成不变的，而是随着临床应用的实践和分析检测技术的发展，药物中杂质检查项目或限量要求也是在不断改进，不断提高的。

模块五 药物制剂检查技术

模块描述

药物制剂检查是以各种剂型的基本属性（通性）为指标，对药品的有效性、稳定性进行控制和评价的一项检验工作。

剂型的基本属性是保证药品质量的重要因素，亦是评价药品质量的重要指标，若某一制剂不具备其所属剂型的基本属性，那就很难确定它是否为合格的药品。制剂常规检查大多使用经典的检验方法，简便易行，能够在一定程度上客观地反映药品的内在质量，是评价药品质量的重要方法之一，对于缺乏内在质量标准的中药制剂，则显得尤为重要。

药物制剂检查的项目主要包括：脆碎度、重（装）量差异、装量、崩解时限、融变时限、可见异物、干燥失重、溶出度、含量均匀度检查等十几项。在药典的制剂通则中，对各种制剂的常规检查项目做出了相应的规定，不同的剂型其检查项目亦不尽相同。

模块实施

本模块为药物制剂检查技术，以制剂常规检查的项目为实施对象。本模块共包括5个工作任务。

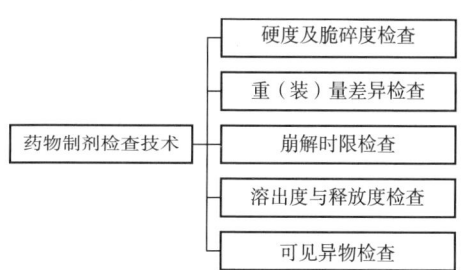

笔记

任务一 硬度及脆碎度检查

任务描述

片剂的硬度及脆碎度检查是药品质量控制的重要环节之一。硬度检查是为了确保片剂在生产、运输和使用过程中不易破碎或碎裂。而脆碎度检查则是评估片剂在制造、包装和运输过程中可能受到的机械力对其造成的损坏程度,以防止片剂在生产或使用过程中出现碎片或碎屑。这两个指标对于片剂的吸收、药效和稳定性都有显著影响。通过这些检查,可以确保片剂的质量和安全性,从而保障患者的用药安全和治疗效果。

任务学习目标

(1) 清楚片剂硬度及脆碎度检查的意义。
(2) 掌握片剂硬度仪和脆碎度仪的基本组成部分。
(3) 学会操作片剂硬度测定仪。
(4) 学会操作片剂脆碎度测定仪。
(5) 理解片剂硬度与脆碎度的关系。

工作过程

1. 明晰任务流程

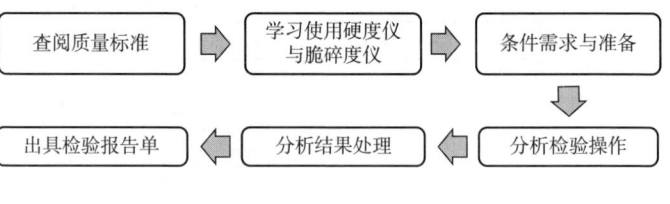

2. 任务重难点分析

(1) 片剂硬度和脆碎度的概念及检查方法。
(2) 片剂硬度仪和脆碎度测定仪的使用。
(3) 脆碎度减失重量的计算。

3. 条件需求与准备

（1）《中国药典》（2020 年版）。
（2）片剂硬度测定仪。
（3）脆碎度测定仪。
（4）仪器使用说明书。
（5）试剂与用具。

片剂硬度检查
（视频）

活动 1　片剂的硬度检查

一、预备工作

（1）片剂硬度仪插上电源，打开电源开关，预热 10min。
（2）学习使用片剂硬度仪。
（3）条件准备：
①仪器与用具：片剂硬度仪、毛刷、圆头镊子、计算器等。
②药品与试剂：片剂供试品。

二、开展工作

（1）检品信息登记。
（2）仪器参数设置　仪器开机后，系统处于初始状态，系统预置模式为上次预置测试模式。

如果需要改变预置测试模式，则可以按下系统设置按钮，可以对测试模式、测试次数、力值单位等进行设置。本次测试采用单片测试模式。

（3）将被测药片放置在测试平台上，置于探头与测试平台之间。如图 5-1-1 所示。

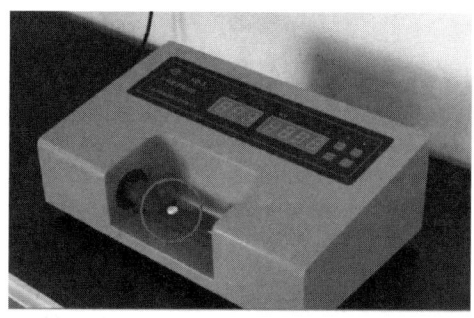

图 5-1-1　供试药片放置位置

(4) 然后按启动键，探头自动向左移动，开始检测药片直径，并向被测药片施加挤压力，当被测药片被挤压破碎时，仪器内蜂鸣器鸣响声，此时硬度显示数值为该被测药片的硬度值。单次测试完毕。

(5) 用毛刷清除碎片，重复3~4步，完成6片测试试验。

(6) 测试完毕，查询测试结果，做好记录。

三、结束工作

(1) 所有测试完成后，关闭仪器开关。

(2) 用毛刷清除废料盒中碎片，并将废料盒放于仪器上。

(3) 整理实验台，填写《仪器使用记录》。

注意事项

(1) 仪器应放置于水平工作台上，检查工作环境和电源电压是否符合技术参数要求。

(2) 仪器开机后需要先预热10min，然后进行测试工作。

(3) 仪器在工作时，主、被动压头之间不得放置除药片以外的任何异物，以防电机损坏。

知识储备

片剂硬度一般在处方和工艺开发的阶段确立。片剂的硬度是指其抗压强度，即片剂的径向破碎力。硬度不是一个简单的物理概念，而是材料弹性、塑性、强度和韧性等力学性能的综合指标。其对药物生产及质量有重要的影响，如片剂硬度过小，会造成松片等现象，严重影响后续的包衣、包装和运输过程；片剂硬度过大，药物与辅料紧密黏合在一起，片剂难以崩解，药物成分不能有效溶出，最终影响疗效。在不影响药片崩解、溶出或释放等指标的前提下，我们尽量应该把药片压得硬一些。片剂应有足够的硬度，利于生产工序和上市运输贮存等环节，以免在包装运输中破碎或磨损，以保证剂量准确。

一、片剂的硬度范围

片剂硬度检查通常是在片剂的生产过程中进行。生产中检查硬度的常用方法是：一是将片剂置于中指与食指之间，以拇指轻压，根据片剂的抗压能力，判断它的硬度。二是用适当的仪器（如图 5-1-2 所示）定量测定片剂的硬度。

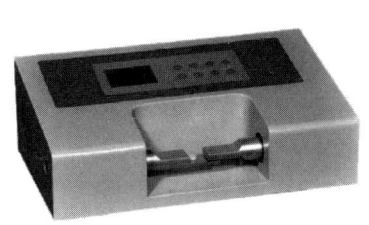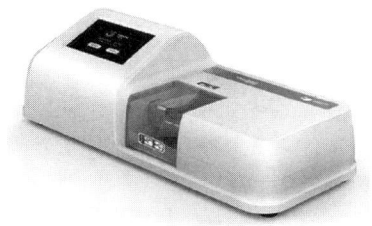

图 5-1-2　片剂硬度仪

片剂硬度一般不单独考虑，硬度与溶出、崩解和脆碎等参数有密切关系，应结合脆碎度、溶出或释放行为等指标进行考察，确定合理的硬度范围。素片硬度一般在 40~100N 比较理想，小片剂（片径 7mm 之内）约要 30~50N，大的建议在 90N 以上。素片硬度在 30~50N，一般可保证包装操作或是运输过程的要求；如果是包衣片，硬度建议在 40~60N；如果是异形片，硬度需要更高些。胃漂浮片建议 30N 就可以，缓释片的硬度建议在 50~80N。

二、片剂硬度的主要影响因素

片剂生产过程中，硬度检查不合格，一般有下面 2 种原因。

1. 处方原因

药物的晶型可压性差；缺少增加塑性的辅料，如乳糖、蔗糖等；干黏合剂的量不够，如微晶纤维素黏合剂等选择不适当；黏合剂的种类或者浓度不适合；另外，硬脂酸镁的加入量也会影响片剂硬度。

2. 工艺原因

如果药物在干燥时烘烤过，结晶水含量低会导致颗粒间的黏性差；颗粒的粒径分布不均匀；加入硬脂酸镁后混合过度，容易压不硬；压片机的压力、转速、压片机质量以及原料本身的特性等。

对于中药片剂，影响硬度的因素主要是药粉的性质和生药粉与浸膏粉的比例，黏合剂和湿润剂的选择和用量，制粒时颗粒的粒度和含水量的比例，压片机压力的大小等。

片剂脆碎度检查
（视频）

活动 2　片剂脆碎度检查

一、预备工作

（1）电子天平插上电源，打开电源开关，预热 20min。
（2）学习使用片剂脆碎度仪。
（3）条件准备：
①仪器与用具：电子天平、毛刷、圆头镊子、培养皿、电吹风、计算器等。
②药品与试剂：片剂供试品。

二、开展工作

（1）检品信息登记。
（2）戴上白手套，将空培养皿放置在天平上，天平清零备用。
（3）片重预称重：打开待检样品的外包装，用圆头镊子夹取 1 粒药片，置于电子天平上称重。
（4）取样片：片重 0.65g 以下者取若干片，使其总重量约为 6.5g；片重大于或等于 0.65g 者取 10 片。
（5）用吹风机吹去待测片表面脱落的粉末，称重，记录总质量后将其放置于脆碎仪侧面轮鼓内。
（6）脆碎度测定仪接通电源，打开仪器电源开关。仪器默认运行参数为 4min 或转动 100 次。使用前需要确认，否则需设定为上述参数。
（7）启动脆碎仪，转动 4min 或 100 次后，取出片剂，用吹风机吹去粉末称量，并记录总重量。
（8）结果处理
①检查是否有断裂、龟裂及粉碎的片剂，并做记录。
②根据已有记录数据，依据公式，求得减失重量。

$$减失重量/\% = \frac{检测前总重 - 检测后总重}{检测前总重} \times 100\%$$

三、结束工作

（1）所有测试完成后，关闭仪器开关。
（2）用毛刷清除仪器轮鼓内粉末，并盖好鼓盖。
（3）填写《仪器使用记录》。

注意事项

（1）供试品的形状或大小使片剂在圆筒中形成不规则滚动时，可调节圆筒的底座，使与桌面成约10°角，如图5-1-3所示，使试验时片剂不再聚集，能顺利下落。

（2）对易吸湿的片剂如泡腾片、口嚼片等，操作时质检室的相对湿度应控制在40%以下。

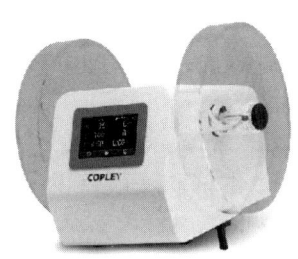

图5-1-3　脆碎度仪（倾斜10°角）

（3）对于形状或大小在圆筒中形成严重不规则流动或特殊工艺生产的片剂，不适合本法检查，可不进行脆碎度检查。

知识储备

片剂脆碎度指的是片剂受到震动或摩擦之后引起的破碎程度。脆碎度反映片剂的抗磨损震动能力，也是片剂生产和质量控制中检查的重要项目，通常被用来评估片剂的质量稳定性、药效持久性和口服过程中的舒适性和易于吞咽的能力。

一、片剂脆碎度检查法

片剂脆碎度检查法是一种用于评估片剂脆碎情况和物理强度的检验方法。收载于《中国药典》（2020年版）第四部。

1. 仪器装置

片剂脆碎度检查通常用转鼓式脆碎度测定仪（图5-1-3）测定，该设备通常包括电动机、转轴以及一个带有圆筒（也称为轮鼓，如图5-1-4所示）的测试系统。

2. 检查法

片重为0.65g或以下者取若干片，使其总重约为6.5g；片重大于0.65g者取10片。用吹风机吹去脱落的粉末，精密称重，置圆

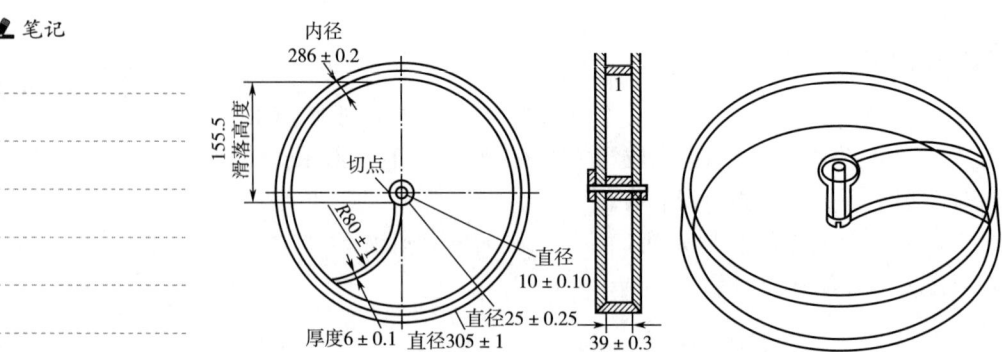

图 5-1-4 脆碎度仪轮鼓示意图（单位：mm）

筒中，转动 100 次。取出，同法除去粉末，精密称重，且不得检出断裂、龟裂及粉碎的片。本试验一般仅做 1 次。减失重量不得过 1%，如减失重量超过 1% 时，应复检 2 次，3 次的平均减失重量不得过 1%，并不得检出断裂、龟裂及粉碎的片。

二、片剂脆碎度与硬度的关系

片剂脆碎度与硬度对于片剂的吸收、药效和稳定性都有显著影响。通过这些检查，可以确保片剂的质量和安全性，从而保障患者的用药安全和治疗效果。片剂脆碎度与硬度相互关系见表 5-1-1。

表 5-1-1 片剂脆碎度与硬度的相互关系

项目	脆碎度	硬度
定义	脆碎度是指片剂经过震荡、碰撞而引起的破碎程度	硬度是指片剂在压制过程中所受到的压力大小
检测仪器	脆碎度仪	硬度仪
测定方法	在一定的转速，一定时间内根据片剂掉落粉末的质量和放进去的片剂总质量的比值来计算减失量	将片剂放于两个探头之间，沿片剂直径方向加压，测定使其破碎所需之力
判定标准	减失量不得过 1%，且不得检出断裂、龟裂及粉碎的片	用牛顿（N）或千克（kg）表示，不同类型片剂硬度范围不同。药典无具体规定
适用范围	非包衣片	大多数片剂
影响因素	主要受粉末性质和填料种类影响	受制剂和过程的多种因影响
这两个指标主要在药典的制剂通则中出现，在各论下无具体规定。脆碎度主要考察片剂表面各个方向作用力对片剂的破坏程度，而硬度考察是片剂承受径向压力的能力。两者考察的角度不同，因此硬度好不等于脆碎度就好，两者无绝对关系		

模块五 药物制剂检查技术

任务数据记录

表 5-1-2 所示为药品硬度检验原始记录表示例,表 5-1-3 所示为片剂脆碎度检验原始记录表示例。

表 5-1-2 ×××药品检验所 硬度检验原始记录表

日期: 　　　　　　　　温度(℃): 　　　湿度(%):

检品名称			检品编号		
批　号			效　期		
生产厂家					
检验依据					
仪器信息	名称: 　　　　　　型号: 　　　　　　编号: 使用前状态: 　　　　　　使用后状态:				
试剂和材料					
操作					
检验结果					
外观				□合格　　□不合格	
序号	硬度/N	序号	硬度/N	序号	硬度/N
1		4		7	
2		5		8	
3		6		9	
标准规定:					
结　论: □符合规定　　□不符合规定					

检验者: 　　　　　　　　　　　　　　　复核者:
日　期: 　　　　　　　　　　　　　　　日　期:

229

表 5-1-3　×××药品检验所　片剂脆碎度检验原始记录表

日期：　　　　　　　　　温度（℃）：　　　　湿度（%）：

检品名称		检品编号	
批　　号		效　　期	
生产厂家			
检验依据			
仪器信息	名称：　　　　　型号：　　　　　编号： 使用前状态：　　　　　使用后状态：		
试剂和材料			
操作			

检验结果					
外观				□合格　□不合格	
检测前	检测后	减重	脆碎度	断裂、龟裂及粉碎片	
g	g	g	%	□有	□无

标准规定：

结　论：　□符合规定　　□不符合规定

检验者：　　　　　　　　　　　　　　　　　　复核者：
日　期：　　　　　　　　　　　　　　　　　　日　期：

任务评价

任务一评价表见表 5-1-4。

表 5-1-4　任务评价表

班级：　　　　　组号：　　　　　姓名：　　　　　日期：

评价指标	评价内容	分值	分数评定	
			小组自评	教师评价
信息检索	能有效利用网络、图书资源、工作手册查找有用的相关信息等	5		
	能用自己的语言有条理地去理解、表述所学知识	5		
	能将查到的信息有效地传递到工作中	5		
参与态度	能与教师、同学之间保持多向、丰富、适宜的信息交流	5		
	探究式学习、自主学习不流于形式，能处理好合作学习和独立思考的关系，做到有效学习	5		
	能提出有意义的问题或能发表个人见解；能按要求正确操作；能够倾听别人意见、协作共享	5		
	能积极主动参与任务活动，吃苦耐劳，崇尚劳动光荣，技能宝贵	5		
	能在任务活动实施过程中不断学习，综合运用信息能力得到提高	5		
	能发现问题、提出问题、分析问题、解决问题、创新问题	5		
工作过程	清楚片剂常规检查项目	5		
	理解片剂硬度与脆碎度的概念及检查意义	5		
	能正确使用片剂硬度仪和片剂脆碎度仪	15		
	能按照片剂脆碎度检查法的操作规范，进行片剂脆碎度检查，并得出正确检验结果	10		
	能正确规范进行原始记录和检验报告单的撰写	10		
自我评价	能严肃认真地对待自评、并能独立完成自测题	5		
	按时按质完成工作任务；较好地掌握专业知识点；具有较强的实践能力	5		
总评（自我评价占 10%，小组自评占 40%，教师评价占 50%）		100		

注：本表中小组自评是指组内成员共同对本小组成员分别进行评价；教师评价是指教师对小组整体进行评价，评价得分代表小组内所有成员成绩。

参考答案
（文本）

🧠 习题与思考

一、单选题

1. 脆碎度的检查适用于（　　）。
   A. 糖衣片　　B. 肠溶衣片　　C. 包衣片　　D. 非包衣片
2. 下列不是胶囊剂的质量检查项目的是（　　）。
   A. 崩解时限　B. 溶出度　　C. 装量差异　　D. 硬度
3. 脆碎度仪测定片剂脆碎度时，关于转动参数说法错误的是（　　）。
   A. 转速固定在 25r/min
   B. 转速可调节，但总转数为 100
   C. 转动时间恒定为 4min
   D. 不同脆碎度仪的参数设定都是一样的
4. 硬度与脆碎度反映片剂的哪种特性（　　）。
   A. 有效性　　B. 易机械化　　C. 压缩成型性　　D. 含量均匀
5. 药典规定片剂的脆碎度检查，取样不正确的是（　　）。
   A. 片重等于 0.65g 取样 10 片
   B. 片重大于 0.65g 取样 10 片
   C. 片重小于 0.65g 者取若干片使总重量为 6.5g
   D. 片重大于 0.65g 者取若干片使总重量为 6.5g
6. 药典规定片剂的脆碎度检查减失重量不得超过（　　）。
   A. 1%　　B. 2%　　C. 3%　　D. 4%
7. 脆碎度检查结果判定正确的是（　　）。
   A. 减失的重量不得超过 1%，并不得检出断裂、龟裂及粉碎的药片
   B. 减失的重量不得超过 0.1%，并不得检出断裂、龟裂及粉碎的药片
   C. 减失的重量不得超过 2%，并不得检出断裂、龟裂及粉碎的药片
   D. 减失的重量不得超 0.2%，并不得检出断裂、龟裂及粉碎的药片
8. 脆碎度检查规定供试品在脆碎度仪转鼓内转动的次数为（　　）。
   A. 50 转　　B. 100 转　　C. 150 转　　D. 200 转
9. 根据《中国药典》（2020 年版）"片剂"制剂通则项下规定，下面哪个片剂品种无需进行片剂脆碎度检查（　　）。

A. 甲硝唑片 B. 青蒿素哌喹片（薄膜衣片）
C. 对乙酰氨基酚片 D. 阿司匹林片
10. 片剂硬度不够，运输时出现散碎的现象称为（　　）。
A. 裂片　　B. 重差异超限　C. 黏冲　　　D. 松片
11. 片剂成型性的检查指标是（　　）。
A. 片重差异 B. 硬度和脆碎度
C. 崩解度 D. 溶出度或释放度
12. 需要进行硬度检查的剂型是（　　）。
A. 栓剂　　B. 片剂　　　C. 胶囊剂　　D. 颗粒剂

二、判断题

1. 片剂硬度的测定是药品生产企业为了保证片剂质量而规定的内部测定项目。（　　）

2. 某片剂进行脆碎度检查，检查后，脆碎度为0.52%，有1片发生断裂，此片剂脆碎度检查合格。（　　）

3. 片剂脆碎度检查法用于检查非包衣片的脆碎情况及其他物理强度。（　　）

4. 《中国药典》（2020年版）对片剂的外观性状、片重差异、硬度、脆碎度、崩解时限等检测项目均有详细的规定。（　　）

5. 片剂脆碎度检查时，只要减失重量不超过1%，即为合格。（　　）

6. 片剂的硬度，不仅影响到包装和运输片剂的完整，而且对主药的溶出速率有影响。（　　）

7. 片剂硬度计、片剂四用测定仪都可以定量测定片剂的硬度。（　　）

8. 药品生产企业要定期进行片剂硬度的质量检测，确保片剂硬度符合标准，从而保证片剂的药效。（　　）

三、简答题

片剂质量检查一般进行哪些项目检查？

任务二 重（装）量差异检查

任务描述

重量、装量差异是指药物制剂以衡量法测得每片（粒、瓶）的重（装）量与平均重（装）量或标示重（装）量之间的差异程度。检查目的是为了保证用药剂量的准确，控制制剂单体主药含量的均匀度。所以凡规定检查含量均匀度的制剂，不再检查重量、装量差异。重量差异检查主要用于片剂、栓剂、丸剂、膜剂、单剂量包装的干混悬剂以及眼、耳、鼻用的固体制剂，测定方法基本一样。装量差异检查用于注射剂中的无菌粉末、胶囊剂、单剂量瓶装或安瓿装植入剂、胶囊型或泡囊型粉末剂、单剂量喷雾剂以及单剂量包装的散剂、颗粒剂，测定方法基本一样。主要区别是供试品数量和重（装）量差异限度不同，见表5-2-1。

表5-2-1 主要剂型重量（装量）差异限度

剂型	供试品数量	平均重（装）量	重（装）量差异限度
片剂	20	0.30g 以下 0.30g 或 0.30g 以上	±7.5% ±5%
栓剂	10	1.0g 及 1.0g 以下 1.0g 以上至 3.0g 3.0g 以上	±10% ±7.5% ±5%
滴丸剂	20	0.03g 及 0.03g 以下 0.03g 以上至 0.1g 0.1g 以上至 0.3g 0.3g 以上	±15% ±12% ±10% ±7.5%
膜剂	20	0.02g 及 0.02g 以下 0.02g 以上至 0.20g 0.20g 以上	±15% ±10% ±7.5%
注射用无菌粉末/植入剂	5	0.05g 及 0.05g 以下 0.05g 以上至 0.15g 0.15g 以上至 0.50g 0.50g 以上	±15% ±10% ±7% ±5%

续表

剂型	供试品数量	平均重（装）量	重（装）量差异限度
胶囊剂（化药）/喷雾剂	20	0.3g 以下 0.3g 或 0.3g 以上	±10% ±7.5%
颗粒剂	10	1.0g 及 1.0g 以下 1.0g 以上至 1.5g 1.5g 以上至 6.0g 6.0g 以上	±10% ±8% ±7% ±5%
散剂 （中药、化学药）	10	0.1g 及 0.1g 以下 0.1g 以上至 0.5g 0.5g 以上至 1.5g 1.5g 以上至 6.0g 6.0g 以上	±15% ±10% ±8% ±7% ±5%

任务学习目标

（1）掌握重量差异、装量差异等概念。
（2）熟练掌握电子天平的操作使用。
（3）掌握重量（装量）差异范围的计算方法。
（4）掌握各种制剂的重量（装量）差异检查方法。
（5）学会准确判定重量（装量）差异检查结果。
（6）了解产生片重差异的原因。

工作过程

1. 明晰任务流程

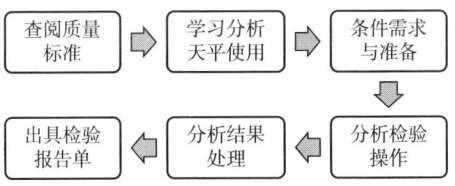

2. 任务重点分析

（1）重量（装量）差异检查方法。
（2）重量（装量）差异范围的计算。

3. 条件需求与准备

(1)《中国药典》(2020 年版)。

(2) 分析天平。

(3) 重(装)量差异检查标准操作规程。

(4) 药品与用具。

活动 1　学习重(装)量差异范围的计算

制剂重(装)量差异计算有两种方法。

一种是先求出制剂的平均重量(装量),再按规定的重量差异限度,求出允许重(装)量范围,然后把每个制剂的重量与此范围进行比较,来判定检品是否合格。

$$重(装)量范围 = \overline{m} \pm \overline{m} \times 重(装)量差异限度$$

式中　$\overline{m}$——制剂的平均重量(装量),g。

【实例】烟酸片的重量差异检查:取烟酸片 20 片,按照重量差异法检查其重量差异,结果如下:

20 片总重:1.8611g

20 片的重量分别为:0.0907g,0.0940g,0.0960g,0.0938g,0.0941g,0.0980g,0.0935g,0.0921g,0.0923g,0.0880g,0.0956g,0.0926g,0.0935g,0.0883g,0.0933g,0.0884g,0.0966g,0.0912g,0.0946g,0.0936g。

解:

(1) 计算平均片重。

$$\overline{m} = 1.8611/20 = 0.09305g$$

(2) 根据《中国药典》(2020 年版)规定的片剂重量差异限度为±7.5%,计算片剂重量差异限度允许范围:

$$重(装)量范围 = 0.09305 \pm 0.09305 \times 7.5\% = 0.08607 \sim 0.10003g$$

(3) 逐一进行每片重量与限度允许范围比较,都在允许片重范围。

结果判定:符合规定。

另一种是先把最重与最轻的制剂与平均重量比较,计算最大正和负的重(装)差量异限度,如果最大正和负的重(装)差量异限度都在标准规定的限度内,其余每个制剂则不必一一计算;如果超限,则再计算次大正或负的重(装)量差异限度,来判定检品是否合格。

$$重量差异限度 = [(m_i - \overline{m})/\overline{m}] \times 100\%$$

式中 m_i——单个制剂的重量，g；

$\overline{m}$——制剂的平均重量（装量），g。

【实例】布洛芬片的重量差异检查：取布洛芬片 20 片，按照重量差异法检查其重量差异，结果如下：

测定数据：20 片总重 4.0365g，每片重量测定数据见表 5-2-2。

片剂重量差异检查（视频）

表 5-2-2　单片重量测定数据　　　　单位：g

0.2102	0.1999	0.1999	0.2036	0.2015
0.2105	0.1989	0.2015	0.1998	0.1997
0.1987	0.1812	0.2011	0.2115	0.1897
0.2101	0.2001	0.2012	0.1976	0.2126

解：

（1）计算平均片重。

$$\overline{m} = 4.0356/20 = 0.20178 \approx 0.2018\text{g}$$

（2）对各单片重量排序，找出最大值为：0.2126，最小值为：0.1812。

（3）计算最大值与最小值的重量差异限度

重量差异限度 = [（0.2126-0.2018）/0.2018]×100% ≈ 5.4%

重量差异限度 = [（0.1812-0.2018）/0.2018]×100% ≈ -10.2%

（4）根据《中国药典》（2020 年版）规定的片剂重量差异限度为±7.5%，判定最小值 0.1812 超出限度范围。需计算次小值 0.1897 的重量差异限度。

重量差异限度 = [（0.1897-0.2018）/0.2018]×100% ≈ -6.0%

（5）根据计算结果，可知上述 20 片中只有 1 片超出限度范围，超出限度 2.7%，未超出限度 1 倍。

结果判定：符合规定。

活动 2　片剂重量差异检查

一、预备工作

（1）电子分析天平开机预热 30min。

注意：感量 0.1mg（适用于平均片重 0.3g 以下的片剂）；感量 1mg（适用于平均片重 0.30g 或 0.30g 以上的片剂）

（2）查阅药品质量标准。

(3) 条件准备：

①仪器与用具：分析天平、毛刷、扁形称量瓶、圆头镊子、计算器等。

②药品与试剂：片剂供试品。

二、开展工作

(1) 检品信息登记。

(2) 打开供试品外包装，取 20 片，倒入称量瓶中，精密称定 20 片的总质量，记录数据。

(3) 使用镊子依次从称量瓶中取出一片供试品，使用减量法，精密称定每一片重量，记录数据。

(4) 依此操作，得到 20 片的单片质量。

(5) 结果处理

①根据已有记录数据，求得平均片重。

②查阅《中国药典》（2020 年版），查出重量差异限度，依据公式计算出重量差异限度范围。

$$低限量 = \bar{m} - \bar{m} \times 重量差异限度$$
$$高限量 = \bar{m} + \bar{m} \times 重量差异限度$$
$$低限量 = \bar{m} - \bar{m} \times 重量差异限度 \times 2$$
$$高限量 = \bar{m} + \bar{m} \times 重量差异限度 \times 2$$

式中 $\bar{m}$——制剂的平均重量，g。

(6) 结果判定

①每片重量与平均片重相比较（凡无含量测定的片剂，每片重量应与标示片重比较），均未超出重量差异限度；或超出重量差异限度的药片不多于 2 片，且均未超出限度 1 倍；均判为符合规定。

②每片重量与平均片重相比较，超出重量差异限度的药片多于 2 片；或超出重量差异限度的药片虽不多于 2 片，但其中 1 片超出限度的 1 倍；均判为不符合规定。

三、结束工作

(1) 所有测试完成后，关闭仪器开关。

(2) 用毛刷清扫分析天平盘面。

(3) 整理实验台面，填写《仪器使用记录》。

注意事项

（1）糖衣片的片芯应检查重量差异并符合规定，包糖衣后不再检查重量差异。薄膜衣片应在包薄膜衣后检查重量差异并符合规定。

（2）凡规定检查含量均匀度的片剂，一般不再进行重量差异检查。

（3）重量差异检查时，在称量前后，均应仔细查对供试品数量。操作过程中应避免用手直接接触供试品，用圆头镊子拿取药品。已取出的药品，不得再放回到供试品原包装容器内。

（4）遇有检出超出重量差异限度的供试品，宜另用容器保存，供必要时复核用。

活动3　注射用无菌粉末装量差异检查

一、预备工作

（1）电子分析天平开机预热30min。

（2）查阅药品质量标准。

（3）条件准备：

①仪器与用具：分析天平、毛刷、酒精棉、称量皿、干燥器、计算器等。

②药品与试剂：注射用无菌粉末供试品、无水乙醇等。

二、正常工作

（1）检品信息登记。

（2）另有规定外，取供试品5瓶（支），除去瓶签（纸标签可用水润湿后除去纸屑；直接印在玻璃上的油印标签可用有机溶剂擦除字迹）

（3）容器外壁用乙醇擦净，置干燥器中1~2h，待干燥后除去铝盖，分别编号，依次放于搪瓷托盘固定位置。

（4）轻叩橡胶塞或安瓿颈部，使上面附着的粉末全部落下，小心开启容器，分别迅速精密称定每瓶（支）重量。

（5）倒出内容物，容器用水、乙醇洗净，依次放回原来的位置，在适当条件干燥后，依次分别精密称定每个容器的重量。

（6）结果处理：

硬胶囊装量差异检查（视频）

①根据已有记录数据，可求出每1瓶（支）的装量和平均装量。

②查阅《中国药典》（2020年版），查出装量差异限度，依据公式计算出允许装量范围。

（7）结果判定　符合以下情况判定为"符合规定"，否则判定为"不符合规定"。

①每瓶（支）装量均未超出允许装量范围；

②其装量差异均未超出规定限度；

③初试结果如果只有1瓶（支）装量差异超出装量差异限度，应另取10瓶（支）复试，复试结果每瓶（支）装量均未超出允许装量范围。

三、结束工作

（1）所有测试完成后，关闭仪器开关。

（2）用毛刷清扫分析天平盘面。

（3）整理实验台面，填写《仪器使用记录》。

注意事项

（1）开启安瓿装供试品时，应注意避免玻璃屑落入瓶中或药粉溅失；开启橡胶塞铝盖玻璃瓶装供试品时，应先稍稍打开胶塞，使内外气压平衡，再盖上胶塞称重。

（2）用水、乙醇洗涤空瓶时，注意不要洗去瓶身上的编号，以免影响称量结果，并且将空瓶与原橡胶塞（或折下的瓶颈）配对放原固定位置。

（3）空容器的干燥，一般可于60~70℃加热1~2h，也可在干燥器中干燥较长时间。

（4）称量空瓶时注意瓶身与橡胶塞（或折下的瓶颈）的配对。

知识储备

片重差异产生的原因

片剂的重量差异是压片过程中比较常见的问题，每一个压片过程都是为了生产出重量恒定的片剂。造成这个问题的实际原因是缺乏足够快的称重系统来称重或计量每个药片规定的重量，这是不可能实现的。每片压片的重量由定量的粉末进入模具，然后这种粉末被上下冲头加压压制成片剂，这意味着片重由模具的体积决定，但质量标准要求的却是每片的重量。因此，由于粉末材料密度的变化和模具的腔室填充不均匀，在一定范围内的片重差异变化是非常正常的。

药典规定了片重差异变化的可接受水平，如果片重差异变化太大，每片药片中的活性成分含量影响用药的安全性和有效性。因此，必须使压片的粉末能在模具中快速和均匀地进入冲模腔。而好的流动特性是非常重要的一个因素，这就是为什么压片前往往需要进行制粒工艺，以便使压片物料比一般简单的物理混合物有更好的流动特性。粉末的粒径分布应当有一定的范围，并且必须防止粉末成分在流动过程中的分离，例如由于进料容器中的振动而有可能发生的分离。在这种情况下，给进料系统配置机械式强制下料装置比较好。另一个办法就是制备的混合颗粒中最大的颗粒不应超过模具直径的20%。制粒岗位制备的颗粒不应产生更大的颗粒；如有必要，必须进行进一步的整粒工艺，以除去过大的颗粒和过多的细粉。

物料流动性不好的缺陷有时也可以通过强制填充来改善。通常，在模具到达填充单元区域之前，下冲头已经被拉下。这意味着材料只有在重力作用下才会掉进模具，如果在强制填充的情况下，下冲头与模具台齐平。下冲头向下拉至其目标位置，仅在填充装置下方，材料被强制填充入模具，这样即使流动性不好的颗粒也可以适合较高速度的压片。也可以通过以下措施解决。

（1）颗粒流动性不好，流入模孔的颗粒量时多时少，引起片重差异过大，应重新制粒或加入较好的助流剂如微粉硅胶等，改善颗粒流动性。

（2）颗粒内的细粉太多或颗粒的大小悬殊，致使流入模孔内的物料时重时轻，应除去过多的细粉或重新制粒。

（3）加料斗内的颗粒时多时少，造成加料的重量波动也会引起片重差异超限，所以应保持加料斗内始终有1/3量以上的颗粒。

（4）冲头与模孔吻合性不好，例如下冲外周与模孔壁之间漏下较多药粉，致使下冲发生"涩冲"现象，必然造成物料填充不足，对此应更换冲头、模圈。

任务数据记录

表5-2-3所示为药品重（装）量差异检查原始记录表示例。

表 5-2-3　×××药品检验所　重（装）量差异检查原始记录表

日期：　　　　　　　　　温度（℃）：　　　湿度（%）：

检品编号			检品名称	
批　　号			效　　期	
生产厂家				
检验依据				
仪器信息	名称：　　　　　型号：　　　　　　编号： 使用前状态：　　　　　使用后状态：			
试剂和材料				
操作				
检验结果				

	片/粒总重/g		平均片/粒重/g	
每片/粒重/g	1	6	11	16
	2	7	12	17
	3	8	13	18
	4	9	14	19
	5	10	15	20

重（装）量差异限度/%	
允许重（装）量范围/g	

结果：_____片中超出限度范围的有_____片，其中有_____超出限度1倍。

结论：　□符合规定　　□不符合规定

检验者：　　　　　　　　　　　　　　　　复核者：
日　期：　　　　　　　　　　　　　　　　日　期：

任务评价

任务二评价表见表 5-2-4。

表 5-2-4 任务评价表

班级：　　　　　组号：　　　　姓名：　　　　日期：

评价指标	评价内容	分值	分数评定	
			小组自评	教师评价
信息检索	能有效利用网络、图书资源、工作手册查找有用的相关信息等	5		
	能用自己的语言有条理地去理解、表述所学知识	5		
	能将查到的信息有效地传递到工作中	5		
参与态度	能与教师、同学之间保持多向、丰富、适宜的信息交流	5		
	探究式学习、自主学习不流于形式，能处理好合作学习和独立思考的关系，做到有效学习	5		
	能提出有意义的问题或能发表个人见解；能按要求正确操作；能够倾听别人意见、协作共享	5		
	能积极主动参与任务活动，吃苦耐劳，崇尚劳动光荣，技能宝贵	5		
	能在任务活动实施过程中不断学习，综合运用信息能力得到提高	5		
	能发现问题、提出问题、分析问题、解决问题、创新问题	5		
工作过程	熟练掌握分析天平的操作技能	10		
	能正确计算重（装）差异限度范围	10		
	能正确运用有效数字修约、运算规则	5		
	能正确判定重（装）差异检查结果	5		
	能独立进行重（装）量差异检查	10		
	能正确规范进行原始记录和检验报告单的撰写	5		
自我评价	能严肃认真地对待自评，并能独立完成自测题	5		
	按时按质完成工作任务；较好地掌握专业知识点；具有较强的实践能力	5		
总评（自我评价占 10%，小组自评占 40%，教师评价占 50%）		100		

注：本表中小组自评是指组内成员共同对本小组成员分别进行评价；教师评价是指教师对小组整体进行评价，评价得分代表小组内所有成员成绩。

最低装量检查法（微课）

能力拓展

最低装量检查法

最低装量检查法适用于固体、半固体和液体制剂，检查法分为重量法和容量法。不同规格、剂型最低装量要求见表5-2-5。除制剂通则中规定检查重（装）量差异的制剂及放射性药品外，应按如下方法检查。

一、检查方法与操作

1. 重量法（适用于标示装量以重量计的制剂）

除另有规定外，取供试品5个（50g以上者3个），除去外盖和标签，容器外壁用适宜的方法清洁并干燥，分别精密称定重量，除去内容物，容器用适宜的溶剂洗净并干燥，再分别精密称定空容器的重量，求出每个容器内容物的装量与平均装量。

2. 容量法（适用于标示装量以容量计的制剂）

除另有规定外，取供试品5个（50mL以上者3个），开启时注意避免损失，将内容物转移至预经标化的干燥量入式量筒中（量具的大小应使待测体积至少占其额定体积的40%），黏稠液体倾出后，除另有规定外，将容器倒置15min，尽量倾净。2mL及以下者用预经标化的干燥量入式注射器抽尽。读出每个容器内容物的装量，并求其平均装量。

表5-2-5 不同规格、剂型最低装量要求

标示装量	注射液及注射用浓溶液		口服及外用固体、半固体、液体；黏稠液体	
	平均装量	每个容器装量	平均装量	每个容器装量
20（mL）以下	—	—	不少于标示装量	不少于标示装量93%
20（mL）至50（mL）	—	—	不少于标示装量	不少于标示装量95%
50（mL）以上	不少于标示装量	不少于标示装量97%	不少于标示装量	不少于标示装量97%

二、数据记录与处理

（1）记录室温、标示装量、仪器及其规格，每个容器内容物

读数,或每个供试品重量及其自身空容器重量以及每个容器装量。

(2)每个容器装量之和除以5(或3),即得平均装量。

(3)按标示装量计算出平均装量与每个容器装量相当于标示装量的百分率,结果取3位有效数字。

三、结果判定

参考答案（文本）

将试验结果与上表中规定比较。符合以下情况判定为"符合规定",否则判为"不符合规定"。

(1)每个容器的装量百分率不少于允许最低装量百分率,且平均装量百分率不少于标示装量百分率。

(2)仅有一个容器的装量不符合规定,则另取5个(50mL以上者3个)复试,复试结果全部符合规定。

四、注意事项

(1)对于以容量计的小规格标示装量剂,可改用重量法或按品种项下的规定方法检查。

(2)平均装量与每个容器装量(按标示装量计算百分率),取三位有效数字进行结果判断。

(3)开启瓶盖时,应注意避免损失。

(4)所用注射器或量筒必须干净、干燥并经定期检定。

(5)所用量具其最大刻度值与供试品的标示装量一致,或不超过标示装量的2倍。

习题与思考

一、单选题

1. 检查片剂重量差异一般应取片剂的数量为（　　）。
A. 10　　　　B. 6　　　　C. 20　　　　D. 30

2. 片剂的重量差异规定,超出重量差异限度的片剂数量不得多于（　　）。
A. 1片　　　B. 2片　　　C. 3片　　　D. 4片

3. 0.30g或0.3g以上片剂重量差异限度应为（　　）。
A. ±0.5%　　B. ±7.5%　　C. ±5.0%　　D. 5.0%

4. 凡检查含量均匀度的制剂不再检查（　　）。
A. 崩解时限　　　　　　B. 重(装)量差异
C. 溶出度　　　　　　　D. 主药含量

5. 最低装量检查法中所用注射器或量筒的最大刻度值应与供试品的标装量一致，或使待测体积至少占额定体积的（　　）。

A. 40%　　　B. 30%　　　C. 20%　　　D. 10%

6. 最低装量检查，取样量50g（mL）以上者应取（　　）个。

A. 6　　　B. 3　　　C. 2　　　D. 1

7. 注射液及注射用浓溶液的初试结果判定：50g（mL）以上平均装量应不少于标示装量，每个容器应不少于标示装量的（　　）%。

A. 80　　　B. 96　　　C. 97　　　D. 95

8. 最低装量检查法的结果判断应取（　　）位有效数字。

A. 二　　　B. 五　　　C. 四　　　D. 三

9. （　　）mL及以下者用预经标化的干燥量入式注射器抽尽。

A. 5　　　B. 4　　　C. 2　　　D. 3

10. 每粒胶囊装量与平均装量差异程度检查是检查胶囊剂的（　　）。

A. 溶出度　　　　　　B. 装量差异

C. 崩解时限　　　　　D. 不溶性微粒

11. 糖衣片和肠溶衣片的重量差异检查方法（　　）。

A. 与普通片一样

B. 取普通片的2倍量进行检查

C. 在包衣前检查片芯的重量差异，包衣后再检查一次

D. 在包衣前检查片芯的重量差异，合格后包衣，包衣后不再检查

12. 平均片重<0.30g的片剂选用感量（　　）mg的分析天平。

A. 1　　　B. 0.1　　　C. 0.01　　　D. 0.2

13. 以下（　　）剂型不需要做重量差异检查。

A. 片剂　　　B. 丸剂　　　C. 胶囊剂　　　D. 栓剂

二、多选题

1. 按《中国药典》（2020年版）规定进行片剂重量差异检查，正确的说法是（　　）。

A. 超出重量差异限度的药片不得多于2片

B. 不得有2片超出限度的1倍

C. 凡规定检查含量均匀度的片剂，可不进行重量差异检查

D. 薄膜衣片在包衣后检查重量差异

2. 《中国药典》(2020 年版) 中最低装量检查法包括: (   )。
   A. 重量法   B. 容量法
   C. 灯检法 (目视法)   D. 光散射法 (仪器法)

3. 最低装量检查法中去除标签的方法通常有 (   ) 等,需要检验者依标签粘贴类型确定。
   A. 直撕   B. 水浸泡
   C. 乙醇浸泡   D. 电吹风加热

4. 最低装量检查时,应记录 (   )。
   A. 室温、标示装量
   B. 使用仪器及其规格
   C. 每个容器内容物读数 (mL)
   D. 每个供试品重量及其自身空容器重量及每个容器装量

5. 最低装量检查法适用于检查的制剂有: (   )。
   A. 标示装量为 50 (g) mL 以上的注射液及注射用浓溶液
   B. 装量以重量标示的多剂量包装软膏剂、乳膏剂、糊剂
   C. 多剂量包装鼻用制剂
   D. 多剂量包装的口服溶液剂、口服混悬剂、口服乳剂

6. 最低装量检查法的注意事项包括 (   )。
   A. 开启瓶盖时,应注意避免损失
   B. 每个供试品的两次称量中,应注意编号顺序和容器的对号
   C. 供试品如为混悬液,应充分摇匀后再做装量检查
   D. 呈负压或真空状态的供试品,应在称重前释放真空,恢复常压后再做装量检查

7. 检查胶丸装量差异时需选用 (   )。
   A. 分析天平   B. 平头镊
   C. 乙醚   D. 注射器及针头

三、判断题

1. 重量差异系指以称重法测定每片的片重与平均片重之间的差异程度。(   )

2. 凡规定检查含量均匀度的片剂,可不进行重量差异的检查。(   )

3. 片剂重量差异检查中,超出重量差异限度的供试品 2 片 (粒),但均未超出限度 1 倍,判定为符合规定。(   )

4. 糖衣片、薄膜衣片均应在包衣前检查片芯的重量差异,符合规定后方可包衣。包衣后再次检查重量差异。(   )

5. 由于不干胶标签较难去除,在装量测定时,可残留少许,

不影响称重。( )

6. 呈负压或真空状态的供试品,可在真空状态下做装量检查。( )

7. 混悬液型药品应充分摇匀再做装量检查。( )

8. 最低装量检查法中的"去除外盖和标签",是为了除去在倾倒内容物过程中可能影响重量的因素。( )

任务三　崩解时限检查

初识崩解时限（视频）

任务描述

崩解时限检查适用于片剂（包括普通片、薄膜衣片、糖衣片、肠溶衣片、含片、舌下片、可溶片及泡腾片）、胶囊剂（包括硬胶囊剂、软胶囊剂及肠溶胶囊剂）以及滴丸剂的溶散时限检查。凡规定检查溶出度、释放度或融变时限的制剂，不再进行崩解时限的检查。片剂、胶囊剂以及滴丸剂（滴丸剂中不含崩解剂，故在水中不是崩解而是逐渐溶散）口服后，需经崩散、溶解，才能为机体吸收而达到治疗目的。为控制产品的质量，保证疗效，《中国药典》（2020年版）规定本检查项目。本检查法中所称"崩解"，系指固体制剂于规定条件下在检查时限内全部崩解、溶散或成碎粒，除不溶性包衣材料或破碎的胶囊壳外，应全部通过筛网。如有少量不能通过筛网，但已软化或轻质上浮且无硬芯者，可作符合规定论。

任务学习目标

（1）掌握崩解、崩解时限等概念。
（2）熟悉升降的金属支架上下移动距离和往返频率。
（3）熟悉崩解仪的基本组成部分。
（4）掌握不同制剂崩解时限要求。
（5）学会各类崩解介质的配制及升降式崩解仪的操作使用。

工作过程

1. 明晰任务流程

查阅质量标准 → 学习崩解仪使用 → 条件需求与准备 ↓
出具检验报告单 ← 分析结果处理 ← 分析检验操作

2. 任务重难点分析

（1）崩解时限检查法。

（2）崩解仪的操作使用。

3. 条件需求与准备

（1）《中国药典》（2020年版）。

（2）升降式崩解仪。

（3）升降式崩解仪使用说明书。

（4）试剂与用具。

活动1　认识崩解仪

升降式崩解仪有各种型号，外形也略有差异，如图5-3-1所示。

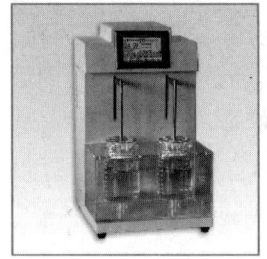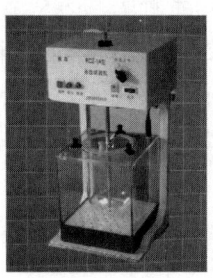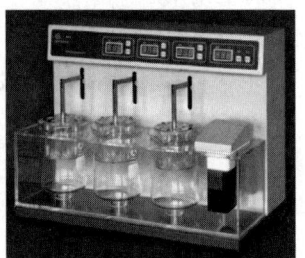

图5-3-1　升降式崩解仪

各种型号的崩解仪均由水箱、加热装置、控温装置、金属支架、吊篮（附挡板）、控制面板几部分组成，如图5-3-2所示。

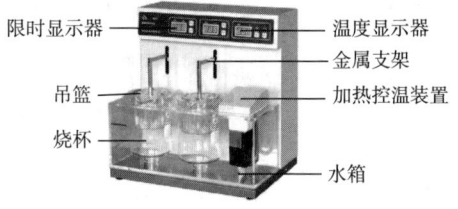

图5-3-2　升降式崩解仪组成

知识储备

升降式崩解仪主要结构为一能升降的金属支架与下端镶有筛网

的吊篮,并附有挡板。

升降的金属支架上下移动距离为 55mm±2mm,往返频率为每分钟 30~32 次。

(1) 吊篮　玻璃管 6 根,管长 77.5mm±2.5mm;内径 21.5mm,壁厚 2mm;透明塑料板 2 块,直径 90mm,厚 6mm,板面有 6 个孔,孔道径 26mm;不锈钢板 1 块(放在上面一块塑料板上),直径 90mm,厚 1mm,板面有 6 个孔,孔径 22mm;不锈钢丝筛网 1 张(放在下面一块塑料板下),直径 90mm,筛孔内径 2.0mm;不锈钢轴 1 根(固定在上面一块塑料板与不锈钢板上),长 80mm。将上述玻璃管 6 根垂直于 2 块塑料板的孔中,并用 3 只螺丝将不锈钢板、塑料板和不锈钢丝筛网固定,即得,如图 5-3-3 所示。

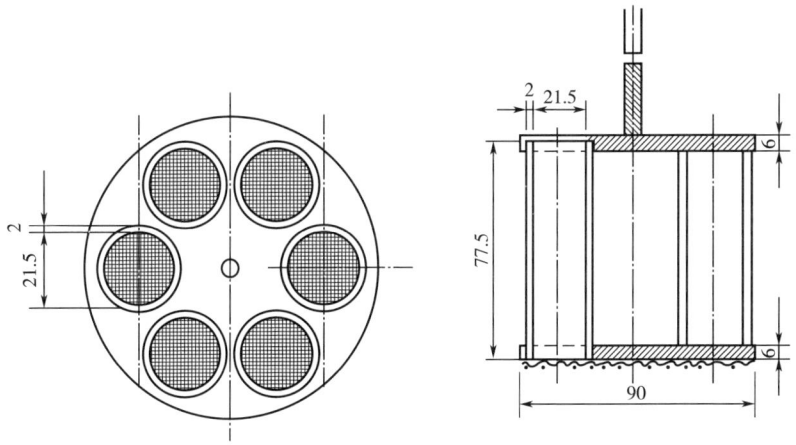

图 5-3-3　升降式崩解仪吊篮结构(单位:mm)

(2) 挡板　为一平整光滑的透明塑料块,相对密度 1.18~1.20,直径 20.7mm±0.15mm,厚 9.5mm±0.15mm;挡板共有 5 个孔,孔径 2mm,中央 1 个孔,其余 4 个孔距中心 6mm,各孔间距相等;挡板侧边有 4 个等距离的 V 形槽,V 形槽上端宽 9.5mm、深 2.55mm,底部开口处的宽与深度均为 1.6mm,如图 5-3-4 所示。

口崩片检查时,崩解仪的升降支架上下移动距离为 10mm±1mm,往返频率为每分钟 30 次。崩解篮为不锈钢管,管长 30mm,内径 13.0mm,不锈钢筛网(镶在不锈钢管底部)筛孔内径 710μm,如图 5-3-5 所示。

崩解时限仪的使用
（视频）

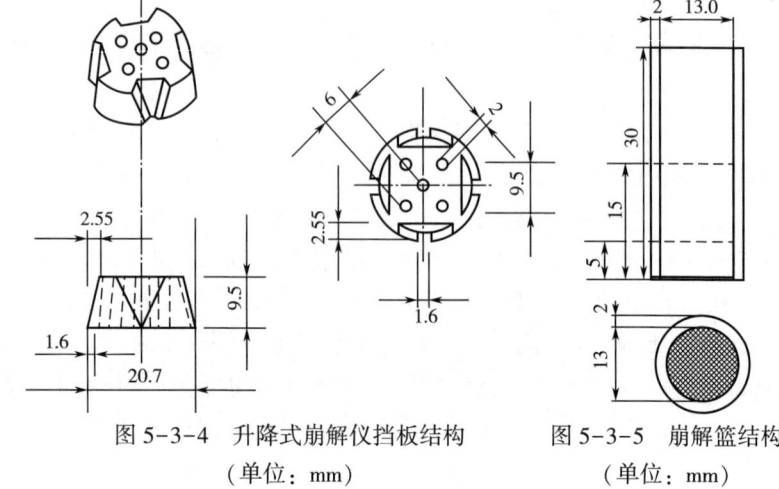

图 5-3-4　升降式崩解仪挡板结构
（单位：mm）

图 5-3-5　崩解篮结构
（单位：mm）

活动 2　药物崩解时限检查

一、预备工作

（1）查阅《中国药典》（2020 年版）熟悉崩解时限检查法。

（2）学习升降式崩解仪的使用。

（3）崩解介质准备：

①崩解介质常采用纯化水或盐酸溶液（9→1000）。

②胶囊剂和以明胶为基质的滴丸剂检查用人工胃液。配制方法如下：取稀盐酸 16.4mL，加水约 800mL 与胃蛋白酶 10g，摇匀后，加水稀释成 1000mL，即得。临用前制备。

③肠溶胶囊剂检查用人工肠液。配制方法如下：取磷酸二氢钾 6.8g，加水 500mL 使溶解，用 0.4%氢氧化钠溶液调节 pH 为 6.8；另取胰酶 10g，加水适量使溶解，将两液混合后，加水稀释成 1000mL，即得。临用前制备。

（4）升降式崩解仪的准备：

①将崩解仪水浴箱内部清洁干净后倒入纯化水至标示刻度。

②将盛有崩解介质的 1000mL 烧杯放进水浴箱中。

③将吊篮悬挂于金属支架上，调节水位高度，使吊篮上升至最高点时筛网在水面下 15mm 处，下降至最低点时距底 25mm，然后取下吊篮备用。

（5）条件准备：

①仪器与用具：烧杯、计时器、圆头镊子等。

②药品与试剂：待检药物（片剂、胶囊剂等）、纯化水等。

二、开展工作

（1）插上电源，按电源开关接通电源，电源指示灯亮，仪器启动。

（2）时间预置　仪器开机后，系统处于初始状态。如需改变预置时间数值，则可以按一下时间键；连续按时间键，则预置时间数值连续改变，时间显示窗显示时间数值同时相应改变。时间预置范围为 5~120min。

（3）温度控制　仪器开机后，系统处于初始状态，自动温控系统自动预置为 37.0℃，温度数码管显示窗显示温度数值为水浴箱内液体的实际温度。按一下控温键，控温指示灯亮，仪器内部自动控温系统打开，仪器开始加热及自动控制温度，经过约 30min 后，温度稳定在 37℃±0.5℃。

（4）当温度达到预置温度后，将吊篮悬挂于金属支架上。取 6 个试样，分别置于吊篮的六支玻璃管中，按药典规定需要加挡板的加上挡板。

（5）按启动键　吊篮部件往返运动，开始测试。到达规定时间后，吊篮部件停止运动。仪器运行期间，注意观察并做好记录。

（6）药片全部崩解时的时间为该药片的崩解时限。

三、结束工作

（1）崩解时限测定结束后，关闭电机开关，取下吊篮，用自来水反复冲洗至无药物残渣，并用去离子水冲洗 2~3 遍，然后放于崩解仪旁。

（2）取出烧杯，弃去崩解介质，洗净放于崩解仪旁。

（3）及时填写《仪器使用记录》。

注意事项

（1）水槽中无水时，严禁启动加热，否则会损坏加热器。

（2）感温探头应插入水中至规定的深度。

（3）必须加热至水槽中水温恒定于预置温度后，方可开始进行崩解试验。

（4）在测试过程中，烧杯内的水温（或介质温度）应保持 37℃±1℃。

（5）每测试一次后，应清洗吊篮的玻璃管内壁及筛网、挡板等，并重新更换水或规定的溶液。

（6）记录应包括仪器型号、制剂类型及测试条件（如包衣、肠溶或薄膜衣、硬或软胶囊、介质等）崩解或溶散时限及现象，肠溶衣片（胶囊）则应记录在盐酸溶液中有无裂缝、崩解或软化现象等。初试不符合规定者，应记录不符合规定的片（粒）数及现象、复试结果等。

知识储备

崩解时限检查法

崩解时限检查法采用升降式崩解仪，主要结构为可升降的金属支架与下端镶有筛网的吊篮，并附有挡板。适用于片剂、胶囊剂和滴丸剂的检查。

一、检查方法

将吊篮通过上端的不锈钢轴悬挂于支架上，浸入1000mL烧杯中，并调节吊篮位置使其下降至低点时筛网距烧杯底部25mm，烧杯内盛有温度为37℃±1℃的水，调节水位高度使吊篮上升至高点时筛网在水面下15mm处，吊篮顶部不可浸没于溶液中。

除另有规定外，取供试品6片（粒），分别置上述吊篮的玻璃管中（口崩片为不锈钢管），启动崩解仪进行检查，各片均应在规定时间内全部崩解或溶散。如有1片不能完全崩解或溶散，应另取6片复试，均应符合规定。

不同的剂型崩解条件略有不同，见表5-3-1至表5-3-3。

表5-3-1　片剂崩解时限检查条件

剂型	崩解介质	崩解时间/min	崩解温度/℃	备注
普通片	水	15	37±1	—
中药浸膏片、半浸膏片	水	60	37±1	若供试品不黏附挡板，需加挡板
全粉片	水	30	37±1	
薄膜衣片	盐酸溶液(9→1000)	30（化药） 60（中药）	37±1	若中药供试品不黏附挡板，需加挡板

续表

剂型	崩解介质	崩解时间/min	崩解温度/℃	备注
糖衣片	水	60	37±1	若中药供试品不黏附挡板,需加挡板
肠溶片	盐酸溶液(9→1000)	120	37±1	不得有裂缝、崩解或软化现象
	磷酸缓冲液(pH6.8)	60		若供试品不黏附挡板,需加挡板
结肠定位肠溶片	盐酸溶液(9→1000)及pH6.8以下的磷酸缓冲液	品项下规定	37±1	—
	pH7.5~8.0的磷酸缓冲液	60		
含片	水	10	37±1	不全部崩解或溶化
舌下片	水	5	37±1	—
可溶片	水	3	20±5	—
泡腾片	水	5	20±5	使用烧杯试验
口崩片	水（约900mL）	1	37±1	不锈钢管最低位时筛网在水面下15mm±1mm

表 5-3-2 胶囊剂崩解时限检查条件

剂型	崩解介质	崩解时间/min	崩解温度/℃	备注
普通硬胶囊	水	30	37±1	化药若漂浮需加挡板;中药加挡板
普通软胶囊	水	60	37±1	—
明胶为基质的胶囊	人工胃液	60	37±1	—
肠溶胶囊	盐酸溶液(9→1000)	120	37±1	不得有裂缝或崩解现象
	人工肠液	60	37±1	加挡板

崩解时限检查法标准操作规程（文本）

续表

剂型	崩解介质	崩解时间/min	崩解温度/℃	备注
结肠肠溶胶囊	盐酸溶液（9→1000）	120	37±1	不得有裂缝或崩解现象
	磷酸缓冲液（pH6.8）	180	37±1	不得有裂缝或崩解现象
	磷酸缓冲液（pH7.8）	60	37±1	加挡板

表 5-3-3　滴丸剂崩解时限检查条件

剂型	崩解介质	崩解时间/min	崩解温度/℃	备注
普通滴丸	水	30	37±1	不锈钢丝网的筛孔内径应为0.42mm
包衣滴丸	水	60	37±1	
明胶为基质的滴丸	人工胃液	60	37±1	

二、结果判定

每片（粒）均能在规定时限内完全崩解（溶散或溶化），判定为符合规定。如有1片（粒）有能在规定时限内完全崩解（溶散或溶化），另取6（粒）复试，在规定时限内完全崩解（溶散或溶化），判定为符合规定。

初试结果如有2片（粒）或2片（粒）以上不能在规定时限内完全崩解（溶散或溶化），判定为不符合规定。

任务数据记录

表 5-3-4 所示为崩解时限（溶散时限）检查原始记录表示例。

表 5-3-4　×××药品检验所　崩解时限（溶散时限）检查原始记录表

日期：　　　　　　温度（℃）：　　　　湿度（%）：

样品编号		样品名称	
批号			
检验项目	□崩解时限　　　□溶散时限		
检验依据	□《中国药典》（2020 年版）二部 □其他：		
仪器型号		仪器编号	
筛网直径	□0.42mm　　□1.0mm　　□2.0mm　　□其他：_____		
介质	□水　　□0.1mol/L 盐酸　　□人工胃液　　□人工肠液 □其他：_____		
挡板	□加　　□不加	水浴温度/℃	
实测结果	□在_____分钟内均崩解（溶散）完全。 □在盐酸溶液（9→1000）中检查 2h，均无裂缝、崩解或软化现象；在人工肠液中_____内无全部崩解。 □其他：_____		
标准规定	□应在_____分钟内崩解（溶散）完全。 □肠溶片（胶囊）：在盐酸溶液（9→1000）中检查 2h，均不得有裂缝、崩解或软化现象；在人工肠液中 1h 内应全部崩解。 □其他：_____		
结论	□符合规定　　　　　□不符合规定		

检验者：　　　　　　　　　　　　　　　复核者：
日　期：　　　　　　　　　　　　　　　日　期：

任务评价

任务三评价表见表 5-3-5。

表 5-3-5 任务评价表

班级：　　　　　组号：　　　　　姓名：　　　　　日期：

评价指标	评价内容	分值	分数评定	
			小组自评	教师评价
信息检索	能有效利用网络、图书资源、工作手册查找有用的相关信息等	5		
	能用自己的语言有条理地去理解、表述所学知识	5		
	能将查到的信息有效地传递到工作中	5		
参与态度	能与教师、同学之间保持多向、丰富、适宜的信息交流	5		
	探究式学习、自主学习不流于形式，能处理好合作学习和独立思考的关系，做到有效学习	5		
	能提出有意义的问题或能发表个人见解；能按要求正确操作；能够倾听别人意见、协作共享	5		
	能积极主动参与任务活动，吃苦耐劳，崇尚劳动光荣，技能宝贵	5		
	能在任务活动实施过程中不断学习，综合运用信息能力得到提高	5		
	能发现问题、提出问题、分析问题、解决问题、创新问题	5		
工作过程	理解崩解时限检查的原理	5		
	能正确使用崩解时限仪	15		
	能按照崩解时限检查法的操作规范，进行药品崩解时限检查，并得出正确检验结果	15		
	能正确规范进行崩解时限原始记录和检验报告单的撰写	10		
自我评价	能严肃认真地对待自评、并能独立完成自测题	5		
	按时按质完成工作任务；较好地掌握专业知识点；具有较强的实践能力	5		
总评（自我评价占 10%，小组自评占 40%，教师评价占 50%）		100		

注：本表中小组自评是指组内成员共同对本小组成员分别进行评价；教师评价是指教师对小组整体进行评价，评价得分代表小组内所有成员成绩。

🌱 能力拓展

融变时限检查法

融变时限检查法系指栓剂、阴道片等固体制剂采用规定的方法,在规定的条件下融化、软化或溶散所需时间的限度。栓剂或阴道片放入腔道后,在适宜温度下应能融化、软化或溶散,与分泌液混合逐渐释放药物,才能产生局部或全身作用。为控制产品质量,保证疗效,药典规定本检查项目。

融变时限检查法
(微课)

一、检查方法与操作

1. 用具与溶剂准备

融变时限检查仪:由透明的套筒、金属架、烧杯组成,如图 5-3-6 所示。

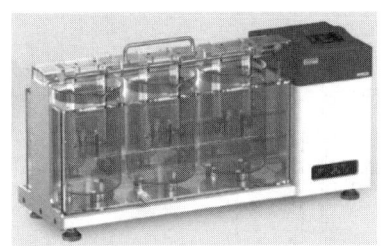 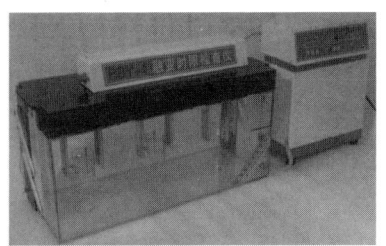

图 5-3-6 融变时限检查仪

试药与试液:融变时限检查用水或规定介质。

2. 操作方法

(1) 栓剂

①取供试品 3 粒,在室温放置 1h 后,分别放在 3 个金属架的下层圆板上。

②将金属架装入透明套筒内,并用挂钩固定后,垂直浸入盛有不少于 4L 的 37.0℃±0.5℃ 水的烧杯中。

③调节水液面至套筒上端位置应在水面下 90mm 处,容器中装一转动器,每隔 10min 在溶液中翻转该装置 1 次。如图 5-3-7 所示。

(2) 阴道片

①将金属架挂钩的钩端在下,倒置于透明套筒内,连同透明套筒垂直浸入盛有适量的 37.0℃±0.5℃ 水的烧杯中。

②调节水液面至上层金属圆板的圆孔恰为均匀的一层水覆盖。

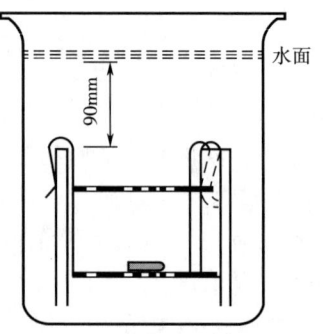

图 5-3-7　栓剂检查装置示意图

③取供试品 3 片，分别置于上面的金属圆盘上，套筒上盖一玻璃板，以保证空气潮湿。如图 5-3-8 所示。

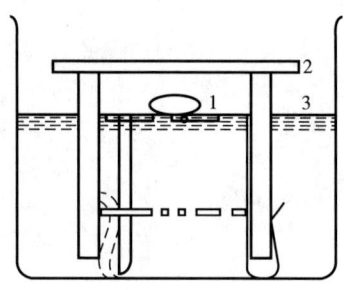

1—阴道片；2—玻璃板；3—水面

图 5-3-8　阴道片检查装置示意图

二、结果判定

1. 栓剂

除另有规定外，脂肪性基质的栓剂 3 粒均应在 30min 内全部融化、软化或触压时无硬心；水溶性基质的栓剂 3 粒均应在 60min 内全部溶解。如有 1 粒不符合规定，应另取 3 粒复试，均应符合规定。

2. 阴道片

除另有规定外，阴道片 3 片，均应在 30min 内全部融化或崩解成碎粒并通过开孔金属圆盘或仅残留少量无固体硬心的软性团块。如有 1 片不合格，应另取 3 片复试，均应符合规定。

三、注意事项

（1）在测试过程中，烧杯内的水温应保持 37.0℃±0.5℃。

（2）测试栓剂时，在放入供试品后，金属架上的挂钩必须紧密固定在透明套筒的上端，应注意防止挂钩松动和脱落。

（3）测试阴道片时，覆盖在上层金属圆板的水层应恰当，以使供试品的片面仅能与水层相接触，而不能全部浸没在水层中。

（4）每测试一次后，应清洗金属架及透明套筒，并重新更换介质。

参考答案（文本）

习题与思考

一、单选题

1. 人工胃液制备的方法是（　　）。

A. 取稀盐酸 16.4mL，加水约 800mL 与胃蛋白酶 10g，摇匀后，加水稀释成 1000mL，即得。

B. 取稀盐酸 10mL，加水约 800mL 与胃蛋白酶 16.4g，摇匀后，加水稀释成 1000mL，即得。

C. 取胃蛋白酶 10g，加水约 800mL，摇匀后，加水稀释成 1000mL，即得。

D. 取稀盐酸 16.4mL，加水约 800mL，摇匀后，加水稀释成 1000mL，即得。

2. 人工肠液是（　　）。

A. 稀盐酸

B. 磷酸盐缓冲液（含胰酶）

C. 胃蛋白酶水溶液

D. 磷酸盐缓冲液（不含胰酶）

3. 介质用量：调节液面高度使吊篮上升时筛网在液面下（　　）mm 处。

A. 5　　　　B. 10　　　　C. 15　　　　D. 20

4. 泡腾片不使用崩解仪，水温为（　　）。

A. 30℃±5℃　B. 30℃±2℃　C. 20℃±2℃　D. 20℃±5℃

5. 在测试过程中，烧杯内的水温应保持在（　　）。

A. 20℃±5℃　B. 30℃±5℃　C. 37℃±1℃　D. 37℃±5℃

6. 在结果判定时，除另有规定外，如有 1 片（粒）不能完全崩解，应另取（　　）片（粒）复试，均应符合规定。

A. 3　　　　B. 4　　　　C. 5　　　　D. 6

二、多选题

1. 崩解时限记录包括（　　）。

A. 仪器型号、制剂类型　　B. 测试条件

C. 介质配制　　　　　　　D. 崩解或溶散时间

2. 《中国药典》（2020年版）规定了胶囊剂包括（　　）。

A. 硬胶囊剂　B. 软胶囊剂　C. 肠溶胶囊剂　D. 滴丸剂

3. 《中国药典》（2020年版）规定了片剂包括（　　）。

A. 口服普通片、薄膜衣片、糖衣片

B. 肠溶衣片、肠溶片

C. 含片、舌下片、可溶片

D. 泡腾片，口崩片

4. 在崩解时限检查方法与仪器发展的历史中，出现的检查方法和仪器包括（　　）。

A. 手工法　　　　　　　　B. 吊篮式崩解仪

C. 介质流动的崩解仪　　　D. 溶解性总固体崩解仪

5. 需要进行崩解时限检查的剂型是（　　）。

A. 片剂　　　B. 胶囊剂　　C. 栓剂　　　D. 注射剂

三、判断题

1. 崩解时限检查法是一项重要的常规检测方法，是注射剂质量监控的重要手段。（　　）

2. 除另有规定外，中药片剂、胶囊剂和化学片剂均加挡板。（　　）

3. 崩解时限测试前，应调整仪器使升降的金属支架上下移动距离为55mm±2mm，往返频率为每分钟30~32次才可进行测定。（　　）

4. 每测试一次后，应清洗吊篮的玻璃内壁及筛网、挡板等，并重新更换水或规定的介质。（　　）

5. 凡规定检查溶出度的制剂，不再进行崩解时限的检查。（　　）

四、填空题

1. 片剂口服后，需经（　　）、（　　），才能为机体吸收而达到治疗目的。

2. 胶囊剂的崩解是药物（　　）及被人体吸收的前提，而囊壳常因所用囊材的质量，久贮或与药物接触等原因，影响（　　）或崩解。

3. 滴丸剂中不含有（　　），故在水中不是崩解而是逐渐（　　）。

4.《中国药典》（2020年版）崩解仪吊篮筛网内径有两种规格：（　　）和（　　），其中（　　）内径的筛网用于滴丸剂崩解时限的检查。

5.《中国药典》（2020年版）除规定了检查片剂和胶囊剂的崩解时限，此外还规定了检查（　　）的崩解时限。

任务四 溶出度与释放度检查

任务描述

药物溶出度是指活性药物成分从片剂、胶囊剂或颗粒剂等普通制剂在规定条件下溶出的速率和程度。在缓释制剂、控释制剂、肠溶制剂及透皮贴剂等制剂中也称释放度。药物的溶出过程是药物在介质中崩解后（固体制剂转化成细颗粒过程），溶解于溶出介质的过程。

药物的体内试验（包括体内药物动力学的研究和临床试验）是评价药物最根本和最可靠的依据，由于其操作难度大、检验成本高，不适用于药物的常规检验。药物的溶出度（释放度）试验，是在体外模拟药物在消化道被消化的过程。对于难溶性药物，药物溶出行为直接影响药物在消化道的吸收；某些需要在消化道特定部位溶出的药物、缓释制剂和控释制剂，非预期的溶出（释放）行为，将极大的影响用药的安全性和有效性。因此，溶出度（释放度）测定是控制药物制剂质量的重要措施。

《中国药典》（2020年版）第四部收载有篮法、桨法、小杯法、桨碟法、转筒法、流池法和往复筒法测定药物的溶出度或释放度，但多采用篮法、桨法和小杯法。

任务学习目标

（1）掌握溶出、溶出度与释放度等概念。
（2）熟悉溶出度测定仪的基本组成部分。
（3）正确规范操作溶出度测定仪。
（4）掌握不同制剂溶出速度及时间的要求。
（5）学会各类溶出介质的配制。
（6）掌握溶出度检查的结果判定标准、注意事项及计算。

工作过程

1. 明晰任务流程

查阅质量标准 → 学习溶出度测定仪使用 → 条件需求与准备 → 分析检验操作 → 分析结果处理 → 出具检验报告单

2. 任务重难点分析

(1) 溶出度/释放度检查法。
(2) 溶出度测定仪的操作使用。
(3) 常用溶出介质的制备。
(4) 溶出度的计算及结果判定标准。

3. 条件需求与准备

(1)《中国药典》(2020年版)。
(2) 溶出度测定仪。
(3) 溶出度测定仪使用说明书。
(4) 试剂与用具。

活动1 认识溶出度测定仪

《中国药典》(2020年版),共收录了7种溶出度测定法,其中前5种溶出度测定法,所用仪器基本相同,只是外形略有差异,如图5-4-1、图5-4-2所示。

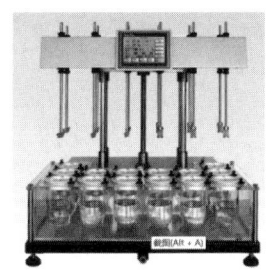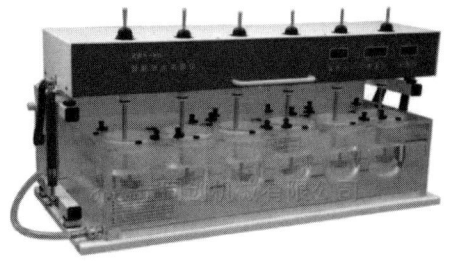

图5-4-1 溶出度测定仪

各种型号的溶出度测试仪由箱体、控制系统、水浴系统、传动系统、传感器、桨杆部件、转篮部件等部件组成,如图5-4-3所示。

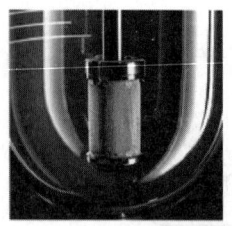
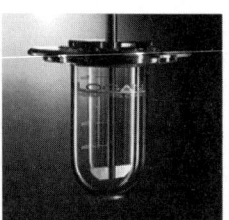

篮法　　　　　　　　桨法　　　　　　　　小杯法

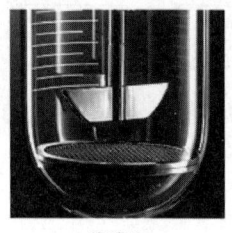
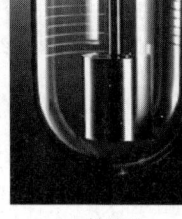

桨碟法　　　　　　　　转筒法

图 5-4-2　溶出度仪的溶出装置

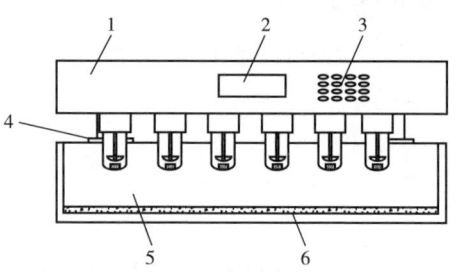

1—机头；2—显示屏；3—控制按钮；4—溶出杯；5—水箱；6—电热板

图 5-4-3　溶出度测定仪组成

《中国药典》（2020 年版）收载的第六种方法流池法和第七种方法往复筒法，所用仪器设备与上述 5 种方法不同，如图 5-4-4 和图 5-4-5 所示。

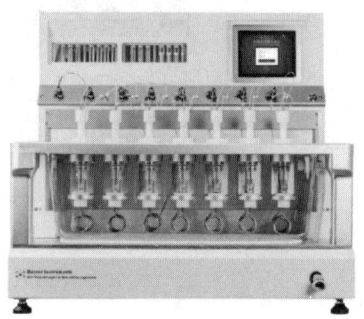

图 5-4-4　流池法溶出度仪

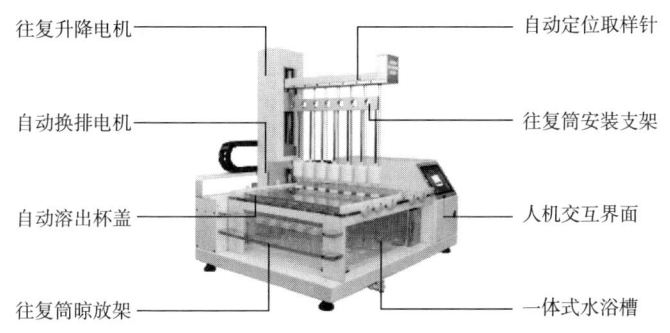

图 5-4-5　往复筒法溶出度仪

活动 2　药物溶出度或释放度测定

一、预备工作

（1）查阅《中国药典》（2020 年版）熟悉溶出度/释放度测定法。

（2）学习溶出度测定仪的使用。

（3）溶出介质准备　溶出介质又称溶媒，是模拟人体内胃液、肠液的一种介质。常用的溶出介质有纯水、盐酸溶液、醋酸盐缓冲溶液和磷酸盐缓冲溶液（表 5-4-1），也可根据试验需求，在介质中添加药典规定的表面活性剂。

表 5-4-1　常用溶出介质

pH	溶出介质
1.0~2.2	盐酸溶液
3.8~5.8	醋酸盐缓冲液
4.5~8.0	磷酸盐缓冲液

上述各溶出介质的组成和配制详述如下：

①盐酸溶液：取下表 5-4-2 中规定量的盐酸，加水稀释至 1000mL，摇匀，即得。

表 5-4-2　盐酸溶液的配制

pH	1.0	1.2	1.3	1.4	1.5	1.6
盐酸/mL	9.00	7.65	6.05	4.79	3.73	2.92

溶出仪的使用-篮法（视频）

续表

pH	1.7	1.8	1.9	2.0	2.1	2.2
盐酸/mL	2.34	1.84	1.46	1.17	0.92	0.70

②醋酸盐缓冲液：2mol/L 醋酸溶液：取冰醋酸 120.0g（114mL），用水稀释至 1000mL，即得。

取下表 5-4-3 中规定物质的取样量，加水溶解并稀释至 1000mL，摇匀，即得。

表 5-4-3　醋酸盐缓冲溶液的配制

pH	3.8	4.0	4.5	5.5	5.8
醋酸钠取样量/g	0.67	1.22	2.99	5.98	6.23
2mol/L 醋酸溶液取样量/mL	22.6	20.5	14.0	3.0	2.1

③磷酸盐缓冲液

a. 0.2mol/L 磷酸二氢钾溶液：取磷酸二氢钾 27.22g，用水溶解并稀释至 1000mL。

b. 0.2mol/L 氢氧化钠溶液：取氢氧化钠 8.00g，用水溶解并稀释至 1000mL。

取 0.2mol/L 磷酸二氢钾溶液 250mL 与下表 5-4-4 中规定量的 0.2mol/L 氢氧化钠溶液混合后，再加水稀释至 1000mL，摇匀，即得。

表 5-4-4　磷酸盐缓冲溶液的配制

pH	4.5	5.5	5.8	6.0	6.2	6.4	6.6
0.2mol/L 氢氧化钠溶液/mL	0	9.0	18.0	28.0	40.5	58.0	82.0
pH	6.8	7.0	7.2	7.4	7.6	7.8	8.0
0.2mol/L 氢氧化钠溶液/mL	118.0	145.5	173.5	195.5	212.0	222.5	230.5

（4）溶出仪的准备：

①向水浴箱注纯化水至水线标志。

②把电源线插头接在有地线的 220V 单相电网的电源插座中。

③开机前，对仪器装置进行必要的调试，使搅拌装置（转篮、

桨叶、转筒等）底部距溶出杯的内底部或网碟25mm±2mm。

④按照要求加入脱气处理的溶出介质于溶出杯中。

(5) 条件准备：

①仪器与用具：超声清洗器、烧杯、容量瓶、过滤器、圆头镊子、滤膜、取样针、定高尺等。

②药品与试剂：待检药物（片剂、胶囊剂等）、浓盐酸、去离子水等。

二、正常工作

1. 开机

按电源开关接通电源，电源指示灯亮，水泵启动，水浴箱中的水开始流动。

2. 参数设置

按规定设置温度、转速及溶出时间，除另有规定外，温度设为 $37℃±0.5℃$。

3. 温度控制

开启加热按钮，观察显示器的实际水温，并用0.1分度的温度计，监测各溶出杯中的温度。

4. 溶出

待溶出介质温度恒定在37℃±0.5℃范围内，且六个溶出杯中的温度差异应在0.5℃以内时，取供试品6片（粒、袋），按溶出度检查法方法要求，分别置于6个溶出装置中，按启动计时键，开始测试。

5. 取样及过滤

至规定的取样时间（实际取样时间与规定时间差异不得超过±2%），吸出溶出液适量，并立即用微孔滤膜过滤（自取样至滤过应在30s内完成，6个样品应该在1min内完成）。

6. 溶出量测定

利用品种项下规定的方法，测定溶出量。

7. 结果处理

（1）根据已有记录数据，依据公式计算每片（粒、袋）的溶出度。

$$溶出度(Q) = \frac{溶出量}{标示量} \times 100\%$$

溶出仪的使用-小杯法（视频）

笔记

（2）计算平均溶出度。

8. 结果判定

三、结束工作

（1）溶出结束取样后，关闭电机开关，把仪器的各种附件清洗干净，擦干（如桨杆、溶出杯、取样器等）后放在指定的位置。

（2）用提前准备好的防尘罩盖在上面，让仪器时刻保持清洁。

（3）整理实验台，及时填写《仪器使用记录》。

注意事项

（1）取样位置应在转篮或桨叶顶端至液面的中点，距溶出杯内壁 10mm 处（小杯法为 6mm 处）；需多次取样时，所量取溶出介质的体积之和应在溶出介质的 1% 之内，如超过总体积的 1% 时，应及时补充相同体积的温度为 37℃±0.5℃ 的溶出介质，或在计算时加以校正。

（2）当品种项下规定需要使用沉降篮时，可将胶囊剂先装入规定的沉降篮内（图 5-4-6）；品种项下未规定使用沉降篮时，如胶囊剂浮于液面，可用一小段耐腐蚀的细金属丝轻绕于胶囊外壳。

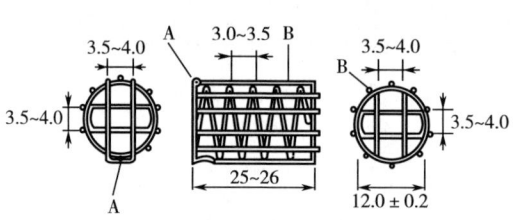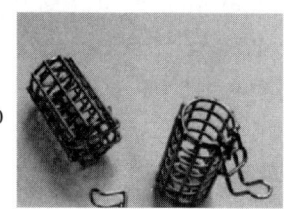

A—耐酸金属卡；B—耐酸金属支架

图 5-4-6　沉降篮装置（单位：mm）

（3）除往复筒法外，当采用原位光纤实时测定时，辅料的干扰应可以忽略，或可以通过设定参比波长等方法消除；原位光纤实时测定主要适用于溶出曲线和缓释制剂溶出度的测定。

（4）溶出介质应使用各品种项下规定的溶出介质，除另有规定外，室温下体积为 900mL，并应新鲜配制和经脱气处理；如果溶出介质为缓冲液，当需要调节 pH 时，一般调节 pH 至规定 pH ±0.05 之内。

（5）一般滤膜的孔径不大于 0.8μm。滤膜在使用前应浸在蒸馏水中，至少浸泡一天。

（6）除另有规定外，颗粒剂或干混悬剂的投样应在溶出介质表面分散投样，避免集中投样。

（7）如胶囊壳对分析有干扰，应取不少于 6 粒胶囊，除尽内容物后，置一个溶出杯内，按该品种项下规定的分析方法测定空胶囊的平均值，作必要的校正。如校正值大于标示量的 25%，试验无效。如校正值不大于标示量的 2%，可忽略不计。

流池法溶出度测试简明操作（视频）

知识储备

溶出度与释放度测定法

《中国药典》（2020 年版）收载了 7 种方法测定药物的溶出度或释放度，分别为第一法（篮法）、第二法（桨法）、第三法（小杯法）、第四法（桨碟法）、第五法（转筒法）、第六法（流池法）和第七法（往复筒法）。《中国药典》（2020 年版）收载的品种多采用篮法、桨法和小杯法。

一、适用范围

溶出度与释放度测定法每种方法都有其特定的适用范围，具体见表 5-4-5 所示。

表 5-4-5　溶出度与释放度各法适用范围

测定法	适用范围	测定法	适用范围
第一法（篮法）	胶囊剂、片剂、丸剂；易漂浮的制剂	第五法（转筒法）第四法（桨碟法）	透皮贴剂
第二法（桨法）	胶囊剂、片剂、丸剂	第六法（流通池法）	固体制剂、埋植制剂、缓释制剂
第三法（小杯法）	小剂量的胶囊剂、片剂、丸剂	第七法（往复筒法）	普通制剂、缓释制剂、控释制剂、肠溶制剂

二、结果判断

1. 普通制剂

符合下述条件之一者，可判为符合规定。

(1) 6片（粒、袋）中，每片（粒、袋）的溶出量按标示量计算，均不低于规定限度（Q）；

(2) 6片（粒、袋）中，如有1～2片（粒、袋）低于但不低于Q-10%，且其平均溶出量不低于Q；

(3) 6片（粒、袋）中，有1～2片（粒、袋）低于Q，其中仅有1片（粒、袋）低于Q-10%，但不低于Q-20%，且其平均溶出量不低于Q时，应另取6片（粒、袋）复试；初、复试的12片（粒、袋）中有1～3片（粒、袋）低于Q，其中仅有1片（粒、袋）低于Q-10%，但不低于Q-20%，且其平均溶出量不低于Q。

2. 缓释制剂或控释制剂

除另有规定外，符合下述条件之一者，可判定为符合规定。

(1) 6片（粒）中，每片（粒）在每个时间点测得的溶出量按标示量计算，均未超出规定范围；

(2) 6片（粒）中，在每个时间点测得的溶出量，如有1～2片（粒）超出规定范围，但未超出规定范围的10%，且在每个时间点测得的平均溶出量未超出规定范围；

(3) 6片（粒）中，在每个时间点测得的溶出量，如有1～2片（粒）超出规定范围，其中仅有1片（粒）超出规定范围的10%，但未超出规定范围的20%，且其平均溶出量未超出规定范围，应另取6片（粒）复试；初、复试的12片（粒）中，在每个时间点测得的溶出量，如有1～3（粒）超出规定范围，其中仅有1片（粒）超出规定范围的10%，但未超出规定范围的20%，且其平均溶出量未超出规定范围。

其中超出规定范围10%是指：每个时间点测得的溶出量不低于低限的-10%，或不超过高限的+10%；每个时间点测得的溶出量应包括最终时间测得的溶出量。

3. 肠溶制剂

除另有规定外，符合下述条件之一者，可判定为符合规定。

酸中溶出量：

(1) 6片（粒）中，每片（粒）的溶出量均不大于标示量的10%；

(2) 6片（粒）中，有1～2片（粒）大于10%，但其平均溶出量不大于10%。

缓冲液中溶出量：

(1) 6片（粒）中，每片（粒）的溶出量按标示量计算均不低于规定限度（Q）；除另有规定外，Q应为标示量的70%；

（2）6片（粒）中仅有1~2片（粒）低于Q，但不低于$Q-$10%，且其平均溶出量不低于Q；

（3）6片（粒）中如有1~2片（粒）低于Q，其中仅有1片（粒）低于$Q-10$%，但不低于$Q-20$%，且其平均溶出量不低于Q时，应另取6片（粒）复试；初、复试的12片（粒）中有1~3片（粒）低于Q，其中仅有1片（粒）低于$Q-10$%，但不低于$Q-20$%，且其平均溶出量不低于Q。

4. 透皮贴剂

除另有规定外，同缓释制剂或控释制剂。

注：以上结果判断中所示的10%、20%是指相对于标示量的百分率（%）。

任务数据记录

表5-4-6所示为溶出度（释放度）检查原始记录表示例。

表5-4-6　×××药品检验所　溶出度（释放度）检查原始记录表

日期：　　　　　　　　温度（℃）：　　　　湿度（%）：

样品编号		样品名称	
批号		规格	
检验项目	□溶出度　　　□释放度		
检验依据	□《中国药典》（2020年版）二部 □其他：		
仪器型号		仪器编号	
转速		水浴温度/℃	
取样时间		取样体积	
滤材			
溶出介质及加入量	□水　　□盐酸溶液　　□醋酸盐缓冲溶液　　□磷酸盐缓冲溶液 □其他：_____　　　加入量：		
溶出量测定方法	测定方法：《中国药典》（2020年版）四部通则0913第（　）法 条件设置：		
原始数据及计算结果			
结论	□符合规定	□不符合规定	

检验者：　　　　　　　　　　　　　　　　复核者：
日　期：　　　　　　　　　　　　　　　　日　期：

任务评价

任务四评价表见表5-4-7。

表5-4-7 任务评价表

班级：　　　　　组号：　　　　姓名：　　　　日期：

评价指标	评价内容	分值	分数评定	
			小组自评	教师评价
信息检索	能有效利用网络、图书资源、工作手册查找有用的相关信息等	5		
	能用自己的语言有条理地去理解、表述所学知识	5		
	能将查到的信息有效地传递到工作中	5		
参与态度	能与教师、同学之间保持多向、丰富、适宜的信息交流	5		
	探究式学习、自主学习不流于形式，能处理好合作学习和独立思考的关系，做到有效学习	5		
	能提出有意义的问题或能发表个人见解；能按要求正确操作；能够倾听别人意见、协作共享	5		
	能积极主动参与任务活动，吃苦耐劳，崇尚劳动光荣，技能宝贵	5		
	能在任务活动实施过程中不断学习，综合运用信息能力得到提高	5		
	能发现问题、提出问题、分析问题、解决问题、创新问题	5		
工作过程	理解溶出度与释放度检查的原理	5		
	能正确说出溶出仪的各个部件及附件	5		
	能正确选择、配制溶出介质	5		
	能正确安装调试溶出仪	10		
	能按溶出度与释放度检查法的操作规范，进行药品溶出度与释放度检查，并得出正确检验结果	10		
	能正确规范进行原始记录和检验报告单的撰写	10		
自我评价	能严肃认真地对待自评、并能独立完成自测题	5		
	按时按质完成工作任务；较好地掌握专业知识点；具有较强的实践能力	5		
总评（自我评价占10%，小组自评占40%，教师评价占50%）		100		

注：本表中小组自评是指组内成员共同对本小组成员分别进行评价；教师评价是指教师对小组整体进行评价，评价得分代表小组内所有成员成绩。

能力拓展

含量均匀度检查法

含量均匀度检查（微课）

含量均匀度系指小剂量或单剂量的固体制剂、半固体制剂和非均相液体制剂的每片含量符合标示量的程度。

药物制剂的各剂量单位中，活性药物成分的含量可能因制剂生产中的多种原因，如颗粒的流动性及均匀性较差、生产设备的性能未达到要求等，导致单剂量制剂单位之间含量差别较大。当一个单剂中主成分或复方制剂中某个主成分绝对量较小或主成分在整个处方中所占比重较小时，主成分很难与其他成分及辅料混合均匀，从而导致单剂量产品间含量不均匀现象尤为突出。因此，药物制剂含量均匀度检查，是控制药物制剂质量的重要手段。

除另有规定外，片剂、硬胶囊剂、颗粒剂或散剂等，每一个单剂标示量小于25mg或主药含量小于每一个单剂重量25%者；药物间或药物与辅料间采用混粉工艺制成的注射用无菌粉末；内充非均相溶液的软胶囊；单剂量包装的口服混悬液、透皮贴剂和栓剂等品种项下规定含量均匀度应符合要求的制剂，均应检查含量均匀度。复方制剂仅检查符合上述条件的组分，多种维生素或微量元素一般不检查含量均匀度。

一、检查方法与操作

1. 取样

除另有规定外，初试时取供试品10片（个），复试时取供试品10片（个）。

2. 含量测定

按各品种项下规定的方法，分别测定每片（个）的含量。

3. 结果处理

（1）分别计算出每片（个）以标示量为100的相对含量 x_1、x_2……x_{10}，并求出10个含量结果的均值 $\bar{x}$。

（2）依据公式计算出标准差 S。

$$S = \sqrt{\frac{\sum_{i=1}^{n}(x_i - \bar{x})^2}{n-1}}$$

（3）求出标示量100与 $\bar{x}$ 差值的绝对值 A。

（4）若复试，计算30个单剂的均值 $\bar{x}$、标准差 S、标示量100

与 $\bar{x}$ 差值的绝对值 A，以及 A^2+S^2、$A+1.7S$。

二、结果判定

1. 初试 10 个含量结果的判定方法

计算结果	结论
$A+2.2S \leq L$	符合规定
$A+S>L$	不符合规定
$A+2.2S>L$，且 $A+S \leq L$	应另取 20 个复试。计算 30 个单剂的 $\bar{x}$、S、A。

2. 初试 10 个、复试 20 个，一共 30 个含量结果的判定方法

计算结果	结论
$A \leq 0.25L$	$A^2+S^2 \leq 0.25L^2$，则符合规定；$A^2+S^2>0.25L^2$，则不符合规定。
$A>0.25L$	$A+1.7S \leq L$，则符合规定；$A+1.7S>L$，则不符合规定。

三、注意事项

（1）除另有规定，$L=15.0$；单剂量包装的口服混悬液、内充非均相溶液的软胶囊、胶囊型或泡囊型粉雾剂、单剂量包装的眼用、耳用、鼻用混悬剂、固体或半固体制剂 $L=20.0$；透皮贴剂、栓剂 $L=25.0$。

（2）当各品种正文项下含量限度规定的上下限的平均值（$\bar{x}$）大于 100.0（％）时，若 $\bar{x}<100.0$，则 $A=100-\bar{x}$；若 $100.0<\bar{x}<T$，则 $A=0$；若 $\bar{x}>T$，则 $A=\bar{x}-T$。同上法计算，判定结果，即得。当 $T<100.0$（％）时，应在各品种正文中规定 A 的计算方法。

（3）含量均匀度采用紫外-可见分光光度法时，溶剂用量较大时，为避免所用试剂带来的影响，同批号也应该混合均匀后使用，需配制的溶剂应当一次配够。

（4）含量均匀度采用高效液相色谱法测定时，如每一针测定时间较长，则应注意保留时间和响应值的漂移，必要时，可在对照品溶液和供试品溶液进样结束后，增加一针对照品溶液回针，来监控系统的稳定性。

习题与思考

一、单选题

1. 检查药品溶出度时,片剂、胶囊剂首选( )。
   A. 篮法　　B. 桨法　　C. 小杯法　　D. 桨碟法

2. 检查片剂溶出度时,每个溶出杯内溶出介质的温度应为( )。
   A. 室温　　B. 25℃　　C. 30℃　　D. 37℃±0.5℃

3. 《中国药典》(2020年版)溶出度测定法中,适用于药物含量较低的片剂的溶出度测定方法为( )。
   A. 转篮法　　B. 桨法　　C. 小杯法　　D. 桨碟法

4. 含量均度检查主要针对( )。
   A. 小剂量的片剂　　B. 大剂量的片剂
   C. 所有片剂　　D. 难溶性药物片剂

5. 凡检查含量均匀度的制剂,不再做哪一项检查( )。
   A. 重量差异　　B. 溶出度　　C. 释放度　　D. 崩解时限

6. 溶出度测定的结果判断中,除另有规定外,"Q"值应为标示量的( )。
   A. 60%　　B. 70%　　C. 80%　　D. 90%

7. 片剂含量均匀度的检查为( )。
   A. 均一性检查　　B. 纯度检查
   C. 安全性检查　　D. 有效性检查

8. 含量均匀度符合规定的片剂测定结果是( )。
   A. $A+1.7S \leq 15.0$　　B. $A+1.7S > 15.0$
   C. $A+S < 15.0$　　D. $A+S > 15.0$

二、多选题

1. 下列方法是《中国药典》(2020年版)溶出度与释放度检查法中的方法( )。
   A. 篮法　　B. 桨法　　C. 小杯法　　D. 桨碟法

2. 关于溶出度检查的下列描述中,正确的是( )。
   A. 溶出度是表示固体制剂在规定条件下溶出的速率和程度
   B. 固体制剂需要做溶出度检查与崩解时限检查
   C. 溶出度检查和崩解时限检查相同
   D. 凡检查溶出度的制剂,不再进行崩解时限检查

3. 关于溶出度检查的注意事项表述中,正确的是( )。
   A. 溶出介质的温度是37℃±0.5℃

B. 转速一般是 100r/min
C. 自取样至过滤应在 30s 内完成
D. 溶出介质要脱气处理

4. 关于含量均匀度的检查，下列说法不正确的是（　　）。
A. 对于小剂量的制剂，需要进行含量均匀度的检查
B. 含量均匀度是指制剂每片（个）含量偏离标示量的程度
C. 凡是做含量均匀度制剂不再进行装（重）量差异的检查
D. 含量均匀度检查所用的方法和含量测定方法必须相同

5. 下列片剂应进行含量均匀度检查（　　）。
A. 主药标示量小于 10mg　　B. 主药标示量小于 5mg
C. 主药标示量小于 2mg　　D. 主药含量小于每片片重的 5%

三、填空题

1. 容易漂浮的片剂或胶囊，在建立溶出度测定方法时建议采用（　　）。当必须采用桨法时，可使用沉降篮或其他适宜沉降装置。

2. 溶出度系指活性药物从（　　）、（　　）或（　　）等制剂在规定条件下溶出的（　　）和（　　）。

3. 溶出度测定法是将某种固体制剂的一定量分别置于溶出度仪的（　　）中，在（　　）的恒温下，在规定的（　　）、（　　）中依法操作，在规定的时间内（　　）并测定其溶出量。

4. 无论是桨法还是篮法《中国药典》（2020 年版）规定的投样顺序均为先（　　）再（　　）。

5. 描述溶出度第一法或第二法取样点位置：篮（桨）上部至液面（　　）位置，距溶出杯壁（　　）处。转篮（桨）距溶出杯底部距离为（　　），描述溶出度第三法取样点位置：桨上部至液面（　　）位置，距溶出杯壁（　　）处。桨距溶出杯底部距离为（　　）。

6. 溶出介质常用的脱气方法有：（　　）、（　　）、（　　）。

7. 缓释、控释制剂试验时间长，介质蒸发引起系统性偏差，故溶出度试验中一定要（　　）。

8. 不同高度取样均有明显差异，所以在试验时应对取样针管定位装置，实际取样时间与规定时间的偏差范围为（　　），样品取出后至少（　　）内必须过滤完毕。否则颗粒中药物取样后继续溶出，使溶出结果偏高。

9. 某些药物制剂和组分对溶出介质中溶解的空气较敏感，需要进行（　　）处理。

四、计算与问答题

1. 某片剂溶出度检查,要求限度为80%。检查每片溶出量分别为:87.92%,88.84%,77.32%,87.21%,86.24%,68.84%,请判断该片溶出度是否符合规定。

2. 哪些制剂需检查释放度?

3. 《中国药典》(2020年版)中规定片剂的溶出度测定的方法有哪几种,分别适合何种制剂?

任务五　可见异物检查

任务描述

可见异物是存在于注射液、眼用液体制剂和无菌原料中可目视检出的不溶性物质，其粒径或长度通常大于 $50\mu m$。可见异物可由外源污染产生，如金属、纤维毛、玻璃屑、块状物等；也可由内源产生，如生物制品中存在的或产生的不溶物、析出的沉淀物、结晶等。可见异物又分为明显可见异物和微细可见异物。明显可见异物是指金属屑、玻璃屑、长度超过 2mm 的纤维、直径超过 2mm 的较大块状物，静置一定时间后轻轻旋转时肉眼可见的烟雾状微粒沉积物、无法计数的微粒群或摇不散的沉淀以及在规定时间内较难计数的蛋白质絮状物等。微细可见异物是指点状物、2mm 以下的短纤维和块状物、生化药品或生物制品中检出的半透明的小于 1mm 的细小蛋白质絮状物或蛋白颗粒等。

药品的生产工艺水平低下，产品的处方、工艺、药包材的选择不合理，剂型的选择不得当，都是造成药物中出现可见异物的原因。可见异物直接关系到患者的用药安全，因此，应对药物中的可见异物进行严格控制。

可见异物检查法有灯检法（目视法）和光散射法（仪器法）两种，一般常用灯检法。灯检法不适用的品种，如用深色透明容器包装或液体色泽较深（一般深于各标准比色液 7 号）的品种可选用光散射法；混悬型、乳状液型注射液和滴眼液不能使用光散射法。

任务学习目标

（1）掌握可见异物、明显可见异物与微细可见异物概念。
（2）掌握澄明度检测仪的基本结构。
（3）学会规范操作注射剂可见异物检查设备，完成注射剂可见异物检查工作。
（4）学会正确识别注射剂中的可见异物。
（5）了解可见异物产生的常见原因及解决措施。

工作过程

1. 明晰任务流程

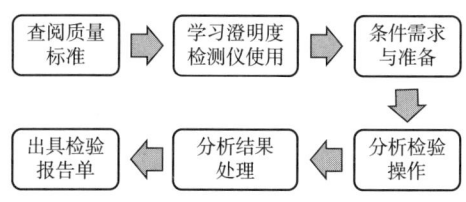

可见异物检测仪简明操作（视频）

2. 任务重难点分析

（1）可见异物检查基本知识。

（2）可见异物检查法。

（3）可见异物检查用仪器的操作使用。

（4）可见异物的判定与识别。

3. 条件需求与准备

（1）《中国药典》（2020年版）。

（2）澄明度检测仪。

（3）仪器使用说明书。

（4）物品与用具。

活动1　认识可见异物检查用仪器

《中国药典》（2020年版）通则中收载了两种可见异物检查法，分别为灯检法和光散射法。灯检法使用澄明度检测仪，如图5-5-1所示；光散射法使用可见异物检测仪，如图5-5-2所示。

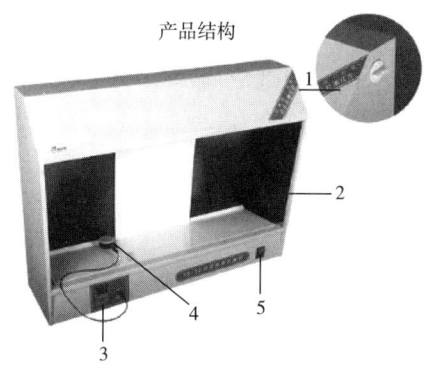

1—调光旋钮；2—箱体；3—控制面板；4—照度探头；5—开关

图5-5-1　澄明度检测仪及基本结构

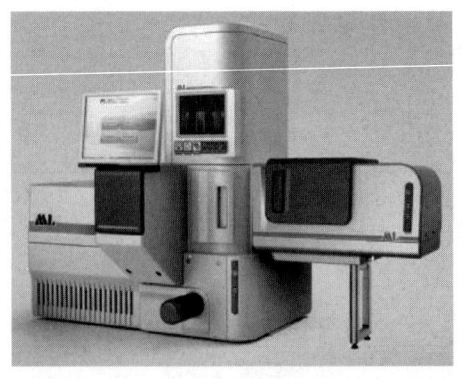

图 5-5-2 可见异物检测仪

灯检法是在合适的光源照度下检查注射液、眼用液体制剂和无菌原料中是否存在不得检出的明显可见异物或超出规定的微细可见异物。不反光的黑色背景用于检查无色和白色异物，不反光的白色背景用于检查有色异物。不同的光照度适用于检查不同的样品，1000～1500lx 适合于无色注射液和滴眼液；2000～3000lx 适用于透明塑料容器或有色注射液或滴眼液；4000lx 适用于混悬注射液和滴眼液中色块、纤维毛等外来污染物的检查。

可见异物检测仪主要由旋瓶装置、激光光源、图像采集器、数据处理系统和终端显示系统组成。

光散射法是当一束单色激光照射溶液时，溶液中存在的不溶性物质使入射光发生散射，散射的能量与不溶性物质的大小有关。本方法通过对溶液中不溶性物质引起的光散射能量的测量，并与规定的阈值比较，以检查可见异物。

知识储备

注射剂中的较大微粒可造成局部循环障碍，引起血管栓塞，而过多微粒同样可造成局部堵塞和供血不足；组织缺氧而产生水肿和静脉炎等，严重影响用药安全。因此，可见异物检查，是控制注射剂质量的关键指标。下面对可见异物的种类及产生原因作简要介绍。

一、可见异物的种类

1. 白块

系指用规定的检查方法，能看到有明显的平面或棱角的白色物质。

2. 白点

不能辨清平面或棱角的按白点计。但有的白色物质虽不易看清平面、棱角（如球形），但与上述白块同等大小或更大者，应作白块论。在检查中见似有似无或若隐若现的微细物，不作白点计数。

3. 微量白点

50mL 或 50mL 以下注射液，在规定的检查时间内仅见到 3 个或 3 个以下的白点者，作为微量白点；100mL 或 100mL 以上注射液，在规定检查时间内仅见到 5 个或 5 个以下的白点时，作为微量白点。

4. 少量白点

药液澄明，白点数量比微量白点较多，在规定检查时间内较难准确计数者。

5. 微量沉积物

指某些生化制剂或高分子化合物制剂，静置后有微小的质点沉积，轻轻倒转时有烟雾状细线浮起，轻摇即散失者。

6. 异物

包括玻璃屑、纤维、色点、色块及其他外来异物。

7. 特殊异物

指金属屑及明显可见的玻璃屑、玻璃块、玻璃砂、硬毛或粗纤维等异物。金属屑有一面闪光者即是，玻璃屑有闪烁性或有棱角的透明物即是。

二、注射剂可见异物产生的原因

（1）管制瓶本身的质量　管制瓶的质量对注射剂产品是一个关键问题，对可见异物的影响有着举足轻重的作用。

①管制瓶的脆碎度　脆碎度低，在洗瓶过程中或是在隧道烘箱内的挤压很容易造成管制瓶的破裂甚至炸裂，碎片溅到周围的管制瓶内会影响其他瓶的可见异物。

②管制瓶本身含有的不融合玻屑极其小且不易被清洗掉。

（2）管制瓶清洗过程的控制：

①洗瓶机各种参数的匹配。

②洗瓶机针头的位置。

③超声波太强：易引起白点和容易脱落管制瓶内附的杂质和不融合的玻屑。

注射液可见异物检查（微课）

④洗瓶冲洗水压力太低：管制瓶清洗不干净。

⑤压缩空气的压力：压缩空气太强，易造成空气在瓶内循环，导致颗粒滞留在瓶内。

⑥隧道烘箱内的清洁：高效过滤器出现泄漏，空气中尘粒未经过滤而降落于管制瓶内；传送带及传送带两侧未定期或及时清理。

（3）隧道烘箱传送网带的速度与灌装机传送网带的速度不一致易造成瓶与瓶之间的挤压、瓶与轨道边缘的挤压，导致出现炸瓶现象，影响可见异物合格率；其次为挤瓶后人员频繁在裸露的瓶口上方操作。

（4）注射用水系统、压缩空气管道（包括管道材质、焊接、快装连接等）不符合要求，注射用水系统、压缩空气管道以及除菌过滤系统管道、灌注系统管道各管路的清洁度。

（5）过滤器材质量和过滤效果　生产过程中所用的过滤器材质和过滤效果均对可见异物有不同程度的影响。

（6）丁基胶塞在洗涤过程中加入的硅油如果清洗处理不好，很容易造成挂壁现象。

（7）员工在生产过程中的操作不规范。

（8）检验人员在对注射剂取样样品加入溶剂的操作环境、溶剂的质量、用具的清洁程度，对可见异物的检查也有一定的影响。

（9）洁净区环境、地面的湿润程度对可见异物也有很大影响。

三、解决措施

（1）选择审计合格的内包材厂家的优质产品。

（2）对洗瓶机清洗过程中的各项参数进行严格控制。

①每次开机前检查洗瓶机针头的位置。

②清洗用注射用水排放至可见异物检查合格。

③对压缩空气的终端滤器进行起泡点测试以确保其洁净度。

④选择核实的超声波波长和功率，过强或过弱都会影响洗瓶效果。

⑤控制好洗瓶注射用水的温度，因为温度是影响超声波功能的主要因素。

⑥增加洗瓶过程中冲洗水水质、压力和压缩空气的压力的监测，应符合洗瓶生产工艺要求。

（3）定期对隧道烘箱高效过滤器进行检测，并对烘箱内两侧及传送带定期进行清理。

（4）按生产工艺要求抽检除菌过滤后注射用水、灌注系统冲洗水以及灌装产品、管制瓶和丁基胶塞,发现可见异物不合格应暂停生产并及时查找原因,解决后再进行生产操作,尽量把质量风险降到最低。

(5) 加强操作人员的培训。

(6) 检验人员在对注射剂取样样品进行检查时所加入的溶剂以及所用空白溶剂可见异物必须达到合格标准,所用器具必须是经过注射用水精洗灭菌的。

(7) 洁净区环境尘粒、微生物、温湿度符合要求。

活动2　药物可见异物检查(灯检法)

一、预备工作

(1) 使用前检查电源插座是否安全。

(2) 检品盘内是否留有药水,若有应及时清除,以防流入电器箱内造成其他事故。

(3) 环境要求　当制备注射用无菌粉末和无菌原料药供试品溶液时,或供试品溶液的容器不适于检测(如不透明、不规则形状容器等),需转移至适宜容器中时,均应在100级的洁净环境(如层流净化台)中进行,以避免引入可见异物。灯检操作应在暗室中进行。

(4) 检查人员要求　远距离和近距离视力测验,均应为4.9或4.9以上(矫正后视力应为5.0或5.0以上);应无色盲。

(5) 条件准备:

①仪器与用具:超净工作台、洁净玻璃瓶、洁净橡胶塞、操作箱、打孔器、注水器及小刷子等。

②药品与试剂:待检药物(注射液、注射用无菌制剂等)、溶剂、不溶性微粒检查用水等。

二、开展工作

(1) 接通电源(220V±10%;50Hz),启动"电源开关",此时仪器的日光灯亮起。

(2) 启动"照度开关",此时"照度显示器"显示的数字为"00",表示照度为0×100lx。

(3) 将仪器配备的"照度传感器"插头插入仪器左下方的"面板孔",掀开"光池"保护盖,将其放在平行于"伞栅"边缘的检品检测位置（一般为仪器的中部），测定照度，同时旋转仪器右上部的"照度调节旋钮"至所需照度为止（表5-5-1）。

企业灯检操作（视频）

表5-5-1　不同检品所需光照强度一览表

供试品种类	光照强度/lx
无色透明容器包装的无色供试品溶液	1000～1500
塑料透明容器包装、塑料透明容器包装或有色供试品溶液	2000～3000
混悬型供试品或乳状液	4000

（4）用仪器面板上的"拨盘开关"，设定所需检测的时间（s）。

（5）取样及处理　除另有规定外，按表5-5-2取规定量供试品，除去容器标签，擦净容器外壁，必要时在100级的洁净环境中将药液转移至洁净透明的适宜容器内。

表5-5-2　不同检品取样及处理方法

剂型	供试品量	前处理	备注
注射液	20支	—	—
注射用无菌制剂	5支	采用适当的溶剂及方法溶解后检查	溶剂应无可见异物方法：应与其制剂使用说明书中注明的临床使用前处理的方式相同
无菌原料药	最大规格量5份		
眼用液体制剂	20支	临用前专用溶剂处理	专用溶剂应先检查合格后，再用其溶解

（6）检查　将供试品置遮光板边缘处，在明视距离（供试品至人眼的清晰观测距离，通常为25cm），手持容器颈部，轻轻旋转和翻转容器（但应避免产生气泡），使药液中可能存在的可见异物悬浮，分别在黑色和白色背景下目视检查，重复观察，总检查时限为20s。

在检视样品的同时，按动"计时微触开关"，"指示灯"每秒闪烁一次，时间终止时有声响提示。

（7）结果判断　同"光散射法"。

三、结束工作

（1）测试完毕后，关上仪器的"照度开关"和总"电源开关"，拔下电源插头。
（2）清理检品盘及灯箱内壁。
（3）整理实验台，及时填写《仪器使用记录》。

注意事项

（1）一般气泡是向上走的且速度较快，但对于略黏稠的液体来说，气泡会停止不动或向上走得很慢，在这种情况下，应注意区别气泡和可见异物。
（2）液体制剂中如有结晶析出，可参照药品使用说明书中溶解结晶方式先进行处理，再进行可见异物检查。
（3）低温冷藏的品种，应先放至室温，再进行溶解和检查。
（4）供试品溶液中有大量气泡产生影响观察时，需静置足够时间至气泡消失后检查。
（5）装量在 10mL 及 10mL 以下的供试品每次可手持 2 支。50mL 或 50mL 以上大容量注射液按直、横、倒三步法旋转检视。
（6）用于可见异物检查的供试品，必须按规定随机抽样。

知识储备

可见异物检查（光散射法）

一、仪器与用具

可见异物检查仪、标准粒子溶液、洁净玻璃瓶、洁净橡胶塞、打孔器、注水器及小刷子等。

二、仪器校准

可见异物检查仪器具备自动校准功能，在检测供试品前可采用标准粒子进行校准。

除另有规定外，分别用粒径为 40μm 和 60μm 的标准粒子溶液对仪器进行标定。根据标定结果得到曲线方程并计算出与粒径 50μm 相对应的检测像素值。当把检测像素参数设定为与粒径 50μm 相对应的数值时，对 60μm 的标准粒子溶液测定 3 次，应均能检出。

三、操作方法

1. 液体供试品的检查方法

除另有规定外,取供试品 20 支(瓶),除去不透明标签,擦净容器外壁,置仪器检测装置上,从仪器提供的菜单中选择与供试品规格相应的测定参数,并根据供试品瓶体大小对参数进行适当调整后,启动仪器,将供试品检测 3 次并记录检测结果。凡仪器判定有 1 次不合格者,可用灯检法确认。用深色透明容器包装或液体色泽较深等灯检法检查困难的品种不用灯检法确认。

2. 固体供试品的检查方法

除另有规定外,注射用无菌粉末取供试品 5 支(瓶),无菌原料粉末取各品种制剂项下的最大规格量 5 份,分别置洁净透明的适宜玻璃容器内,用适宜的溶剂及适当的方法使药物全部溶解后,按液体供试品的检查方法项下的方法检查。

设置检测参数时,一般情况下取样视窗的左右边线和底线应与瓶体重合,上边线与液面的弯月面成切线;旋转时间应能使液面漩涡到底,以能带动固体物质悬浮并消除气泡;旋瓶停止至摄像启动的时间应尽可能短,但应避免液面漩涡以及气泡的干扰,同时保证摄像启动时固体物质仍在转动。

四、结果判定

供试品中不得检出金属屑、玻璃屑、长度超过 2mm 的纤维、最大粒径超过 2mm 的块状物以及静置一定时间后轻轻旋转时肉眼可见的烟雾状微粒沉积物、无法计数的微粒群或摇不散的沉淀,以及在规定时间内较难计数的蛋白质絮状物等明显可见异物。

供试品中如检出点状物、2mm 以下的短纤维和块状物等微细可见异物,生化药品或生物制品若检出半透明的小于约 1mm 的细小蛋白质絮状物或蛋白质颗粒等微细可见异物,除另有规定外,应分别符合下列各表中(表 5-5-3 和表 5-5-4)的规定。

表 5-5-3 生物制品注射液、滴眼剂结果判定

类别	微细可见异物限度	
	初试 20 支(瓶)	初、复试 40 支(瓶)
注射液	装量 50mL 及以下,每支(瓶)中微细可见异物不得超过 3 个; 装量 50mL 及以下,每支(瓶)中微细可见异物不得超过 5 个	2 支(瓶)以上超出,不符合规定

续表

类别	微细可见异物限度	
	初试 20 支（瓶）	初、复试 40 支（瓶）
滴眼剂	如仅有 1 支（瓶）超出，符合规定； 如检出 2 支（瓶）超出，复试； 如检出 3 支（瓶）及以上超出，不符合规定	3 支（瓶）以上超出，不符合规定

表 5-5-4　非生物制品注射液、滴眼剂结果判定

类别		微细可见异物限度	
		初试 20 支（瓶）	初、复试 40 支（瓶）
注射液	静脉用	如 1 支（瓶）检出，复试； 如 2 支（瓶）或以上检出，不符合规定	超过 1 支（瓶）检出，不符合规定
	非静脉用	如 1~2 支（瓶）检出，复试； 如 2 支（瓶）及以上检出，不符合规定	超过 2 支（瓶）检出，不符合规定
滴眼剂		如 1 支（瓶）检出，符合规定； 如 2~3 支（瓶）检出，复试； 如 3 支（瓶）以上检出，不符合规定	超过 3 支（瓶）检出，不符合规定

既可静脉用也可非静脉用的注射液以及脑池内、硬膜外、椎管内用的注射液应执行静脉用注射液的标准，混悬液与乳状液仅对明显可见异物进行检查。

注射用无菌制剂 5 支（瓶）检查的供试品中如检出微细可见异物，每支（瓶）中检出微细可见异物的数量应符合表 5-5-5 中的规定；如有 1 支（瓶）超出下表中限度规定，另取 10 支（瓶）同法复试，均应不超出下表中限度规定。

表 5-5-5　注射用无菌制剂结果判定

类别		每支（瓶）中微细可见异物限度/个
生物制品	复溶体积 50mL 及以下	≤3
	复溶体积 50mL 以上	≤5
非生物制品	冻干	≤3
	非冻干	≤5

无菌原料药 5 份检查的供试品中如检出微细可见异物，每份供试品中检出微细可见异物的数量应符合相应注射用无菌制剂的规

定；如有 1 份超出限度规定，另取 10 份同法复试，均应不超出限度规定。

任务数据记录

表 5-5-6 所示为可见异物检查原始记录表示例。

表 5-5-6 ×××药品检验所 可见异物检查原始记录表

日期：　　　　　　　温度（℃）：　　　　湿度（%）：

样品编号			检品名称			
批　　号			规　　格			
检验依据	□《中国药典》（2020 年版）第二部 □其他					
仪　　器	澄明度检测仪：_____ 可见异物检测仪：_____					
方　　法	灯检法　　　光散射法（深色透明容器或大于 7 号颜色）					
操作方法	照《中国药典》（2020 年版） 四部通则 0943					
瓶号	可见异物	微细见异物分类				总计
		毛点	白点	色点	黑点	
1						
2						
3						
4						
5						
结　　论	□符合规定　　　　　　　　□不符合规定					

检验者：　　　　　　　　　　　　　　　　复核者：
日　期：　　　　　　　　　　　　　　　　日　期：

任务评价

任务五评价表见表 5-5-7。

表 5-5-7　任务评价表

班级：　　　　　组号：　　　　　姓名：　　　　　日期：

评价指标	评价内容	分值	分数评定	
			小组自评	教师评价
信息检索	能有效利用网络、图书资源、工作手册查找有用的相关信息等	5		
	能用自己的语言有条理地去理解、表述所学知识	5		
	能将查到的信息有效地传递到工作中	5		
参与态度	能与教师、同学之间保持多向、丰富、适宜的信息交流	5		
	探究式学习、自主学习不流于形式，能处理好合作学习和独立思考的关系，做到有效学习	5		
	能提出有意义的问题或能发表个人见解；能按要求正确操作；能够倾听别人意见、协作共享	5		
	能积极主动参与任务活动，吃苦耐劳，崇尚劳动光荣，技能宝贵	5		
	能在任务活动实施过程中不断学习，综合运用信息能力得到提高	5		
	能发现问题、提出问题、分析问题、解决问题、创新问题	5		
工作过程	理解可见异物检查的原理	5		
	能正确识别、区分各类可见异物	10		
	能正确使用可见异物（灯检法）检查的仪器、用具	5		
	能理解掌握光散射法的原理与操作	5		
	灯检法操作手法姿势是否规范到位	5		
	能按灯检法的操作规范，进行可见异物检查，并根据各种剂型要求，正确判定可见异物检查结果	10		
	能正确规范进行原始记录和检验报告单的撰写	5		
自我评价	能严肃认真地对待自评、并能独立完成自测题	5		
	按时按质完成工作任务；较好地掌握专业知识点；具有较强的实践能力	5		
总评（自我评价占10%，小组自评占40%，教师评价占50%）		100		

注：本表中小组自评是指组内成员共同对本小组成员分别进行评价；教师评价是指教师对小组整体进行评价，评价得分代表小组内所有成员成绩。

能力拓展

不溶性微粒检查

注射剂中不溶性微粒是指药物在生产或应用中经过各种途径污染的微小颗粒杂质，其粒径在 1~50μm，是肉眼不可见、易动性的非代谢性的有害粒子。大量的动物试验和人体解剖证明，微粒会产生一时难以发现的、潜在的严重危害。

注射剂中不溶性物质的来源主要包含：①来源于外源污染，如金属屑、玻璃屑、纤毛、块状物等。②来源于内源产生，如药品中存在或产生的不溶物、析出的沉淀物、结晶等。这些形形色色的不溶物不仅直接关系到患者的用药安全，也可间接反映出药品的生产工艺水平高低，产品的处方、工艺和药包材的选择是否合理，剂型的选择是否得当，因此对不溶物进行严格控制很有必要。

一、仪器设备

不溶性微粒检查通常采用光阻法和显微计数法，主要检查静脉用注射剂（溶液型注射液、注射用无菌粉末、注射用浓溶液）及供静脉注射用无菌原料药中不溶性微粒的大小及数量。

光阻法通常采用不溶性微粒分析仪（图 5-5-3）进行检查。仪器通常包括取样器、传感器和数据处理器三部分。测量粒径范围为 2~100μm，检测微粒浓度为 0~10000 个/mL。所用仪器应至少每 6 个月校准一次。

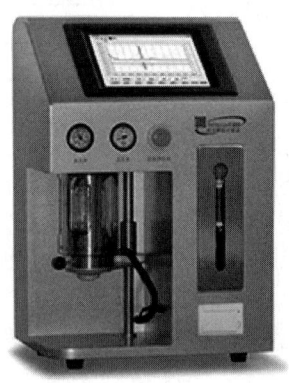

图 5-5-3 光阻法不溶性微粒分析仪

显微计数法通常使用包括洁净工作台（高效空气过滤器孔径为 0.45μm，气流方向由里向外）、双筒大视野显微镜（目镜内附标定的每格 5~10μm 的测微尺；坐标轴前后、左右移动范围均应大于30mm，显微镜装置内附有光线投射角度、光强度均可调节的照明装置；检测时可放大100倍)、微孔滤膜（孔径0.45μm，直径25mm或13mm，一面印有间隔3mm的格栅；膜上如有10μm及10μm以上的不溶性微粒，应在5粒以下，并不得有25μm及25μm以上的微粒，必要时，可用微粒检查用水冲洗使符合要求）及其滤器、平皿等仪器用具（图5-5-4）。

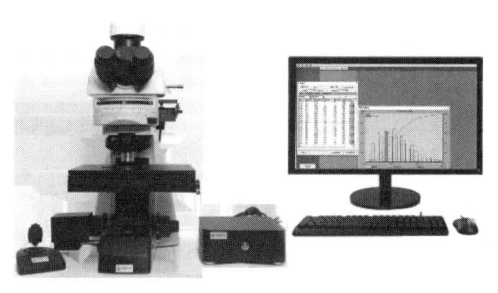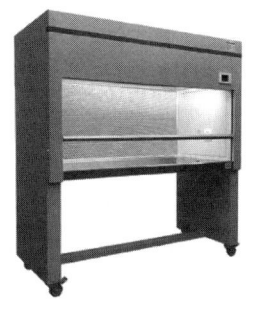

图5-5-4 显微计数法用不溶性微粒分析仪与洁净工作台

二、检查方法

除另有规定外，一般选用光阻法。当光阻法测定结果不符合规定或供试品不适于用光阻法测定时，应采用显微计数法进行测定，并以显微计数法的测定结果作为判定依据。

光阻法不适用于黏度过高和易析出结晶的制剂，也不适用于进入传感器时容易产生气泡的注射剂。对于黏度过高，采用两种方法都无法直接测定的注射液，可用适宜的溶剂稀释后测定。

1. 光阻法

（1）试验环境及检测 试验操作环境应不得引入外来微粒，测定前的操作应在洁净工作台进行。玻璃仪器和其他所需的用品均应洁净、无微粒。本法所用微粒检查用水（或其他适宜溶剂），使用前须经不大于1.0μm的微孔滤膜滤过。

（2）取微粒检查用水（或其他适宜溶剂）要求 取50mL测定，要求每10mL含10μm及10μm以上的不溶性微粒数应在10粒以下，含25μm及25μm以上的不溶性微粒数应在2粒以下。

（3）操作过程

①仪器调试 打开仪器预热，待仪器稳定后，用微粒检查用水冲洗仪器管路，并设置好参数。

②样品准备 除另有规定外，取供试品至少4个，用水将容器

外壁洗净，按要求处理好后，将溶液混合均匀形成待测溶液备用。

③检测过程　按方法要求，取适量上机测试，测试结束后导出或打印检测报告。

2. 显微计数法

（1）试验环境及检测　同光阻法。

（2）取微粒检查用水（或其他适宜溶剂）要求　取 50mL 测定，要求含 10μm 及 10μm 以上的不溶性微粒数应在 20 粒以下，含 25μm 及 25μm 以上的不溶性微粒数应在 5 粒以下。

（3）操作过程：

①仪器调试：打开仪器预热，待仪器稳定后，对仪器进行必要的调试。

②样品准备：取 0.45μm 微孔滤膜（直径 13mm）置于过滤装置上，除另有规定外，取供试品至少 4 个，按要求处理好后，将待测样品倒入过滤装置，进行抽离过滤；过滤结束后，将滤膜转移到培养皿中，于低温下烘干。

③检测过程：样品滤膜取出后放入到显微镜分析仪的测试台上，调整测试参数，于 100 倍的放大倍率下进行聚焦扫描，测试结束后得到一张包含样品不溶性微粒的大图以及详细的粒子粒径和数量报告。

三、结果判定

1. 光阻法

光阻法结果判定标准如表 5-5-8 所示。

表 5-5-8　光阻法结果判定标准

尺寸	总量≥100mL		总量<100mL	
	≥10μm	≥25μm	≥10μm	≥25μm
数量	<25/mL	<3/mL	<6000/容器（份）	<600/容器（份）

2. 显微计数法

显微计数法结果判定标准如表 5-5-9 所示。

表 5-5-9　显微计数法结果判定标准

尺寸	总量≥100mL		总量<100mL	
	≥10μm	≥25μm	≥10μm	≥25μm
数量	<12/mL	<2/mL	<3000/容器	<300/容器

习题与思考

一、单选题

1. 可见异物的粒径和长度通常大于（　　）。
   A. 50μm　　B. 20nm　　C. 20μm　　D. 10μm

2. 适用于无色注射液或滴眼液的光照度为（　　）。
   A. 500~1500lx　B. 1000~1500lx　C. 2000~3000lx　D. 4000lx

3. 适用于透明塑料容器或有色注射液或滴眼液的当照度为（　　）。
   A. 500~1500lx　B. 1000~1500lx　C. 2000~3000lx　D. 4000lx

4. 适用于混悬型注射液和滴眼液中色块、纤毛等外来污染物的检查的光照度为（　　）。
   A. 500~1500lx
   B. 1000~1500lx
   C. 2000~3000lx
   D. 4000lx

5. 光散射法仪器的校准：除另有规定外，分别用粒径为（　　）μm 和（　　）μm 的标准粒子溶液对仪器进行标定。（　　）
   A. 10　25　　B. 10　12　　C. 40　60　　D. 50　60

6. 光阻法仪器测量粒径范围为（　　）。
   A. 2~100μm　B. 2~100nm　C. 0.1~10μm　D. 50~200μm

7. 光阻法仪器检测微粒浓度为（　　）。
   A. 0~10000 个/L
   B. 0~10000 个/mL
   C. 0~20000 个/mL
   D. 0~15000 个/mL

8. 光阻法仪器的校准周期为（　　）个月。
   A. 12　　B. 9　　C. 6　　D. 3

二、多选题

1. 《中国药典》（2020 年版）中可见异物检查法包括：（　　）。
   A. 光阻法
   B. 显微计数法
   C. 灯检法（目视法）
   D. 光散射法（仪器法）

2. 明显可见异物是指（　　）。
   A. 金属屑、玻璃屑、长度超过 2mm 纤维
   B. 静置一定时间后轻轻旋转时肉眼可见的烟雾状微粒沉积物，无法计数的微粒群或摇不散的沉淀
   C. 最大粒径超过 2mm 的块状物
   D. 在规定时间内较难计数的蛋白质絮状物

3. 细微可见异物是指（　　）。

A. 点状物

B. 2mm 以下的短纤维

C. 2mm 以下的块状物

D. 生化药品或生物制品还包括半透明的小于约 1mm 的细小蛋白质絮状物或蛋白质颗粒等

4. 光散射法仪器大致由（　　）组成。

A. 旋瓶装置　　　　　　　　B. 激光光源、图像采集器

C. 数据处理系统　　　　　　D. 终端显示系统

5. 光散射法不适用的品种包括：（　　）。

A. 无色透明注射液　　　　　B. 混悬型注射液

C. 乳状液型注射液　　　　　D. 乳状液型滴眼液

6.《中国药典》（2020 年版）中不溶性微粒检查法包括：（　　）。

A. 光阻法　　　　　　　　　B. 显微计数法

C. 电阻法　　　　　　　　　D. 沉降法

7. 光阻法仪器通常包括（　　）部分。

A. 取样器　　　　　　　　　B. 传感器

C. 数据处理器　　　　　　　D. 雾化器

8.《中国药典》（2020 年版）通则规定仪器使用前应对不溶性微粒检测仪的（　　）进行校准。

A. 波长准确度　　　　　　　B. 取样体积

C. 微粒计数　　　　　　　　D. 传感器分辨率

三、判断题

1. 不反光的黑色背景用于检查有色异物。（　　）

2. 对于振摇或晃动后极易产生气泡且不易消失的供试品可直接进行检查。（　　）

3. 光散射法仪器通常两年校准一次。（　　）

4. 光散射法仪器调取运行程序时，可能时间较长，在此期间请勿重复操作，以免运行程序出现错误。（　　）

5. 为了确保玻璃仪器和其他所需用品洁净无颗粒，应使用纯化水做最终清洗。（　　）

6. 可直接采用光阻法测量黏度很大的注射用浓溶液。（　　）

7. 使用光阻法测量时，如果介质不透明，将导致光束无法穿过，检测无法进行。（　　）

四、填空题

1. 可见异物是存在于注射型、眼用液体制剂和无菌原料中可

目视检出的（　　　），即可由（　　　）污染产生，如金属屑、玻璃屑、纤毛、块状物；也可由（　　　）产生，如药品中存在或产生的不溶物、析出的沉淀物、结晶等。

2. 可见异物可分为（　　　）可见异物和（　　　）可见异物。

3. 灯检法是在合适的（　　　）下检查注射剂、眼用液体制剂和无菌原料中是否存在不得检出的（　　　）或超出规定量的（　　　）。

4. 光散射法通过对溶液中不溶性物质引起的（　　　）能量的测量，并与规定的（　　　）比较，以检查可见异物。

5. 灯检法不适用的品种为用（　　　）或（　　　）的品种。

6. 大容量注射液（50mL 或 50mL 以上）的按（　　　）三步法旋转检视。分别在黑色和白色背景下目视检查，重复观察，总检查时限为（　　　）。

7. 不溶性微粒系指可流动的、随机存在于静脉注射用药物中（　　　）水的微小颗粒。不溶性微粒是外来物质粒径一般在（　　　）μm 之间，肉眼难以看见。

五、简答题

1. 注射剂的质量检查一般进行哪些项目？
2. 可见异物和不溶性微粒的区别？

药检反思

国家食品药品监督管理总局 2015 年 5 月 19 日通过飞行检查，发现桂林兴达药业有限公司将银杏叶提取生产工艺由稀乙醇提取改为 3%盐酸提取，同时从不具备资质的企业购进以盐酸工艺生产的银杏叶提取物，用于生产银杏叶片，并将外购的提取物销售给其他的药品生产企业。监管总局快速响应，要求这些企业立即采取停售、停用和召回等措施。并于 2015 年 8 月 4 日发布《银杏叶提取物、银杏叶片、银杏叶胶囊中游离槲皮素、山柰素、异鼠李素检查项补充检验方法》，按照该检验方法，银杏叶药品生产过程中改变提取工艺、非法添加等违法行为将被检出。这为监管部门有效执法、保障人民用药安全提供了有力武器。

一旦药品检验出现失误，甚至弄虚作假，将会对药品安全造成严重影响，威胁到广大人民群众的身体健康和生命安全，也可能会给合法生产经营的企业造成不良影响，妨碍市场经济秩序正常运行。

模块六　药物含量测定技术

药物含量测定概述（微课）

📋 模块描述

药物的含量测定是根据药物质量标准中规定的方法测定原料药及制剂中有效成分含量，以保证药物的质量。药物含量测定是药物质量检验的关键环节之一，其结果是评价药物质量的重要指标之一。药物的含量测定可分为两大类，即基于化学或物理学原理的"含量测定"和基于生物学原理的"效价测定"。其中，效价测定法（包括生物检定法、微生物检定法、酶法）的方法建立与验证过程各具特殊性，本模块主要探讨基于化学或物理学的"含量测定"。

《中国药典》（2020年版）收载的含量测定方法主要包括：容量分析法（滴定法）、光谱分析法和色谱分析法。其中，容量分析法操作简便，结果准确，方法耐用性高，但该方法缺乏专属性，主要适用于对结果准确度与精密度要求较高的药品测定；光谱分析法简便快速，灵敏度高，并具有一定的准确度，但方法专属性稍差，主要适用于对灵敏度要求较高、样本量较大的分析项目；色谱分析法则具有高灵敏度与高专属性，并具有一定的准确度，但其结果计算需要对照品，主要使用于对方法的专属性与灵敏度要求较高的复杂样品的含量测定。

✳️ 模块实施

本模块为药物含量测定技术，以基于化学或物理学原理建立的方法为实施对象。本模块共包括5个工作任务。

药物含量测定技术
- 容量分析法
- 紫外-可见分光光度法
- 原子吸收分光光度法
- 高效液相色谱法
- 气相色谱法

容量分析法（微课）

任务一　容量分析法

🚩 任务描述

容量分析法（又称滴定分析法），是将已知浓度的滴定液（标准物质溶液）由滴定管滴加到被测药物的溶液中，直至滴定液中的标准物质（常称为滴定剂）与被测药物反应完全（通过适当方法指示），然后根据滴定液浓度和被消耗的体积，按化学计量关系计算出被测药物的含量。

容量分析法具有以下特点：（1）方法简便易行，本法所用仪器价廉易得，操作简便、快速。（2）方法耐用性高，影响本法测定的试验条件与环境因素较少。（3）测定结果准确，通常情况下本法的相对误差在0.2%以下，适用于对准确度要求较高的试样的分析。（4）方法专属性差，本法对结构相近的有关物质或其他干扰测定的杂质缺乏选择性，故一般适用于主成分含量较高的试样的分析。

由于容量分析法具有以上特点，被广泛用于化学原料药的含量测定，而较少应用于药物制剂的含量测定。

📖 任务学习目标

（1）掌握容量分析法的基本概念与理论。
（2）学会电位滴定仪与永停滴定仪的操作使用。
（3）理解容量分析中的各种滴定方式及计算公式。
（4）学会根据药品质量标准采用容量分析法完成药物含量测定。

⚙ 工作过程

1. 明晰任务流程

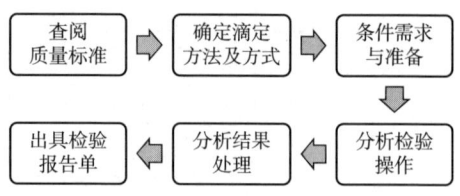

2. 任务重难点分析
（1）容量分析法的分类及滴定方式。
（2）永停滴定仪和电位滴定仪的操作使用。
（3）容量分析法测定药物含量的有关计算。
3. 条件需求与准备
（1）《中国药典》（2020年版）。
（2）永停滴定仪及电位滴定仪。
（3）永停滴定仪及电位滴定仪使用说明书。
（4）试剂与用具。

活动1 认识容量分析法

容量分析法是药物含量测定分析中重要的分析方法，主要用于常量组分分析，它具有较高的准确度，一般情况下，测定的相对误差小于0.2%，常作为标准方法使用。

一、容量分析法的分类

容量分析法按化学反应类型分为酸碱滴定法、氧化还原滴定法、沉淀滴定法、配位滴定法、非水溶液滴定法等。

1. 酸碱滴定法

酸碱滴定法是在水溶液中以酸碱中和反应来测定物质含量的方法，在药物检验中可以用于酸性、碱性及能与酸碱直接或间接反应的药物。

$$H^+ + OH^- = H_2O$$

2. 氧化还原滴定法

氧化还原滴定法是一种建立在氧化还原反应基础上的滴定分析方法，应用较多的有碘量法、溴量法、铈量法和亚硝酸钠滴定法等方法。该法在药物检验中应用非常广泛，例如食品和药品中过氧化氢值、碘值、维生素C含量等的测定。

$$MnO_4^- + 5Fe^{2+} + 8H^+ = Mn^{2+} + 5Fe^{3+} + 4H_2O$$
$$I_2 + 2S_2O_3^{2-} = S_4O_6^{2-} + 2I^-$$

3. 沉淀滴定法

沉淀滴定法是一种建立在沉淀反应基础上的滴定分析方法，目前应用较广的是银量法，此法以硝酸银为滴定液，测定能与Ag^+反应生成难溶性沉淀的物质。比如苯巴比妥含量测定就采用了此法。

$$Ag^+ + Cl^- = AgCl\downarrow$$

4. 配位滴定法

配位滴定法是一种建立在配位反应基础上的滴定分析方法。在药物检验中用于测定无机或有机金属盐类药物，如葡萄糖酸钙、硫酸锌的含量测定均采用此法。

$$Ca^{2+} + H_2Y^{2-} = CaY^{2-} + 2H^+$$

5. 非水溶液滴定法

在非水溶剂（有机溶剂与不含水的无机溶剂）中进行滴定分析的方法。在非水溶剂中滴定，可使原来在水中不能进行完全的反应顺利进行，还能使在水中不能溶解的药物溶解在非水溶液中，增大药物的溶解度，扩大滴定分析的应用范围。主要用来测定有机碱及其氢卤酸盐、磷酸盐、硫酸盐或有机酸盐以及有机酸碱金属盐类药物的含量，也用于测定某些有机弱酸的含量。

二、容量分析法的滴定方式

在容量分析中由于采用了直接滴定法、返滴定法、置换滴定法、间接滴定法等滴定方式，大大扩展了滴定分析法的应用范围。

1. 直接滴定法

当标准溶液与待测物质的化学反应能定量、快速完成，且有简便、可靠的方法确定滴定终点时，可用直接滴定法，即用标准溶液直接滴定待测物质。直接滴定是最基本的滴定方式。

标准溶液 T 直接滴定被测物质 X，滴定反应的方程式如下：

$$tT + bX = cC + dD$$

标准溶液 T 的物质的量 n_T 与被测物质 X 的物质的量 n_x 有下列计量关系：

$$n_x = \frac{b}{t} \times n_T = \frac{b}{t} \times c_T \times V_T$$

式中　t、b——化学计量数；
　　　n_T、n_x——标准物质和被测物质的物质的量，mol；
　　　c_T——标准溶液的浓度，mol/L；
　　　V_T——标准溶液消耗的体积，L。

2. 返滴定法（剩余滴定法）

当试液中待测组分与标准溶液反应很慢、滴定的物质不稳定或滴定没有合适的指示剂时，可采用返滴定法，即先准确地加入一种已知过量的标准溶液 A，使之与被测物质 X 发生下列反应：

$$aA + bX = cC + dD$$

待反应完成后，再用另一种标准溶液 T 滴定上述反应剩余的标准溶液 A，反应如下：

$$tT + a'A = eE + fF$$

标准溶液 A 的物质的量 n_A 和标准溶液 T 的物质的量 n_T 与被测物质 X 的物质的量 n_x 的计量关系为：

$$n_x = \frac{b}{a} \times \left(n_A - \frac{a'}{t} \times n_T \right) = \frac{b}{a} \times \left(c_A \times V_A - \frac{a'}{t} \times c_T \times V_T \right)$$

式中　a，b，t 和 a'——化学计量数；

　　　n_A、n_T 和 n_x——标准物质 A、标准物质 T 和被测物质的物质的量，mol；

　　　c_A、c_T——标准溶液 A 和标准溶液 T 的浓度，mol/L；

　　　V_A、V_T——标准溶液 A 和标准溶液 T 使用或消耗的体积，L。

3. 置换滴定法

当待测组分与标准溶液不能按一定的反应方程式进行或有其他副反应发生时，可采用置换滴定方式，即先用适当的试剂 A 与待测组分 X 定量反应，生成另一种物质，反应方程式为：

$$nA + bX = cC + dD$$

再用标准溶液 T，滴定生成的物质 C，反应方程式为：

$$tT + c'C = eE + fF$$

标准溶液 T 的物质的量 n_T 与被测物质 X 的物质的量 n_x 的计量关系为：

$$n_x = \frac{b}{c} n_c = \frac{b}{c} \times \frac{c'}{t} \times n_T = \frac{b}{c} \times \frac{c'}{t} \times c_T \times V_T$$

式中　n，b，t 和 c'——化学计量数；

　　　n_c、n_T 和 n_x——生成物 C、标准物质和被测物质的物质的量，mol；

　　　c_T——标准溶液的浓度，mol/L；

　　　V_T——标准溶解消耗的体积，L。

4. 间接滴定法

当待测组分不能与标准溶液直接起反应时，可以采用间接滴定方式，即通过另外的化学反应定量转化为可被滴定的物质，再用标准溶液进行滴定。标准溶液 T 的物质的量 n_T 与被测物质 X 的物质的量 n_x 的计量关系推算与置换滴定相同。

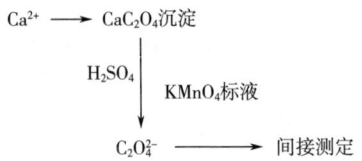

三、容量分析法终点判断方法

1. 指示剂法

在各类容量分析过程中，随着滴定剂的加入，被滴定物质和滴定剂的浓度都在不断变化，在等当点附近，离子浓度会发生较大变化，能够对这种离子浓度变化作出显示（如改变溶液颜色，能产生浑浊或沉淀，以及有荧光现象等）的试剂就叫指示剂。如果滴定剂或被滴定物质是有色的，那么它们本身就具有指示剂的作用，如高锰酸钾。

指示剂一般分为酸碱指示剂（酸碱滴定法和非水溶液滴定法常用）、氧化还原指示剂（氧化还原滴定法常用）、金属指示剂（配位滴定法常用）、沉淀滴定指示剂和吸附指示剂（沉淀滴定法常用）等。

2. 电位滴定法

进行电位滴定时，被测溶液中分别插入一个参比电极和一个指示电极组成工作电池。随着滴定剂的加入，溶液中发生化学反应，被测离子浓度不断变化，指示电极的电位也相应地变化，在等当点附近时会发生电位的突跃。因此测量工作电池电动势的变化，可确定滴定终点。

3. 永停滴定法

根据滴定过程中双铂电极的电流随着滴定液的加入而发生的变化来确定滴定终点的方法。测量时把两个相同的铂电极插入样品溶液中，在两电极之间加一低电压，并连有检流计，然后进行滴定，通过观察滴定过程中检流计指针的变化确定终点。

活动 2　认识电位滴定法及永停滴定法

电位滴定法与永停滴定法是容量分析中用以确定终点或选择核对指示剂变色域的方法。选用适当的电极系统可以作为氧化还原滴定法、酸碱滴定法（水溶液或非水溶液）、沉淀滴定法、配位滴定法、重氮化法和水分测定法等的终点指示。电位滴定法与永停滴定法主要有以下区别。

一、使用原理

电位滴定法是利用电位的变化来判断终点的。电位是一个相对值，是参比液与样品溶液的电位差。电位滴定法是根据滴定过程中电极的电位变化（S形曲线）来判别终点，通常以导数最大处为滴定的终点。

永停滴定法主要是利用电流或电压变化来判断终点的。当电流或电压达到一个恒值并保持一定时间不变，就可认为是终点。通常是根据滴定过程中铂电极对电流的突变（维持一定时间，如 10s 以上）来判别终点。

二、应用范围

电位滴定法可用于氧化还原、沉淀、络合、非水和酸碱等滴定。

永停滴定法则主要用于磺胺类药物的滴定。卡氏水分测定也属于永停滴定法的一种。

三、电极

电位滴定法选用两支不同的电极。一支为指示电极，其电极电势随溶液中被分析成分的离子浓度的变化而变化；另一支为参比电极，其电极电势固定不变。在到达滴定终点时，被分析成分的离子浓度急剧变化，会引起指示电极的电位突减或突增，此转折点称为突跃点。

永停滴定法采用两支相同的铂电极，当在电极间加一低电压（例如 50mV）时，若电极在溶液中极化，则在未到滴定终点时，仅有很小或无电流通过；但当到达终点时，滴定液略有过剩，使电极去极化，溶液中即有电流通过，电流计指针突然偏转，不再回复。反之，若电极由去极化变为极化，则电流计指针从有偏转回到零点，也不再变动。

不同滴定方法仪器所用电极可按表 6-1-1 选择应用。

表 6-1-1　不同滴定方法与电极对应表

方法	电极系统
水溶液氧化还原法	铂-饱和甘汞
水溶液中和法	玻璃-饱和甘汞

续表

方法	电极系统
非水溶液中和法	玻璃-饱和甘汞
水溶液银量法	银-玻璃
	银-硝酸钾盐桥-饱和甘汞
—C≡CH 中氢置换法	玻璃-硝酸钾盐桥-饱和甘汞
硝酸汞电位滴定法	铂-汞-硫酸亚汞
永停滴定法	铂-铂

四、仪器装置

电位滴定法可用电位滴定仪、酸度计或电位差计。

永停滴定可用永停滴定仪或按图示装置（图 6-1-1）。电流计的灵敏度除另有规定外，测定水分时用 10^{-6} A/格，重氮化法用 10^{-9} A/格。

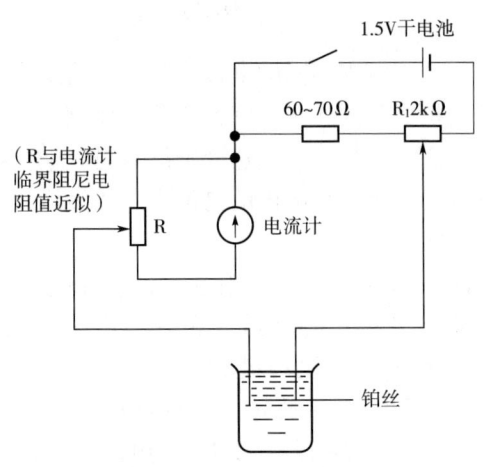

图 6-1-1 永停滴定装置

电位滴定仪主要由控制处理器（主机）、交换装置（交换单元）、搅拌器和电极等几部分组成。永停滴定仪主要由控制处理器（主机）、滴定装置、搅拌器和电极等几部分组成。如图 6-1-2 所示。

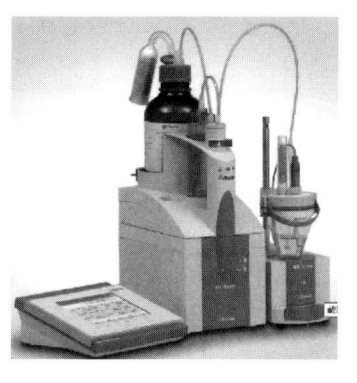
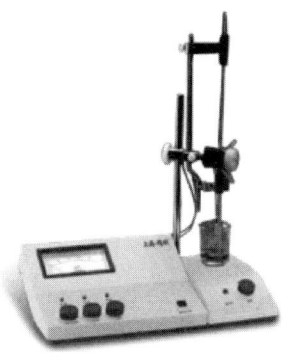

图 6-1-2　电位滴定仪（左）与永停滴定仪（右）

活动 3　容量分析法测定药物含量

一、预备工作

1. 容量分析用玻璃仪器的准备

滴定管、吸量管、容量瓶的清洗、试漏与校准；其他玻璃用具的清洗。

2. 滴定液的配制与标定

配制好的滴定液的浓度值应为其名义值的 0.95~1.05；如在标定中发现其浓度值超出其名义值的 0.95~1.05 时，应加入适量的溶质或溶剂予以调整。

3. 供试品溶液配制

精密称定供试品，配制 2 份供试品溶液。

4. 测定用仪器的准备

（1）电位滴定仪：
①在交换单元/加液器的试剂瓶中加入滴定溶液。
②更换合适的电极并补充电极外参比液。
③查看仪器使用说明书学习使用操作方法。

（2）永停滴定仪：
①安装活化的电极（电极一般在使用前，经清洁液浸泡 0.5~1min，并冲洗干净）。
②安装合适的滴定管。
③查看仪器使用说明书学习使用操作方法。

5. 条件准备

（1）仪器与用具　分析天平、容量瓶、移液管、烧杯、洗瓶、漏斗、滤纸等。

（2）药品与试剂　待检药物、基准物质、纯化水、适宜溶剂等。

自动永停滴定仪简明操作（视频）

二、开展工作

根据药物分子中所具有的官能团及其化学性质，选用精密度高，操作简便、快速的容量分析方法进行测试。不同方法的基本操作过程如表6-1-2所示。

表 6-1-2　不同方法的简易操作过程

滴定管操作		电位滴定仪操作		永停滴定仪操作	
步骤	操作说明	步骤	操作说明	步骤	操作说明
润洗	用预装液润洗3次	开机	打开电源开关，仪器自检	开机	打开电源开关，仪器自检
排气泡	装液排空滴定管尖嘴处气泡	清洗	用滴定液清洗加液器及管路	排气泡	装液排空滴定管尖嘴处气泡
调零	装液至"0"刻度以上，静置2min，调节液面至0.00mL处	设置参数	设置有关滴定参数，建立方法并调用	调液滴	调节慢滴液滴速度为0.02~0.03mL/次
滴定	滴速约8~10mL/min	滴定	按"滴定"键，开始滴定	设置参数	将极化电压、灵敏度、门限值调节到规定范围
读数	取下滴定管，用拇指和食指捏住上端，使滴定管垂直，读数	记录	待滴定至终点，记录结果	调零	按慢滴键，调节液面至0.00mL处
计算	根据有关公式计算2份供试品的含量、相对平均偏差和平均含量	清洗	用纯水或指定溶剂清洗管路、电极、滴定头等	滴定	将装有供试液的烧杯置搅拌器上，并将电极、滴定管口插入液面，开始滴定
		计算	同滴定管操作	清洗	用纯水清洗电极、滴定头等
				读数	同滴定管操作
				计算	同滴定管操作

三、结束工作

（1）关闭仪器。

（2）将电极、滴定头插回固定套上，电极应用保护液浸泡。

（3）清洁仪器和台面，及时填写《仪器使用记录》和《容量分析法原始记录》（表6-1-3）。

自动永停滴定仪简明操作（视频）

注意事项

（1）永停滴定仪电极安装时电极的铂片与烧杯的圆周方向一致，电位滴定仪电极应处于溶液旋涡的下游位置。

（2）非水溶液酸碱滴定法，采用电位滴定法时所用的甘汞电极盐桥内不能放饱和氯化钾水溶液，而应放饱和氯化钾的无水甲醇溶液或硝酸钾的无水甲醇溶液。

（3）永停滴定法电极的清洁状态是滴定成功与否的关键，污染的电极在滴定时指示迟钝，终点时电流变化小，此时应重新处理电极。处理方法：可将电极插入10mL浓硝酸和1滴三氯化铁的溶液内，或洗液内浸泡数分钟取出后用水冲洗干净。

（4）滴定管读数，无色或浅色溶液读凹液面最低点，视线应与凹液面水平相切；深色溶液应读取液面上缘最高点。

（5）碱式滴定管操作时，捏住橡皮管中玻璃珠的略上方，不要捏玻璃珠下方的橡皮管，也不可使玻璃珠上下移动，否则空气进入形成气泡。

（6）检验工作中所用滴定管、量瓶和移液管等，均应经过检定且合格；其校正值与原标示值之比的绝对值大于0.05%时，应在计算中采用校正值予以补偿。

（7）标定工作应由初标者（一般为配制者）和复标者在相同条件下各做平行试验3份，3份平行试验结果的相对平均偏差不得大于0.1%；初标平均值和复标平均值的相对偏差也不得大于0.1%；标定结果按初、复标的平均值计算，取4位有效数字。

（8）药品含量测定必须在同等条件下平行测定两份，其结果应在允许的相对偏差之内，以算术平均值为测定结果；如一份合格，一份不合格，不得计算平均含量，应重新测定。

知识储备

一、容量分析法有关术语

1. 基准物质

指能用于直接配制或标定标准溶液的物质。基准物质应满足的条件如下：

（1）试剂的组成与它的化学式完全相符。

（2）试剂纯度应足够高。一般大于 99.9% 以上，杂质含量不影响分析的准确度。

（3）试剂性质稳定，最好具有较大摩尔质量。

（4）试剂按反应式定量进行，应无副反应。

2. 滴定度（T）

滴定度系指每 1mL 滴定液相当于被测物质的质量，它是根据滴定液中的溶质与被测物质之间的反应式求得的。滴定度在药物含量测定中经常被使用，药典中一般都直接给出滴定度，并用 mg 来表示。如二氟尼柳含量测定中规定：每 1mL 氢氧化钠滴定液（0.1mol/L）相当于 25.02mg 的 $C_{13}H_8F_2O_3$。

3. 稀释倍数（D）

分析检验中为了增加测定结果的准确度，有时含量测定时称取被测物质后，要经过一步或几步稀释再用于最后测定。我们把稀释前溶液浓度除以稀释后的溶液浓度所得的商称为稀释倍数。

$$稀释倍数(D) = 原液浓度 \div \frac{原液浓度 \times 移取体积}{定容体积} = \frac{定容体积}{移取体积}$$

4. 校正因子（F）

药典中给出的滴定度是在规定浓度下测得的滴定度，而实际工作中配制的滴定液的实际浓度与药典中的规定浓度不一致，因此需要将滴定度乘以滴定液的浓度校正因子 F，换算成实际的滴定度。

$$校正因子(F) = \frac{实际浓度}{规定浓度}$$

药典规定其范围应在 0.95~1.05，超出该范围应加入适当的溶质或溶剂予以调整，并重新标定。

二、容量分析法结果计算

容量分析法测定药物含量主要采用直接滴定法和返滴定法 2 种方式，其含量计算方法在测定原料药和制剂时略有不同。其计算通式如下：

$$原料药\ 百分含量(\%) = \frac{药物实测量(g)}{药物取用量(g)} \times 100\%$$

$$制剂\ 百分标示量(\%) = \frac{药品实测量(g)}{药品标示量(g)} \times 100\%$$

1. 直接滴定法

采用直接滴定法测定药物含量，采用以下公式进行结果计算。

$$原料药含量 = \frac{(V_{样} - V_{空白}) \times F \times T \times D}{m_s \times (1 - 水分或干燥失重百分数)} \times 100\%$$

$$液体制剂含量 = \frac{(V_{样} - V_{空白}) \times F \times T \times D}{V_s \times W_{标}} \times 100\%$$

$$固体制剂含量 = \frac{(V_{样} - V_{空白}) \times F \times T \times D \times W_{平均}}{m_s \times W_{标}} \times 100\%$$

2. 返滴定法

采用返滴定法测定药物含量，采用下式进行结果计算。

$$原料药含量 = \frac{(V_{空白} - V_{样}) \times F \times T \times D}{m_s \times (1 - 水分或干燥失重百分数)} \times 100\%$$

$$液体制剂含量 = \frac{(V_{空白} - V_{样}) \times F \times T \times D}{V_s \times W_{标}} \times 100\%$$

$$固体制剂含量 = \frac{(V_{空白} - V_{样}) \times F \times T \times D \times W_{平均}}{m_s \times W_{标}} \times 100\%$$

式中 $V_{样}$——样品消耗滴定液的体积，mL；

$V_{空白}$——空白消耗滴定液的体积，mL；

F——浓度因数；

T——滴定度，g/mL；

m_s——样品称样量或取样量，g 或 mL；

D——稀释倍数；

$W_{平均}$——固体制剂的平均质量，g；

$W_{标}$——液体标示量，g/mL（液体制剂）或 g（固体制剂）。

注：对于原料药，当规定含量按干燥品或无水物计时，按上述原料药含量公式计算含量；否则，上述原料药含量公式中的供试品重量或体积均不扣除干燥失重或水分。

【实例】氯化铵片的含量测定。

方法：取本品（规格0.3g）20片，精密称定，研细，精密称取适量（约相当于氯化铵0.12g），加水50mL使氯化铵溶解，再加2%糊精5mL、荧光黄指示液8滴与碳酸钙0.1g，摇匀，用0.1mol/L的$AgNO_3$溶液滴定至终点，即得。每1mL $AgNO_3$滴定液（0.1mol/L）

> 笔记

相当于 5.349mg 的氯化铵。

规定：本品含氯化铵应为标示量的 95.0%～105.0%。

原始数据如下：

$W_{20} = 7.6496g$；$W_{标} = 0.3g$；$W_s = 0.1260g$；

$c_{实际} = 0.1008mol/L$；$V_{样} = 18.30mL$

解：

根据公式：

$$标示含量(\%) = \frac{V_{样} \times F \times T \times D \times W_{平均}}{W_s \times W_{标}} \times 100\%$$

$$标示含量(\%) = \frac{18.30 \times \frac{0.1008}{0.1} \times 0.005349 \times 1 \times \frac{7.6496}{20}}{0.1260 \times 0.3} \times 100\% = 99.8\%$$

结论：符合规定。

任务数据记录

表 6-1-3 所示为容量分析法原始记录表示例。

表 6-1-3　×××药品检验所　容量分析法原始记录表

日期：　　　　　　　　温度（℃）：　　　　　湿度（%）：

样品编号		样品名称	
批　　号			
检验依据			
仪器型号		仪器编号	
检验方法	□《中国药典》（2020 年版）四部通则 0701（电位滴定法　永停滴定法） □《中国药典》（2020 年版）四部通则 0702（第一法　第二法） □其他方法		
标准规定			
结　　论	□符合规定　　　　　□不符合规定		

检验者：　　　　　　　　　　　　　　　　　　　　　　　　复核者：

日　期：　　　　　　　　　　　　　　　　　　　　　　　　日　期：

任务评价

任务一评价表见表6-1-4。

表 6-1-4　任务评价表

班级：　　　　　组号：　　　　姓名：　　　　日期：

评价指标	评价内容	分值	分数评定 小组自评	分数评定 教师评价
信息检索	能有效利用网络、图书资源、工作手册查找有用的相关信息等	5		
	能用自己的语言有条理地去理解、表述所学知识	5		
	能将查到的信息有效地传递到工作中	5		
参与态度	能与教师、同学之间保持多向、丰富、适宜的信息交流	5		
	探究式学习、自主学习不流于形式，能处理好合作学习和独立思考的关系，做到有效学习	5		
	能提出有意义的问题或能发表个人见解；能按要求正确操作；能够倾听别人意见、协作共享	5		
	能积极主动参与任务活动，吃苦耐劳，崇尚劳动光荣，技能宝贵	5		
	能在任务活动实施过程中不断学习，综合运用信息能力得到提高	5		
	能发现问题、提出问题、分析问题、解决问题、创新问题	5		
工作过程	是否理解电位滴定法及永停滴定法的原理	5		
	是否能正确说出电位滴定仪及永停滴定仪各个部件及附件	5		
	是否能正确运用容量分析中的各种滴定方式及计算公式	5		
	是否能正确操作电位滴定仪及永停滴定仪	10		
	是否能按操作规范，利用容量分析法进行药物含量测定，并得出正确检验结果	10		
	是否能正确规范进行原始记录和检验报告单的撰写	10		
自我评价	能严肃认真地对待自评，并能独立完成自测题	5		
	按时按质完成工作任务；较好地掌握专业知识点；具有较强的实践能力	5		
总评（自我评价占10%，小组自评占40%，教师评价占50%）		100		

注：本表中小组自评是指组内成员共同对本小组成员分别进行评价；教师评价是指教师对小组整体进行评价，评价得分代表小组内所有成员成绩。

能力拓展

非水溶液滴定法

非水溶液滴定法在药典含量测定方法中仅用于酸碱非水溶液滴定，可分为非水碱量法和非水酸量法。大多用于原料药的含量测定。

一、非水溶剂的种类

非水溶剂的选择应能溶解试样并使滴定反应进行完全、不引起副反应、有适宜的极性使终点突跃明显，根据《中国药典》（2020年版）规定，可使用单一或混合溶剂。

1. 酸性溶剂

有机弱碱在酸性溶剂中可显著地增强其相对碱度，最常用的酸性溶剂为冰醋酸。

2. 碱性溶剂

有机弱酸在碱性溶剂中可显著地增强其相对酸度，最常用的碱性溶剂为二甲基甲酰胺。

3. 两性溶剂

兼有酸、碱两种性能，最常用的为甲醇。

4. 惰性溶剂

这一类溶剂没有酸碱性，如三氯甲烷等。

二、测定方法

1. 非水碱量法

本法是用高氯酸滴定液（0.1mol/L）滴定碱性药物。

除另有规定外，精密称取供试品适量［约消耗高氯酸滴定液（0.1mol/L）8mL］，置50~100mL小锥形瓶中，加冰醋酸10~30mL使溶解，加指示液1~2滴，用高氯酸滴定液（0.1mol/L）滴定至规定的突变颜色为终点（指示剂终点颜色是以电位滴定时的突跃点为准）。

取供试品测定时所用的试剂，在同条件下作空白试验，用高氯酸滴定液（0.1mol/L）滴定至相同的终点，其读数用于校正供试品滴定的读数结果。

供试品如为有机碱的氢卤酸盐，需先按理论量加入醋酸汞试液使其与氢卤酸形成不离解的卤化汞，其用量按醋酸汞与氢卤酸的摩尔比（1∶2）计算，可稍过量，一般加 3~5mL 以消除氢卤酸的干扰。如供试品为磷酸盐，可以直接滴定。如供试品为硫酸盐，也可直接滴定，但由于硫酸酸性较强，用高氯酸滴定液滴定时只能滴至硫酸氢盐（HSO_4^-）为止，必要时还必须提高滴定介质的碱性，才能使滴定终点突跃增大、终点明显。如供试品为硝酸盐，因硝酸可使指示剂褪色，无法观察终点，应以电位滴定法指示终点。

2. 非水酸量法

本法是用碱滴定液如甲醇钠滴定液（0.1mol/L）或氢氧化四丁基铵滴定液（0.1mol/L）滴定酸性药物。

除另有规定外，精密称取供试品适量［约消耗碱滴定液（0.1mol/L）8mL］，按该药品项下规定溶解，滴定至终点（指示剂终点颜色是以电位滴定时的突跃点为准）。

取供试品测定时所用的试剂，在同条件下作空白试验，用碱滴定液（0.1mol/L）滴定至相同的终点，其读数用于校正供试品滴定的读数结果。

滴定应在密闭装置中进行，应注意防止溶剂和滴定液吸收空气中的二氧化碳和湿气，以及滴定液中溶剂的挥发。装置中需要通气的部位应连接硅胶及钠石灰管以吸收水蒸气和二氧化碳。

三、注意事项

（1）高氯酸有腐蚀性，配制时要注意防护，并应将高氯酸先用冰醋酸稀释，在搅拌下缓缓加入醋酐。如高氯酸滴定液颜色变黄，即说明高氯酸部分分解，不能应用。

（2）配制甲醇钠滴定液（0.1mol/L）称取金属钠时，应先将其表面的无金属光泽的氧化物切除干净，置已知重量的煤油中称取，切碎后分次放入甲醇中，放入前应用滤纸将其表面煤油尽量吸干。配制时，由于甲醇与金属钠反应，放出大量热，反应剧烈，故宜将无水甲醇置于冰浴中冷却，分次加入金属钠；切金属钠时要谨慎操作，绝不能让金属钠屑与水接触，以免爆炸燃烧。

（3）供试品一般宜用干燥样品，含水分较少的样品也可采用在最后计算中除去水分的方法。对含水量高的碱性样品，应干燥后测定，必要时亦可加适量醋酐脱水，但应注意避免试样的乙酰化。

（4）滴定操作应在18℃以上室温进行，因冰醋酸流动较慢，滴定到终点后应稍待片刻再读数。

（5）醋酸汞为剧毒试剂，容易通过皮肤被吸收，同时还具有强的腐蚀性，滴定后废液应妥善处理，不得污染环境；冰醋酸具有

刺激性，高氯酸与有机溶剂接触，遇热易发生爆炸，使用时需小心。

（6）用全自动滴定仪时，装置中储备滴定液部分应避光。

（7）滴定样品与标定高氯酸滴定液的温度差若超过10℃时，应重新标定；未超过10℃时，高氯酸液浓度可按下式校正：

$$N_1 = \frac{N_0}{1 + 0.0011 \times (t_1 - t_0)}$$

式中　0.0011——冰醋酸的膨胀系数；

　　　t_0——标定高氯酸滴定液时的温度，℃；

　　　t_1——滴定样品时的温度，℃；

　　　N_0——t_0时高氯酸滴定液的浓度，mol/L；

　　　N_1——t_1时高氯酸滴定液的浓度，mol/L。

习题与思考

一、单选题

1. 标定滴定液的准确浓度时，需用（　　）。
   A. 对照品　　B. 标准品　　C. 纯净物质　　D. 基准物质

2. 非水滴定法测定有机酸的碱金属盐时，应选用何种指示剂？（　　）
   A. 甲基橙　　B. 酚酞　　C. 结晶紫　　D. 偶氮紫

3. 非水碱量法测定有机碱的氢卤酸盐时，应加入何种试剂消除干扰？（　　）
   A. 醋酸铵　　B. 硝酸银　　C. 醋酸汞　　D. 硝酸

4. 直接碘量法测定的药物应是（　　）。
   A. 氧化性药物　B. 还原性药物　C. 中性药物　D. 无机药物

5. 《中国药典》（2020年版）规定亚硝酸钠滴定法采用哪种方法指示终点？（　　）
   A. 电位滴定法　　　　　B. 外指示剂
   C. 自身指示剂　　　　　D. 永停滴定法

6. 《中国药典》（2020年版）硫代硫酸钠滴定液的标定采用（　　）。
   A. 重铬酸钾为基准物，剩余碘量法
   B. 重铬酸钾为基准物，置换碘量法
   C. 三氧化二砷为基准物，置换碘量法
   D. 三氧化二砷为基准物，剩余碘量法

二、多选题

1. 非水碱量法最常使用的试剂有（　　）。
   A. 冰醋酸　　B. 高氯酸　　C. 结晶紫　　D. 甲醇钠
   E. 醋酸汞

2. 配制 $Na_2S_2O_3$ 滴定液时（　　）。
   A. 加 KI 为稳定剂
   B. 用新沸放冷的水配制
   C. 加无水 Na_2CO_3 为稳定剂
   D. 配好后放置一段时间后过滤
   E. 加少量 HCl 调 pH

3. 滴定分析的方式有（　　）。
   A. 对照滴定法　　　　　　B. 直接滴定法
   C. 置换滴定法　　　　　　D. 空白滴定法
   E. 剩余滴定法

4. 氧化还原滴定法一般包括（　　）。
   A. 碘量法　　　　　　　　B. 间接滴定法
   C. 铈量法　　　　　　　　D. 亚硝酸钠法
   E. 直接滴定法

5. 银量法包括（　　）。
   A. 莫尔法　　　　　　　　B. 佛尔哈德法
   C. 法扬司法　　　　　　　D. 高锰酸钾法
   E. 置换滴定法

三、配伍选择题

1. 亚硝酸钠滴定法（　　）；非水滴定法（　　）；铈量法（　　）；碘量法（　　）。
   A. 高氯酸　　　　　　　　B. 富马酸亚铁片
   C. EDTA　　　　　　　　D. 芳伯胺或芳仲胺类药物
   E. 使用淀粉指示液

2. 直接碘量法测定药物时，滴定至显黄色即达终点（　　）；$NaNO_2$ 滴定法所用指示终点方法（　　）。
   A. 金属指示剂　　　　　　B. 吸附指示剂
   C. 酸碱指示剂　　　　　　D. 自身指示终点法
   E. 永停指示终点法

3. 以下滴定方法使用的指示剂是：酸碱滴定法（　　）；配位滴定法（　　）；铈量法（　　）。
   A. 酚酞　　　　B. 淀粉　　　　C. 荧光黄　　　　D. 邻二氮菲

E. 铬黑 T

4. 磺胺嘧啶含量测定选用的滴定液是（　　）；硝苯地平含量测定选用的滴定液是（　　）；盐酸麻黄碱含量测定选用的滴定液是（　　）。

A. 碘滴定液　　　　　　　　B. 高氯酸滴定液
C. 硝酸银滴定液　　　　　　D. 硫酸铈滴定液
E. 亚硝酸钠滴定液

5. 标定氢氧化钠滴定液的基准物（　　）；标定盐酸滴定液的基准物（　　）；标定硫酸铈滴定液的基准物（　　）；标定硝酸银的基准物（　　）。

A. 邻苯二甲酸氢钾　　　　　B. 无水碳酸钠
C. 对氨基苯磺酸　　　　　　D. 三氧化二砷
E. 氯化钠

四、计算题

1. 取司可巴比妥钠胶囊（0.1g/粒）20粒，除去胶囊后测得内容物总重为3.0780g，称取0.1536g，按药典规定用溴量法测定。加入溴液（0.1mol/L）25mL，剩余的溴液用硫代硫酸钠液（0.1025mol/L）滴定到终点时，用去17.94mL。空白试验用去硫代硫酸钠液 25.00mL。按每 1mL 溴滴定液（0.1mol/L）相当 13.01mg 的司可巴比妥钠。本品含司可巴比妥钠（$C_{12}H_{17}N_2NaO_3$）应为标示量的 90.0%~110.0%。计算司可巴比妥钠胶囊的标示百分含量。

2. 精密称取非那西丁0.3630g加稀盐酸回流1h后，放冷，用亚硝酸钠液（0.1010mol/L）滴定，用去 20.00mL。每 1mL 亚硝酸钠液（0.1mol/L）相当于 17.92mg 的 $C_{10}H_{13}O_2N$。计算非那西丁的含量。

任务二　紫外-可见分光光度法

任务描述

紫外-可见分光光度法是在 190~800nm 波长范围内测定物质的吸光度，用于鉴别、杂质检查和定量测定的方法。当光穿过被测物质溶液时，物质对光的吸收程度随光的波长不同而变化。因此，通过测定物质在不同波长处的吸光度，并绘制其吸光度与波长的关系图即得被测物质的吸收光谱。从吸收光谱中，可以确定最大吸收波长 λ_{max} 和最小吸收波长 λ_{min}。物质的吸收光谱具有与其结构相关的特征性，因此，可以通过特定波长范围内样品的光谱与对照光谱或对照品光谱的比较，或通过确定最大吸收波长，或通过测量两个特定波长处的吸收比值而鉴别物质。用于定量时，在最大吸收波长处测量一定浓度样品溶液的吸光度，并与一定浓度的对照溶液的吸光度进行比较或采用吸收系数法求算出样品溶液的浓度。

紫外-可见分光光度法具有灵敏度高、选择性好、精密度和准确度较高、仪器设备和操作都比较简单、分析速度快等特点，被广泛应用于药品等行业中的产品质量控制。特别是在定量分析和纯度检查方面，更是作为药物检验中必备的分析方法。

任务学习目标

（1）掌握紫外-可见分光光度计的基本组成部分。
（2）学会操作紫外-可见分光光度计。
（3）学会吸收池的配套检查。
（4）熟练运用朗伯-比尔定律进行药物含量计算。
（5）掌握紫外-可见分光光度法含量测定原理。

工作过程

1. 明晰任务流程

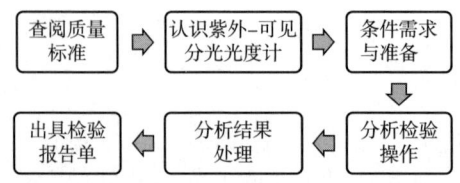

2. 任务重难点分析

（1）紫外-可见分光光度法基本原理。
（2）紫外-可见分光光度计的校正与检定。
（3）紫外-可见分光光度计的操作使用。
（4）朗伯-比尔定律的运用。
（5）药物含量的计算。

3. 条件需求与准备

（1）《中国药典》（2020 年版）。
（2）紫外-可见分光光度计。
（3）紫外-可见分光光度计使用说明书。
（4）试剂与用具。

活动 1　认识紫外-可见分光光度计

紫外-可见分光光度计是基于紫外-可见分光光度法原理，利用物质分子对紫外-可见光的辐射吸收来进行分析的一种分析仪器。紫外-可见分光光度计有多种型号，外形也略有差异，如图 6-2-1 所示。

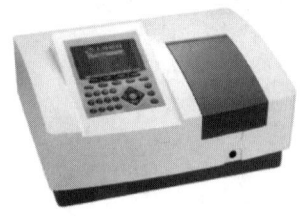 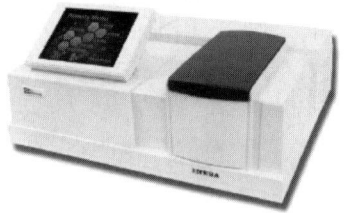

图 6-2-1　紫外-可见分光光度计

目前,国际上通常按紫外-可见分光光度计的光路系统将其分为单波长单光束分光光度计(图6-2-2)、单波长双光束分光光度计(图6-2-3)和双波长双光束分光光度计(图6-2-4)三类。

紫外-可见分光光度计类型及组成(微课)

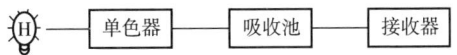

图 6-2-2　单波长单光束分光光度计光路示意图

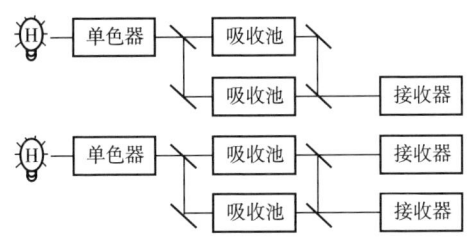

图 6-2-3　单波长双光束分光光度计光路示意图

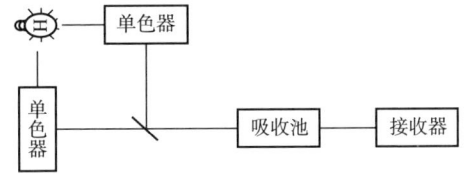

图 6-2-4　双波长双光束分光光度计光路示意图

各种型号的紫外-可见分光光度计主要由光源、单色器、吸收池、检测器和信号处理器等部件组成。如图6-2-5所示。

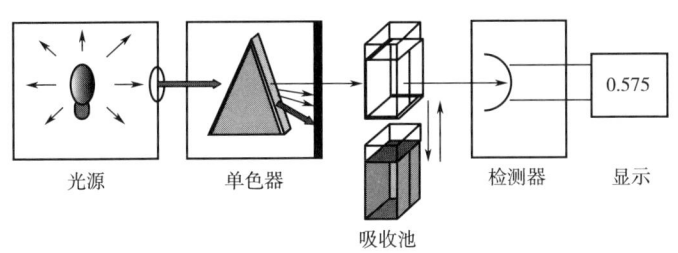

图 6-2-5　紫外-可见分光光度计结构

1. 光源

光源的功能是提供足够强度的、稳定的连续光谱。可见光区通常用钨灯或卤钨灯(图6-2-6),紫外光区通常用氢灯或氘灯(图6-2-7)。近年来,具有高强度和高单色性的激光已被开发用作紫外光源。已商品化的激光光源有氩离子激光器和可调谐染料激光器。

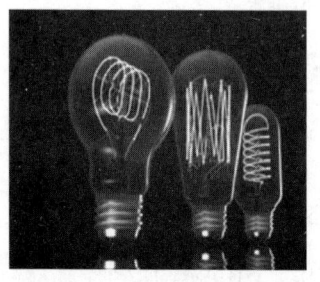

图 6-2-6　钨丝灯示意图

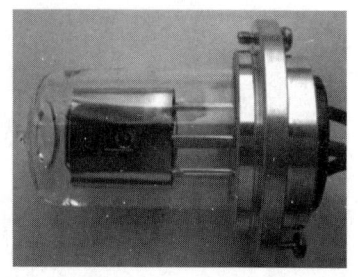

图 6-2-7　氘灯示意图

2. 单色器

单色器的功能是将光源发出的复合光分解并从中分出所需波长的单色光。色散元件有棱镜和光栅两种（图 6-2-8）。

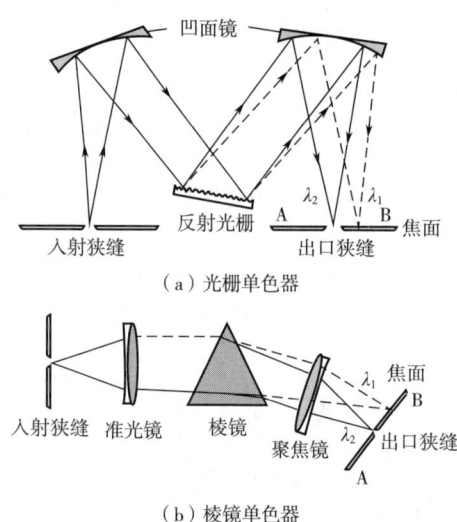

（a）光栅单色器

（b）棱镜单色器

图 6-2-8　单色器结构示意图

3. 吸收池

吸收池又叫比色皿（图 6-2-9），是用于盛放待测溶液并决定透光液层厚度的器件。吸收池一般为长方体，其底及二侧面为毛玻璃，另两面为光学透光面。根据光学透光面的材质，吸收池有玻璃吸收池和石英吸收池两种，可见光区的测量用玻璃或者石英吸收池，紫外光区的测量必须用石英吸收池。

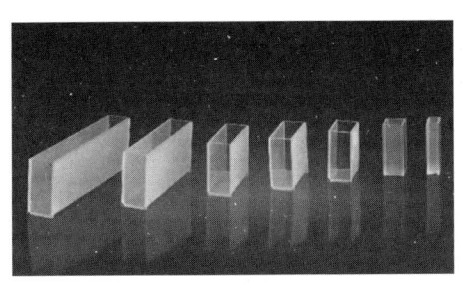

图 6-2-9　各种规格的比色皿

紫外-可见分光光度计的校正和检定（文本）

4. 检测器

检测器又称接收器，其作用是将透过吸收池的光信号转变成电信号输出，其输出信号的大小与透过光的强度成正比。常用的检测器有光电池、光电管、光电倍增管等，它们都是基于光电效应原理制成的。目前紫外-可见分光光度计广泛使用光电倍增管作为检测器。

5. 信号处理器

信号处理器的作用是放大信号并以一定的方式指示或记录下来。它常用的信号指示装置有直读检流计、点位调节指零装置以及数字显示或自动记录装置等。很多型号的分光光度计装配有微处理机，一方面可以对分光光度计进行操作控制，另一方面可以进行数据处理。同时可以显示测量的试验数据，如透射比、吸光度、浓度等。

活动 2　紫外-可见分光光度计操作与药物含量测定

一、预备工作

1. 仪器的校正与检定

紫外-可见分光光度计属于精密分析仪器，为保证分析结果的准确性，日常使用和维护中应定期进行检定和校正，包括波长、吸光度、杂散光的检查等。

2. 仪器开机及预热

（1）确认环境温度、相对湿度是否满足要求（要求温度为 15～35℃、相对湿度不大于 80%）。

（2）开机前打开仪器样品室盖，观察确认样品室无挡光物。

(3)依次打开打印机、计算机，Windows 完全启动后，打开主机电源，预热 30min。

3. 条件准备

（1）仪器与用具　分析天平、吸收池、容量瓶、移液管、烧杯、擦镜纸等。

（2）药品与试剂　待检药物、纯化水等。

二、开展工作

1. 仪器初始化

双击启动仪器控制软件，仪器显示初始化工作界面，仪器将进行自检并初始化。若初始化正常结束，系统将进入仪器操作主界面。

2. 选择测量模式

依据测量需要，选择测量模式。

3. 设定工作波长

除另有规定外，吸收峰波长应在该品种项下规定的波长 ±2nm 以内，并以吸光度最大的波长作为测定波长。

4. 校零和测量

（1）对照品比较法：

①样品池中都放入以配制供试品溶液的同批溶剂为空白对照，进行校零。

②校零完成后，取出比色皿倒掉空白溶液，分别放入按各品种项下的方法配制供试品溶液和对照品溶液，测出样品的吸光度 A 值或 $T\%$ 值。

（2）吸收系数法：

①样品池中都放入以配制供试品溶液的同批溶剂为空白对照，进行校零。

②校零完成后，取出比色皿倒掉空白溶液，放入按各品种项下的方法配制供试品溶液，测出样品的吸光度 A 值或 $T\%$ 值。

注意：用本法测定时，吸收系数通常应大于 100，并注意仪器的校正和检定。

5. 测量完成

可以随时进行打印或保存。并根据以下方法计算药物含量。

（1）用对照品比较法测定药物含量，采用下式进行结果计算。

$$c_x = \frac{A_x}{A_r} \times c_r$$

$$原料药含量 = \frac{c_x \times V \times D}{m_s \times (1-水分或干燥失重百分数)} \times 100\%$$

$$固体制剂 = \frac{c_x \times V \times D \times W_{平均}}{m_s \times W_{标}} \times 100\%$$

$$液体制剂 = \frac{c_x \times V \times D}{V_s \times W_{标}} \times 100\%$$

式中 c_x——供试品溶液的浓度，g/mL；

   A_x——供试品溶液的吸光度；

   c_r——对照品溶液的浓度，g/mL；

   A_r——对照品溶液的吸光度；

   V——定容体积，mL；

   D——稀释倍数；

   $W_{平均}$——平均重量（装量），g；

   $W_{标}$——标示量，g/mL（液体制剂）或 g（固体制剂）；

   m_s——固体样品取样量，g；

   V_s——液体样品取样体积，mL。

（2）用吸收系数法测定药物含量，采用下式进行结果计算。

$$原料药含量 = \frac{A \times V \times D}{E_{1cm}^{1\%} \times 100 \times L \times m_s \times (1-水分或干燥失重百分数)} \times 100\%$$

$$固体制剂 = \frac{A \times V \times D \times W_{平均}}{E_{1cm}^{1\%} \times 100 \times L \times m_s \times W_{标}} \times 100\%$$

$$液体制剂 = \frac{A \times V \times D}{E_{1cm}^{1\%} \times 100 \times L \times V_s \times W_{标}} \times 100\%$$

式中 A——供试品溶液的吸光度，g；

   V——定容体积，mL；

   D——稀释倍数；

   $W_{平均}$——平均重量（装量），g；

   $W_{标}$——标示量，g/mL（液体制剂）或 g（固体制剂）；

   m_s——固体样品取样量，g；

   V_s——液体样品取样体积，mL；

   L——吸收池的光路长度，cm；

   $E_{1cm}^{1\%}$——百分吸光系数。

注：对于原料药，当规定含量按干燥品或无水物计时，按上述原料药含量公式计算含量；否则，上述原料药含量公式中的供试品重量或体积均不扣除干燥失重或水分。

紫外-可见分光光度计简明操作（视频）

笔记

初识朗伯-比尔定律（视频）

三、结束工作

（1）测量结束将比色皿用去离子水冲洗干净倒置晾干。有色污染物可以用 3mol/L HCl 和等体积乙醇的混合液浸泡洗涤。生物样品、胶体或其他在吸收池光学面上形成薄膜的物质要用适当的溶剂洗涤。

（2）清洁仪器和台面，关闭电源开关，将干燥剂放入样品室内。

（3）清理台面，并及时填写《仪器使用记录》。

注意事项

（1）开机前将样品室内的干燥剂取出，仪器自检过程中禁止打开样品室盖。

（2）比色皿内溶液以皿高的 2/3~4/5 为宜，不可过满，以防液体溢出腐蚀仪器。测定时应保持比色皿清洁，池壁上液滴应用擦镜纸擦干，切勿用手捏透光面。

（3）测定时，禁止将试剂或液体物质放在仪器的表面上，如有溶液溢出或其他原因将样品槽弄脏，要尽可能及时清理干净。

（4）对照品溶液中所含被测成分的量应为供试品溶液中被测成分规定量的 100%±10%，所用溶剂也应完全一致。

（5）空白溶液与供试品溶液必须澄清，不得有混浊。如有混浊，应过滤取续滤液测定。

（6）一般供试品溶液的吸光度读数，以在 0.3~0.7 为宜。

（7）当溶液的 pH 对测定结果有影响时，应将供试品溶液的 pH 和对照品溶液的 pH 调成一致。

（8）凡含有腐蚀玻璃的物质（如 F^-、$SnCl_2$、H_3PO_4 等）的溶液，不得长时间盛放在吸收池中。

知识储备

紫外-可见分光光度法基本原理

一、透射比与吸光度

当一束平行光通过均匀的溶液介质时，光的一部分被吸收，一部分被器皿反射。设入射光强度为 I_0，吸收光强度为 I_a，透射光强

度为 I_t，反射光强度为 I_r，则

$$I_0 = I_a + I_t + I_r$$

在进行吸收光谱分析中，被测溶液和参比溶液是分别放在同样材料及厚度的两个吸收池中，让强度同为 I_0 的单色光分别通过两个吸收池，用参比池调节仪器的零吸收点，再测量被测溶液的透射光强度，所以反射光的影响可以从参比溶液中消除，则上式可简写为：

$$I_0 = I_a + I_t$$

透射光强度（I_t）与入射光强度（I_0）之比称为透射比（亦称透射率），用 T 表示，则有：

$$T = \frac{I_t}{I_0}$$

溶液的 T 越大，表明它对光的吸收越弱；反之，T 越小，表明它对光的吸收越强。为了更明确地表明溶液的吸收强弱与表达物理量的相应关系，常用吸光度（A）表示物质对光的吸收程度，其定义为：

$$A = \lg \frac{1}{T} = \lg \frac{I_0}{I_t}$$

则 A 值越大，表明物质对光吸收越强。T 及 A 都是表示物质对光吸收程度的一种量度，透射比常以百分率表示，称为百分透射比，$T\%$；吸光度 A 为一个无因次的量，两者可通过上式互相换算。

二、朗伯-比尔定律

朗伯-比尔（Lambert-Beer）定律是光吸收的基本定律，俗称光吸收定律，是分光光度法定量分析的依据和基础。当一束平行单色光通过含有吸光物质的稀溶液时，溶液的吸光度与吸光物质浓度、液层厚度乘积成正比。朗伯和比尔分别于 1760 年和 1852 年研究了这三者的定量关系，故称朗伯-比尔定律。

$$溶液的吸光度 A = K \times L \times C$$

式中　K——比例常数，与吸光物质的本性、入射光波长及温度等因素有关；

　　　C——吸光物质浓度，mol/L 或 g/100mL；

　　　L——透光液层厚度，cm。

三、吸光系数

吸光系数 K 根据所使用浓度的不同，分为摩尔吸光系数和百分吸光系数。

摩尔吸光系数：当 L 以 cm，C 以 mol/L 为单位，K 称为摩尔吸

光系数，用 ε 表示。它表示在一定波长下，物质的浓度为 1mol/L，液层厚度为 1cm 时，溶液的吸光度。

百分吸光系数：当 L 以 cm，C 以 g/100mL 为单位，K 称为百分吸光系数，用 $E_{1cm}^{1\%}$ 表示。指在一定波长下，物质的浓度为 1g/100mL，厚度为 1cm 时，溶液的吸光度。在药品检验中使用百分吸收系数，简称吸收系数。

两者可通过下式互相换算。

$$\varepsilon = 0.1 \times M_r \times E_{1cm}^{1\%}$$

式中　ε ——摩尔吸光系数；
　　　$E_{1cm}^{1\%}$ ——百分吸光系数；
　　　M_r ——相对分量。

任务数据记录

表 6-2-1 所示为药品含量测定原始记录表（紫外-可见分光光度法）示例。

表 6-2-1　×××食品药品检验所　药品含量测定原始记录表（紫外-可见分光光度法）

日期：　　　　　温度（℃）：　　　　湿度（%）：

样品编号		样品名称	
批　　号			
检验依据			
检验项目		室　温	
含量测定：照《中国药典》（2020 年版）四部（通则 0401）方法检验。			
仪器型号：			
测定操作：			
原始数据：			
标准规定			
结　　论	□符合规定	□不符合规定	

检验者：　　　　　　　　　　　　　　复核者：
日　期：　　　　　　　　　　　　　　日　期：

三、任务评价

任务二评价表见表 6-2-2。

表 6-2-2 任务评价表

班级：　　　　　　组号：　　　　　姓名：　　　　　　日期：

评价指标	评价内容	分值	分数评定 小组自评	分数评定 教师评价
信息检索	能有效利用网络、图书资源、工作手册查找有用的相关信息等	5		
信息检索	能用自己的语言有条理地去理解、表述所学知识	5		
信息检索	能将查到的信息有效地传递到工作中	5		
参与态度	能与教师、同学之间保持多向、丰富、适宜的信息交流	5		
参与态度	探究式学习、自主学习不流于形式，能处理好合作学习和独立思考的关系，做到有效学习	5		
参与态度	能提出有意义的问题或能发表个人人见解；能按要求正确操作；能够倾听别人意见、协作共享	5		
参与态度	能积极主动参与任务活动，吃苦耐劳，崇尚劳动光荣，技能宝贵	5		
参与态度	能在任务活动实施过程中不断学习，综合运用信息能力得到提高	5		
参与态度	能发现问题、提出问题、分析问题、解决问题、创新问题	5		
工作过程	能掌握紫外-可见分光光度计基本组成	5		
工作过程	能正确使用紫外-可见分光光度计	10		
工作过程	会比色杯的配套性检查	5		
工作过程	能正确配制、稀释试样溶液	5		
工作过程	能利用朗伯-比尔定律进行药物含量的计算	10		
工作过程	能正确填写检验报告单，进行数据记录，测定结果的准确度达到规定要求	5		
工作过程	能安全进行各项操作，保持台面整洁，注意环境保护	5		
自我评价	能严肃认真地对待自评、并能独立完成自测题	5		
自我评价	按时按质完成工作任务；较好地掌握专业知识点；具有较强的实践能力	5		
总评（自我评价占10%，小组自评占40%，教师评价占50%）		100		

注：本表中小组自评是指组内成员共同对本小组成员分别进行评价；教师评价是指教师对小组整体进行评价，评价得分代表小组内所有成员成绩。

荧光分光光度法简明操作（视频）

📝 笔记

🌱 **能力拓展**

荧光分光光度法

某些物质受紫外光或可见光照射激发后，它会在极短时间内发射出较照射光波长更长的光，而当照射光源停止照射时，这种光线也随之消失，这种光称为荧光，荧光光谱包括激发光谱和荧光发射光谱。荧光通常发生于具有共轭双键体系的物质，故可用作定性分析。当激发波长、强度、所用溶剂和温度等条件固定时，物质在一定浓度范围内，其发射光强度与溶液中该物质的浓度成正比关系，可用作定量分析。

荧光分光光度法具有灵敏度高、选择性强、试样量少和方法简便等优点。一般用于样品的含量、溶出度、含量均匀度等的测定。

一、检查方法与操作

1. 用具与溶剂准备

（1）玻璃仪器　荧光法因灵敏度高，影响因素也多，所用的玻璃仪器，必须保持高度洁净，应无荧光物质污染。

（2）测定池　按仪器说明进行操作，通常选用四面透光，无荧光的 1cm×1cm 石英小池。

（3）蒸馏水　要用双重蒸馏水。

（4）溶剂　要用较高纯度，必要时应预处理以消除其中存在微量荧光物质或可致降低荧光强度的成分。如溶剂的干扰在欲测波段及测定条件下影响可以忽略，也可只用简单的处理或事先做空白对照试验。

2. 操作方法

（1）按各品种项下的规定，选定激发光波长和发射光波长，并配制对照溶液、供试品溶液和空白溶液（配制供试品溶液的溶剂）。

（2）当线性关系良好时，在每次测定前，用一定浓度的对照品溶液校正仪器的灵敏度。

（3）在相同的条件下，分别读取对照品溶液及其空白溶液的荧光强度与供试品溶液及其空白溶液的荧光强度。供试品及对照品应各取 2 份，平行操作。

注意：有些易被光分解的品种，可选择一种激发光和发射光波长与之近似而对光稳定的物质配成适当浓度的溶液，作为基准溶液，例如蓝色荧光可用硫酸奎宁的稀硫酸溶液，黄绿色荧光可用荧光素钠水溶液,红色荧光可用罗丹明 B 水溶液等。先与对照品溶液比较测定其读数关系,并在测定供试品溶液时,用以代替对照品溶液以校正仪器的灵敏度,通常可将此种物质溶液荧光强度调整读数为 100。

二、结果处理

1. 供试品溶液浓度的计算

供试品溶液的浓度可根据下式进行计算:

$$c_x = \frac{R_x - R_{xb}}{R_r - R_{rb}} \times c_r$$

式中　c_x——供试品溶液的浓度,μg/mL;

　　　c_r——对照品溶液的浓度,μg/mL;

　　　R_x——供试品溶液的荧光强度;

　　　R_{xb}——供试品溶液试剂空白的荧光强度;

　　　R_r——对照品溶液的荧光强度;

　　　R_{rb}——对照品溶液试剂空白的荧光强度。

因荧光分光光度法中的浓度与荧光强度的线性范围较窄,故 $(R_x-R_{xb})/(R_r-R_{rb})$ 应控制在 0.5~2 为宜,如若超过,应在调节溶液浓度后再进行测定。

当浓度与荧光强度的关系明显偏离线性范围时,应改用标准曲线法进行含量测定。

2. 结果判断

(1) 根据上述计算公式,得到供试品溶液的浓度,判断样品的合格范围。

(2) 每份供试品测定结果对平均值的偏差应在 ±1.5% 以内,否则应重做。

三、注意事项

(1) 溶剂及所用玻璃器皿,应高度纯净,操作中注意防止荧光污染。

(2) 荧光仪器在测定时打开光照闸门,读数以后应即关闭光路,因样品溶液的较长时间光照,将使荧光效率降低,受光检测器光电管也易疲劳老化。

(3) 供试品溶液的浓度,药典上虽已有注明,但荧光仪器由于各厂牌号灵敏度的差异,可能不一定完全合适,必要时可经试验,找出合适的供试品溶液浓度并确定仪器测试条件。

(4) 溶剂不纯会带入较大误差,应先做空白检查,必要时,应用玻璃磨口蒸馏器蒸馏后再用。

(5) 溶液中的悬浮物对光有散射作用,必要时,应用垂熔玻璃滤器滤过或用离心法除去。

(6) 温度对荧光强度有较大的影响,测定时应控制温度一致。

(7) 溶液中的溶氧有降低荧光作用,必要时可在测定前通入惰性气体除氧。

(8) 测定时需注意溶液的 pH 和试剂的纯度等对荧光强度的影响。

习题与思考

一、单选题

1. 紫外-可见分光度法是在（　　）波长范围内测定物质的吸光度。
   A. 190~900nm　　　　　　B. 0.7~2.5nm
   C. 2500~4000nm　　　　　D. 780~2500nm

2. 紫外-可见分光光度法属于（　　）。
   A. 原子光谱法　　　　　　B. 分子光谱法
   C. 电子光谱法　　　　　　D. 离子光谱法

3. 维生素 B_{12} 的水溶液在 361nm 的吸收系数为 207,若用 1cm 吸收池测得某维生素 B_{12} 溶液的吸光度为 0.621,求该溶液的浓度（　　）。
   A. 30μg/mL　　B. 25μg/mL　　C. 20μg/mL　　D. 15μg/mL

4. 紫外光谱含量测定供试品应称取两份,平行操作,每份结果对平均值的偏差一般应在（　　）。
   A. ±0.5%　　　B. ±1.0%　　　C. ±2.0%　　　D. ±1.5%

5. 除各该品种项下已有注明者外,供试品溶液的紫外吸光度以在（　　）为宜,即在此范围内误差最小。
   A. 0.3~0.9　　B. 0.7~1.0　　C. 0.3~0.7　　D. 0.2~0.5

二、多选题

1. 紫外吸收光谱一般具有下列特征（　　）。
   A. 吸收峰　　　B. 吸收谷　　　C. 末端吸收　　　D. 肩峰

2. 紫外-可见分光光度计的校正和检定,包括以下哪些项（　　）。
   A. 波长　　　　　　　　　B. 吸光度的准确度

C. 杂散光的检查　　　　　D. 溶剂的要求

3. 某药物的摩尔吸光系数（ε）很大，则表明（　　）。

A. 该药物溶液的浓度很大

B. 光经由过程该药物溶液的光程很长

C. 该药物对某波长的光接收很强

D. 测定该药物的敏锐度高

4. 紫外-可见分光光度法定量测定方法包括（　　）。

A. 对照比较法　　　　　　B. 吸收系数法

C. 计算分光光度法　　　　D. 比色法

5. 药物结构确认和解析时最常使用的波谱技术包括（　　）。

A. 红外光谱法　　　　　　B. 核磁共振法

C. 质谱法　　　　　　　　D. 紫外光谱法

三、判断题

1. 百分吸收系数多用于研究分子结构。（　　）

2. 分子光谱是一种带状光谱。（　　）

3. 在紫外区测量吸光度时可使用玻璃材质的比色皿。（　　）

4. 浓度越大，对朗伯-比尔定律的偏离越大，所以一般认为朗伯-比尔定律仅适用于浓溶液。（　　）

5. 杂质检测的灵敏度取决于化合物与杂质两者之间吸收系数的差异程度。（　　）

四、填空题

1. 吸收光谱上的（　　）、最小吸收波长、肩峰及整个吸收光谱的形状取决于物质的分子结构，可作为（　　）依据。

2. 透光率为（　　）与（　　）之比。经常使用透光率的（　　）来表示溶液吸收光的程度，称之为（　　）。

3. 在一定波长、溶剂、温度条件下，吸收系数是物质的（　　），不同物质对同一波长的单色光，可有不同的吸收系数，可作为（　　）的依据。

4. 不偏离朗伯-比尔定律主要原因是：入射光是（　　），溶液是吸光物质的（　　）。

5. 紫外光谱仪器波长的允许误差为：紫外光区（　　），500nm 附近（　　）。

五、计算题

1. 取维生素 B_1 片（规格：10mg）20 片，精密称定质量为 2.8601g，研细，精密称取 0.3871g（约相当于维生素 B_1 25mg），置 100mL 量瓶中，加盐酸溶液（9 → 1000）使维生素 B_1 溶解，定容，滤过，精密量取续滤液 5mL 置另一 100mL 量瓶中，定容，摇匀。在 246nm 的波长处采用 1cm 比色皿测定吸光度为 0.580，按 $C_{12}H_{17}ClN_4OS \cdot HCl$ 的吸收系数为 421 计算。本品含维生素 B_1（$C_{12}H_{17}ClN_4OS \cdot HCl$）应为标示量的 90.0%～110.0%。计算维生素 B_1 片的标示百分含量。

2. 取盐酸多沙普仑注射液（标示量：100mg∶5mL），精密量取 5mL，置 250mL 量瓶中，定容，摇匀，在 258nm 处测得吸光度为 0.523；另取盐酸多沙普仑对照品适量，精密称定，加水溶解并定量稀释成浓度为 0.4080mg/mL 的溶液，测得吸光度为 0.535。本品含盐酸多沙普仑（$C_{24}H_{30}N_2O_2 \cdot HCl \cdot H_2O$）应为标示量的 90.0%～110.0%。计算盐酸多沙普仑注射液的标示百分含量。

任务三　原子吸收分光光度法

任务描述

原子吸收分光光度法（AAS）简称原子吸收法，测量对象是呈原子状态的金属元素和部分非金属元素，是由待测元素灯发出的特征谱线通过供试品经原子化产生的原子蒸气时，被蒸气中待测元素的基态原子所吸收，通过测定辐射光强度减弱的程度，求出供试品中待测元素的含量。原子吸收一般遵循分光光度法的吸收定律，通常借比较对照品溶液和供试品溶液的吸光度，求得供试品中待测元素的含量。

原子吸收分光光度法具有：①灵敏度高：常规分析法对大多数元素可达到 ppm 级；利用特殊手段可达到 ppb 级的浓度范围；②精密度好：一般测定 RSD 约为 1%～3%，利用特殊方法精密度可小于 1%；③应用范围广：周期表中 70 多种元素可利用该法测定；④干扰少：原子吸收光谱采用的是锐线光谱，且谱线重叠性少，干扰性小；⑤试样用量少：采用石墨炉无火焰原子吸收法，每次测量仅需 5～20μL 试液或 0.05～10mg 的固体试样；⑥快速简便，易于自动化：液体试样常可直接进样，一般样品无需进行预分离处理，新型号商品仪器的进样和测定步骤全部自动化完成等特点。现已成为药物检验的重要方法之一，特别是在中药材的重金属及有害元素检查和含金属元素药物检查及含量测定方面，更是药物检验中必备的分析方法。

任务学习目标

（1）掌握原子吸收分光光度计的基本组成部分。
（2）学会操作原子吸收分光光度计。
（3）掌握原子吸收分光光度法含量测定与杂质检查原理。
（4）学会依据有关公式进行药物含量的计算。
（5）掌握原子吸收光谱法的干扰和消除方法。

初识原子吸收分光光度计（视频）

笔记

> 工作过程

1. 明晰任务流程

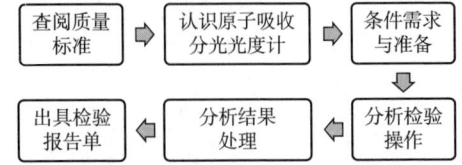

2. 任务重难点分析

（1）原子吸收分光光度法含量测定方法。

（2）原子吸收分光光度计的操作使用。

（3）原子吸收分光光度法测定药物含量的有关计算。

3. 条件需求与准备

（1）《中国药典》（2020年版）。

（2）原子吸收分光光度计。

（3）原子吸收分光光度计使用说明书。

（4）试剂与用具。

活动 1 认识原子吸收分光光度计

原子吸收分光光度计又称原子吸收光谱仪，是根据物质基态原子蒸气对特征辐射吸收的作用来进行金属元素分析的一种仪器。它能够灵敏可靠地测定微量或痕量元素。原子吸收分光光度计有多种型号，外形也略有差异，如图 6-3-1 所示。

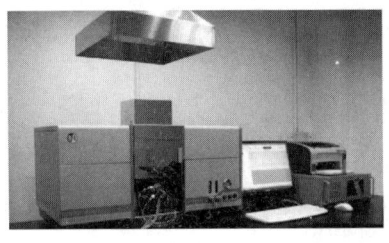 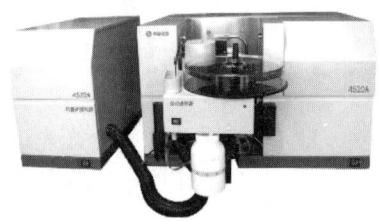

图 6-3-1 原子吸收分光光度计

原子吸收分光光度计一般由五大部分组成（图 6-3-2），即光源、原子化系统、分光系统、背景校正系统和检测系统。

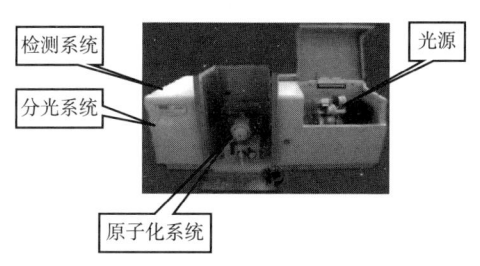

图 6-3-2 原子吸收分光光度计基本组成

一、光源

光源是原子吸收光谱仪的重要组成部分,它的性能指标直接影响分析的检出限、精密度及稳定性等性能。光源的作用是发射被测元素的特征共振辐射。对光源的基本要求:发射的共振辐射的半宽度要明显小于吸收线的半宽度;辐射的强度要大;辐射光强要稳定,使用寿命要长等。空心阴极灯是符合上述要求的理想光源,应用最广。空心阴极灯是一种由被测元素或含有被测元素的材料制成的圆筒形空心阴极和一个阳极(钨、钛或锆棒),密封在充有低压惰性气体的带有石英窗的玻璃壳内的电真空器件(图 6-3-3)。

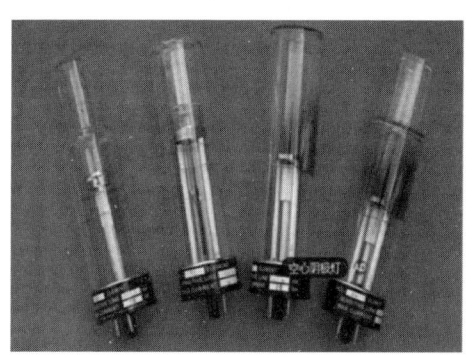

图 6-3-3 空心阴极灯

二、原子化系统

原子化系统是提供能量,使试样干燥、蒸发和原子化的装置。在原子吸收光谱分析中,试样中被测元素的原子化是整个分析过程的关键环节。实现原子化的方法,最常用的主要有 4 种类型:火焰原子化器、石墨炉原子化器、氢化物发生原子化器及冷蒸气发生原子化器。

1. 火焰原子化器

火焰原子化器由雾化器、雾化室及燃烧灯头等主要部件组成(图6-3-4)。常见的燃烧器有全消耗型和预混合型。

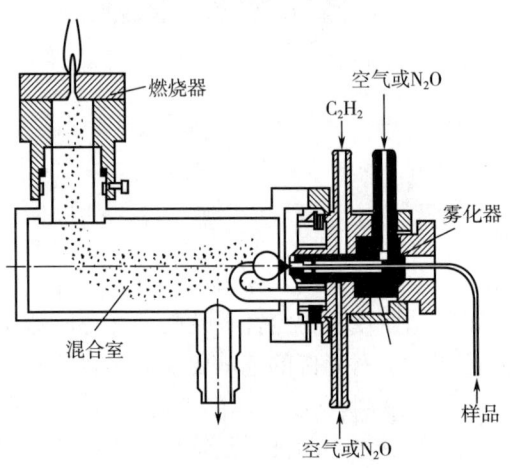

图6-3-4 预混合型火焰原子化器示意图

目前主要使用的是预混合型燃烧器。其功能是将供试品溶液雾化成气溶胶后，再与燃气混合，进入燃烧灯头产生的火焰中，以干燥、蒸发、离解供试品，使待测元素形成基态原子。燃烧火焰由不同种类的气体混合物产生，常用乙炔-空气火焰，原子化的温度在2100~2400℃。改变燃气和助燃气的种类及比例可以控制火焰的温度，以获得较好的火焰稳定性和测定灵敏度。

2. 石墨炉原子化器

石墨炉原子化器由电热石墨炉及电源等部件组成(图6-3-5)。其功能是将供试品溶液干燥、灰化，再经高温原子化使待测元素形成基态原子。一般以石墨作为发热体，炉中通入保护气，以防氧化并能输送试样蒸气。电热原子化器普遍应用的是石墨炉原子化器。原子化的温度在2900~3000℃。

3. 氢化物发生原子化器

氢化物发生原子化器由氢化物发生器和原子吸收池组成(图6-3-6)，可用于砷、锗、铅、镉、硒、锡、锑等元素的测定。其功能是将待测元素在酸性介质中还原成低沸点、易受热分解的氢化物，再由载气导入由石英管、加热器等组成的原子吸收池，在吸收池中氢化物被加热分解，并形成基态原子。

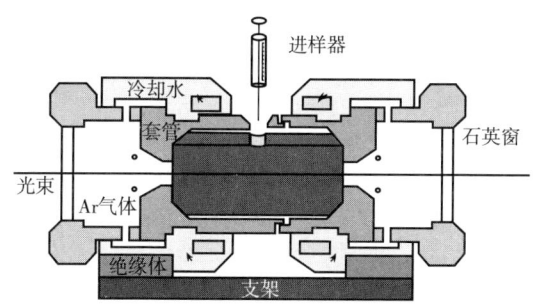

图 6-3-5　石墨炉原子化器示意图

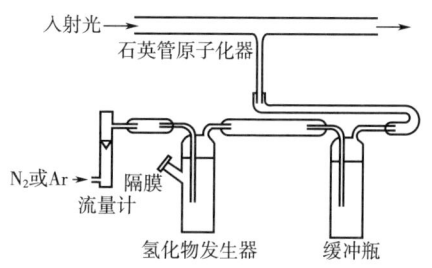

图 6-3-6　氢化物发生原子化器示意图

4. 冷蒸气发生原子化器

冷蒸气发生原子化器由汞蒸气发生器和原子吸收池组成（图 6-3-7），专门用于汞的测定。其功能是将供试品溶液中的汞离子还原成汞蒸气，再由载气导入石英原子吸收池（原子吸收池两端有石英窗，并可流通气体），进行测定。

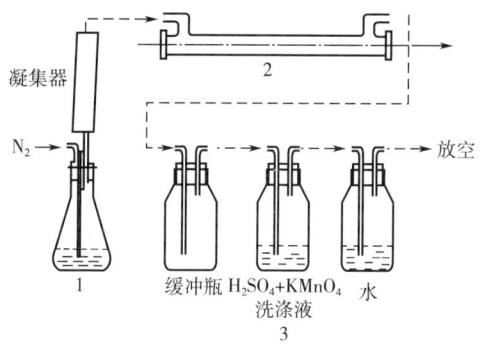

1—反应瓶；2—吸收管；3—废气处理系统

图 6-3-7　冷蒸气测汞法装置示意图

三、分光系统

分光系统的核心部件是单色器，一般置于原子化器之后，其功能是从光源发射的电磁辐射中分离出所需要的电磁辐射，仪器光路应能保证有良好的光谱分辨率和在相当窄的光谱带（0.2nm）下正常工作的能力，波长范围一般为190.0~900.0nm。

原子吸收分光光度计简明操作（视频）

四、背景校正系统

背景干扰是原子吸收测定中的常见现象。背景吸收通常来源于样品中的共存组分及其在原子化过程中形成的次生分子或原子的热发射、光吸收和光散射等。这些干扰在仪器设计时应设法予以克服。常用的背景校正法有以下四种：连续光源（在紫外区通常用氘灯）、塞曼效应、自吸效应、非吸收线等。

在火焰法原子吸收测定中可采用选择适宜的测定谱原线和狭缝、改变火焰温度、加入络合剂或释放剂、采用标准加入法等方法消除干扰；在石墨炉原子吸收测定中可采用选择适宜的背景校正系统、加入适宜的基体改进剂等方法消除干扰。具体方法应按各品种项下的规定选用。

五、检测系统

由检测器、信号处理器和指示记录器组成，应具有较高的灵敏度和较好的稳定性，并能及时跟踪吸收信号的急速变化。原子吸收光谱仪中广泛使用的检测器是光电倍增管。

活动2　原子吸收分光光度计操作与药物含量测定

一、预备工作

（1）仪器的校正与检定　原子吸收分光光度计属于精密分析仪器，为保证分析结果的准确性，日常使用和维护中应定期进行检定和校正，包括波长准确度与重复性、光谱分辨率、基线稳定性精密度与检出限等，具体检定方法需根据不同的仪器进行校正，可参考仪器供应商提供的资料或《中国药品检验标准操作规范》。

（2）关机状态下安装好需要的元素灯。

（3）依次打开抽风设备，稳压电源，打印机，电脑，电脑完全启动后再打开原子吸收主机电源，如果需用石墨炉法，再打开石墨炉电源。

（4）条件准备：

①仪器与用具　分析天平、容量瓶、移液管、烧杯等。

②药品与试剂　待检药物、纯化水等。

二、正常工作

1. 联机初始化及选择元素灯
2. 选择测量方法（火焰法或石墨炉法）
3. 设置测量参数及样品参数
4. 点火

（1）火焰法：

①打开空气压缩机，使空气压力稳定后，打开乙炔钢瓶主阀，调节至适宜分压后点火，待火焰正常点燃后等燃烧器预热 15min 或稳定后进行测量。

②完成测量后，一定要先关闭乙炔，再关闭空压机，先按下放水阀 2~3 次，排除空压机内水分，最后关闭空压机电源。

（2）石墨炉法：

①打开冷却装置开关，打开氩气阀门，调整至适宜分压后点空烧按钮以除去石墨管中的杂质，然后开始测量。

②测定完成后，关闭冷却水和氩气总开关。

5. 校零和测量

（1）含量测定（标准曲线法）：

①在仪器推荐的浓度范围内，制备含待测元素的对照品溶液至少 5 份，浓度依次递增，并分别加入各品种项下制备供试品溶液的相应试剂，同时以相应试剂制备空白对照溶液。

②将仪器按规定启动后，依次测定空白对照溶液和各浓度对照品溶液的吸光度，记录读数。

③以每一浓度 3 次吸光度读数的平均值为纵坐标、相应浓度为横坐标，绘制标准曲线，标准曲线的相关系数一般应不低于 0.99。

④按各品种项下的规定制备供试品溶液，待测元素的估计浓度应在标准曲线浓度范围内，测定吸光度，取 3 次读数的平均值。

⑤从标准曲线上查得相应的浓度，依据公式计算药物的含量。

$$原料药含量 = \frac{c_x \times V \times D}{m_s \times (1 - 水分或干燥失重百分数)} \times 100\%$$

$$固体制剂 = \frac{c_x \times V \times D \times W_{平均}}{m_s \times W_{标}} \times 100\%$$

$$液体制剂 = \frac{c_x \times V \times D}{V_s \times W_{标}} \times 100\%$$

式中　c_x——供试品溶液的浓度，g/mL；

V——定容体积，mL；

D——稀释倍数;

$W_{平均}$——平均重量(装量),g;

W——标示量,g/mL(液体制剂)或 g(固体制剂);

m_s——固体样品取样量,g;

V_s——液体样品取样体积,mL。

注:对于原料药,当规定含量按干燥品或无水物计时,按上述原料药含量公式计算含量;否则,上述原料药含量公式中的供试品重量或体积均不扣除干燥失重或水分。

(2)含量测定(标准加入法):

①取同体积按各品种项下规定制备的供试品溶液4份,分别置4个同体积的量瓶中,并分别编号(Ⅰ)、(Ⅱ)、(Ⅲ)、(Ⅳ)。

②除一号量瓶外,其他量瓶分别精密加入不同浓度的待测元素对照品溶液,分别用去离子水稀释至刻度,制成从零开始递增的一系列溶液。

③按上述标准曲线法自"将仪器按规定启动后"操作,测定吸光度,记录读数。

④以吸光度读数与相应的待测元素加入量作图(图6-3-8),延长此直线至与含量轴的延长线相交,此交点与原点间的距离即相当于供试品溶液取用量中待测元素的含量。

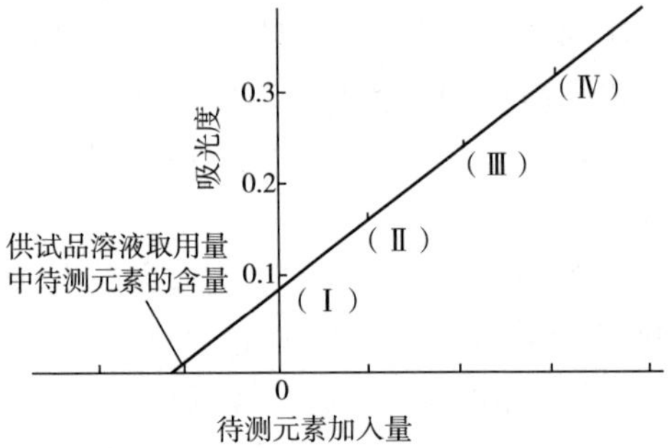

图6-3-8 标准加入法测定图示

⑤再以此计算供试品中待测元素的含量。

备注:此法仅适用于第一法标准曲线呈线性并通过原点的情况。

(3)杂质检查:

①取供试品,按各品种项下的规定,制备供试品溶液。

②另取等量的供试品,加入限度量的待测元素溶液,制成对照品溶液。

③照上述标准曲线法操作,测得对照品溶液的读数为 a,供试品溶液的读数为 b。

④结果判定:b 值应小于 (a-b)。

6. 测量完成后打印或保存测量数据

三、结束工作

(1) 检验结束后,用纯水进样,清洗管路 7~8min,然后进样管空置,火焰继续燃烧 5min,以干燥管路。

(2) 关闭乙炔总阀,待自动熄火后,关闭仪器上的乙炔开关,空气持续通气 5min 再关闭空气压缩机电源,退出操作系统,然后依次关掉石墨炉电源、主机、计算机、打印机电源、稳压器电源。15min 后再关闭排风设备。关闭仪器主机电源开关。

(3) 清理实验室,并及时填写《仪器使用记录》。

原子吸收分光光度计作用注意事项(视频)

注意事项

(1) 原子吸收分光光度法使用器皿的清洗不宜用含铬离子的清洗液,因铬离子容易渗透入玻璃等容器中,而以硝酸或硝酸-盐酸混合液清洗后再用去离子水清洗为佳。

(2) 标准溶液一般浓度大于 1000μg/mL 的可以作为贮备液贮存在耐腐蚀的塑料容器中,浓度低于 10μg/mL 的工作溶液应注意稀释溶剂及试剂对其污染的影响,浓度低于 1μg/mL 的标准溶液应在使用当天配制使用,不宜贮存。

(3) 测定的相对标准偏差(RSD)应不大于 3%,石墨炉法可适当放宽。样品测定离散性大时应多测定几次,以增加读数的可靠性。

(4) 样品中如存在比被分析元素更不易挥发的元素,使用无焰石墨炉分析时,最好在原子化升温完毕后用最高温度作短期加热,以清洗残存于石墨管中的干扰元素。

(5) 钠钾镁硅铁等元素最易沾污实验室水。原子吸收光谱法所用水的贮藏容器一般用聚乙烯塑料等材料制成。玻璃瓶久贮会将瓶中微量污染元素溶解在水中。

任务数据记录

表 6-3-1 所示为药品含量测定原始记录表(原子吸收分光光度法)示例。

表6-3-1 ×××食品药品检验所 药品含量测定原始记录表 [原子吸收分光度法（火焰法）]

样品名称：				检测项目：		检测时间：		检测地点：	
仪器编号：				进样模式：		灯电流：mA		空气流量：L/min	
测量时间：s		读数延时：s		室温：℃		灯位：			
狭缝：nm		测量模式：		波长：nm		湿度：%		允许误差范围：	
仪器名称：									
检测依据：									

标准曲线	质量浓度 mg/L					回归方程：			
	吸光度 A					相关系数：			

计算公式：

原料药含量 $= \dfrac{c_x VD}{m_s \times (1-\text{水分或干燥失重百分数})} \times 100\%$

固体制剂 $= \dfrac{c_x VDW_{平均}}{m_s W_{标}} \times 100\%$

液体制剂 $= \dfrac{c_x VD}{V_s W_{标}} \times 100\%$

样品编号	取样量 m/g	定型容积 V/mL	稀释倍数 D	扣除空白吸光度 $A-A_0$	质量浓度 c/(mg/L)	标示量 %	平均值 %	误差
Ⅰ号								
Ⅱ号								
Ⅲ号								

标准规定：

结论：

检验者： 复核者：
日　期： 日　期：

模块六 药物含量测定技术

任务评价

任务三评价表见表6-3-2。

表6-3-2 任务评价表

班级：　　　　　组号：　　　　姓名：　　　　日期：

评价指标	评价内容	分值	分数评定	
			小组自评	教师评价
信息检索	能有效利用网络、图书资源、工作手册查找有用的相关信息等	5		
	能用自己的语言有条理地去理解、表述所学知识	5		
	能将查到的信息有效地传递到工作中	5		
参与态度	能与教师、同学之间保持多向、丰富、适宜的信息交流	5		
	探究式学习、自主学习不流于形式，能处理好合作学习和独立思考的关系，做到有效学习	5		
	能提出有意义的问题或能发表个人人见解；能按要求正确操作；能够倾听别人意见、协作共享	5		
	能积极主动参与任务活动，吃苦耐劳，崇尚劳动光荣，技能宝贵	5		
	能在任务活动实施过程中不断学习，综合运用信息能力得到提高	5		
	能发现问题、提出问题、分析问题、解决问题、创新问题	5		
工作过程	能掌握原子吸收分光光度计基本组成	5		
	能正确使用原子吸收分光光度计	10		
	初步掌握原子吸收分光光度法干扰因素及消除方法	5		
	能正确配制标准系列溶液，绘制标准曲线，确定试样溶液浓度	5		
	能正确稀释试样溶液	5		
	能正确填写检验报告单，进行数据记录，测定结果的准确度达到规定要求	10		
	能安全进行各项操作，保持台面整洁，注意环境保护	5		
自我评价	能严肃认真地对待自评、并能独立完成自测题	5		
	按时按质完成工作任务；较好地掌握专业知识点；具有较强的实践能力	5		
总评（自我评价占10%，小组自评占40%，教师评价占50%）		100		

注：本表中小组自评是指组内成员共同对本小组成员分别进行评价；教师评价是指教师对小组整体进行评价，评价得分代表小组内所有成员成绩。

知识拓展

原子吸收光谱法的干扰和消除方法

在原子吸收测量过程中，对待测元素的干扰因素很多，不同的测试环境、不同仪器型号和不同的测试方法，其干扰表现也不尽相同，常见的有物理干扰、光谱干扰、电离干扰及化学干扰等几种情况。

一、物理干扰及其消除方法

物理干扰是指试样在转移、蒸发和原子化过程中物理因素变化引起的干扰效应，进而引起原子吸收信号强度变化的效应。主要影响试样喷入火焰的速度、进样量、雾化效率、原子化效率、雾滴大小等。物理干扰是非选择性干扰，对各种元素影响基本相同。

消除干扰方法：

（1）配制与待测试液基体相一致的标准溶液，这是最常用的方法。

（2）当配制与待测试液基体相一致的标准溶液有困难时，需采用标准加入法。

（3）当被测元素在试液中浓度较高时，可以用稀释溶液的方法来降低或消除物理干扰。

二、化学干扰及其消除方法

化学干扰是指待测元素与其他组分之间的化学作用，生成了难挥发或难解离的化合物、氧化物、氮化物、氢氧化物、碳化物等，使基态原子数目减少所引起的干扰效应。主要影响到待测元素的原子化效率，是主要干扰源。化学干扰是选择性干扰。

抑制和消除干扰方法：

（1）加释放剂与干扰组分形成更稳定的或更难挥发的化合物，使待测元素释放出来，常用的释放剂：$LaCl_3$、$Sr(NO_3)_2$ 等。

（2）加保护剂与干扰元素或分析元素生成稳定的配合物避免分析元素与共存元素生成难熔化合物，常用的保护剂：EDTA、8-羟基喹啉、乙二醇等。

（3）加入某种试剂（如磷酸二氢铵、硝酸钯、硝酸镁等）改变基体或被测元素的热稳定性，避免化学干扰，这些化学试剂称为基体改进剂。

（4）用化学方法将待测元素与干扰元素分离。常用的化学分离法有萃取法、离子交换法、沉淀法。

（5）提高火焰温度使难解离的化合物较完全基态原子化。

三、电离干扰及其消除方法

电离干扰是指某些易电离元素在火焰中产生电离，使基态原子数减少，降低了元素测定的灵敏度。电离作用大小与待测元素电离电位大小及火焰温度有关，电离电位<6eV，易发生电离，火焰温度越高，越易发生电离。

消除干扰方法：

（1）在试样中加入大量易电离的化合物（消电离剂，如 NaCl、KCl、CsCl 等），来抑制被测元素的电离。

（2）利用温度较低的火焰来降低电离度，亦可减弱电离干扰。

四、光谱干扰及其消除方法

光谱干扰是指被测元素的吸收谱线与干扰物质的辐射或吸收光谱不能完全分离，或分析线被试样中其他成分吸收而引起的干扰效应，主要有谱线干扰和背景吸收干扰。主要来源于光源和原子化器。

1. 谱线干扰

（1）吸收线重叠干扰　试样中共存元素的吸收线波长与被测元素共振线波长很接近时，产生光谱重叠干扰，使分析结果偏高。

消除干扰方法：另选一条待测元素的吸收线作为分析线进行测定或是分离出干扰元素。

（2）相邻谱线干扰　在被测元素吸收线附近，存在着单色器没有分开的其它谱线产生的干扰。

消除干扰方法：采用减小单色器的光谱通带宽度，提高仪器的分辨率的方法来改善或消除。

2. 背景吸收干扰

背景干扰主要是指原子化过程中产生的分子吸收和固体微粒产生的光散射干扰效应。

抑制和消除干扰方法：

（1）火焰原子吸收光谱分析中一般可从改变火焰类型、燃助比和调节火焰观测区高度来抑制分子吸收干扰。在石墨炉原子吸收光谱分析中，常添加基体改进剂，选择性地抑制分子吸收的干扰。

（2）此外，还可以采取光谱背景校正的方法降低测定误差，即先对背景吸收进行测定，确定背景吸收的值，再在待测物测定后去掉这部分误差值。背景吸收校正主要有邻近线法、连续光源（在紫外光区通常用氘灯）法、塞曼效应法等。

习题与思考

一、单选题

1. 原子吸收光度法用的空心阴极灯是一种特殊的辉光放电管，它的阴极是由（　　）制成。
   A. 待测元素的纯金属或合金　　B. 金属铜或合金
   C. 任意纯金属或合金　　D. 金属钨或合金

2. 火焰原子吸收光度法测定时，当空气与乙炔比大于化学计量时，称为（　　）火焰。
   A. 贫燃型　　B. 富燃型　　C. 氧化型　　D. 还原型

3. 火焰原子吸收光度法测定时，化学干扰是一种（　　）干扰，对试样中各元素的影响各不相同。
   A. 选择性　　B. 非选择性　　C. 随机　　D. 以上都不对

4. 火焰原子吸收光度法的雾化效率与（　　）无关。
   A. 试液密度　　B. 试液黏度　　C. 试液浓度　　D. 表面张力

5. 石墨炉原子吸收光度法度特点是（　　）。
   A. 灵敏度高　　B. 速度快　　C. 操作简便　　D. 易清洗

二、判断题

1. 火焰原子吸收光谱仪中，大多数空心阴极灯一般都是工作电流越小，分析灵敏度越低。（　　）

2. 火焰原子吸收光度法中，空气-乙炔火焰适于低温金属的测定。（　　）

3. 石墨炉原子吸收光度法适用于元素的痕量分析。（　　）

4. 石墨炉原子吸收光度法测定高温元素时，原子化阶段快速升温有助于提高吸收灵敏度。（　　）

5. 用石墨炉原子化器，原子化温度可达3000℃。（　　）

三、填空题

1. 原子吸收光谱仪由光源、（　　）、（　　）、（　　）和检测系统五部分组成。

2. 原子吸收光谱仪的火焰原子化装置包括（　　）和（　　）。

3. 火焰原子吸收光谱仪的原子化器的作用是（　　），用以吸收来自锐线源的（　　）。

4. 原子吸收光度法用于含量测定主要采用（　　）法和（　　）法。

5. 火焰原子吸收光度法中扣除背景干扰的主要方法有：邻近线法、（　　）、（　　）和自吸收法。

6. 石墨炉原子吸收光度法分析程序通常有（　　）、（　　）、（　　）和（　　）4个阶段。

初识高效液相色谱法（视频）

任务四　高效液相色谱法

🏔 任务描述

高效液相色谱法（High Performance Liquid Chromatography，简称 HPLC）是以液体为流动相，采用高压输液系统，将具有不同极性的单一溶剂或不同比例的混合溶剂、缓冲液等流动相泵入装有固定相的色谱柱，因物理化学性质的差异，各组分在固定相和流动相中的分布程度有差别，导致各组分移动速度不同而被分离，随着科学技术的进步，高效液相色谱法得到了突飞猛进地发展，已成为医药、食品、化工等学科领域中重要的分离分析技术。

样品流经色谱柱和检测器，所得到的信号-时间曲线，称为色谱图，又称色谱流出曲线。分析结束后，可以通过工作站的数据处理功能完成对色谱图的定性和定量分析。

高效液相色谱法的特点主要有以下几个方面。

1. 高速

由于使用了高压输液泵，输液压力在 15~40MPa，分析速度大大加快。通常分析一个样品在几分钟到几十分钟，有些样品甚至在 5min 内即可完成。

2. 高效

分离效能高。高效固定相填料的使用，可使柱效达到 5000 塔板/m。

3. 高灵敏度

采用高灵敏度检测器，可用来分离或检测异构体。如紫外检测器灵敏度约为 1ng，荧光检测器可达 0.01ng，进样量在 μL 数量级。

4. 应用范围广

70%以上的有机化合物可用高效液相色谱分析，特别是高沸点、大分子、强极性、热稳定性差化合物的分离分析，显示出优势。

5. 柱子可反复使用

用一根柱子可分离不同化合物。

液相色谱仪结构和工作流程（视频）

📖 **任务学习目标**

（1）掌握高效液相色谱法含量测定的原理。
（2）掌握高效液相色谱仪的基本组成部分和工作流程。
（3）学会正确按照操作规程使用高效液相色谱仪。
（4）学会对高效液相色谱法测定结果进行分析和计算。

✦ **工作过程**

1. 明晰任务流程

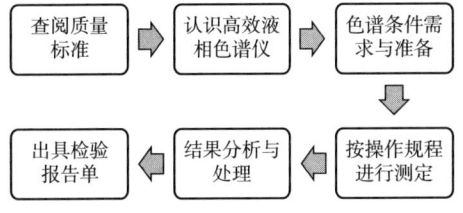

2. 任务重难点分析

（1）高效液相色谱法测定药物含量的方法。
（2）高效液相色谱仪的操作使用。
（3）内标法、外标法的有关计算。
（4）液相色谱分析方法的建立。

3. 条件需求与准备

（1）《中国药典》（2020年版）。
（2）高效液相色谱仪。
（3）高效液相色谱仪使用说明书。
（4）试剂与用具。

活动1　认识高效液相色谱仪

高效液相色谱仪的外观组成如图6-4-1所示。根据系统配置、品牌、型号的不同，外形上也略有差异。

高效液相色谱仪的系统一般由流动相储液瓶、输液泵、进样器、色谱柱、检测器、数据处理系统等几部分组成。如图6-4-2所示。

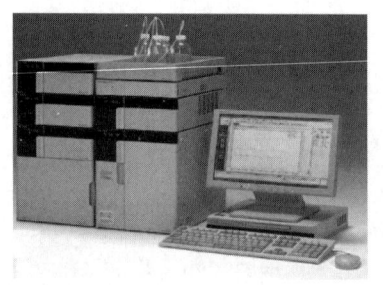 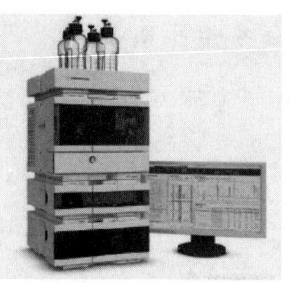

图 6-4-1　高效液相色谱仪

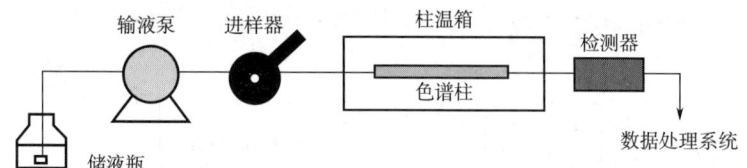

图 6-4-2　高效液相色谱仪工作流程图

一、流动相储液瓶

储液瓶的主要作用是用来盛装流动相的。瓶盖上一般会设计有直径 1mm、2mm、2.8mm、3mm、4mm、6mm 不等的小孔和垫片，以供流动相管路（流动相管路末端连接吸滤头，孔径约 2μm）密封连接（图 6-4-3）。

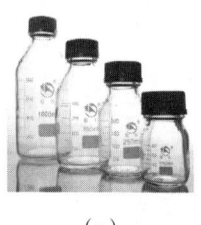 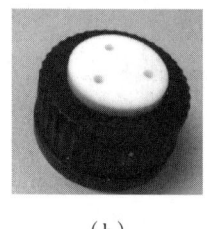 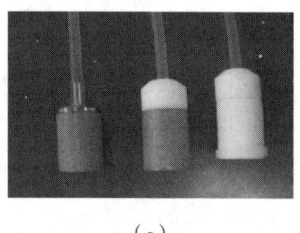

（a）　　　　　　　　（b）　　　　　　　　（c）

图 6-4-3　流动相瓶（a）、瓶盖（b）和吸滤头（c）

高效液相色谱的流动相通常分为水相（通常用超纯水）和有机相（通常为色谱纯），并通过 0.22μm 的滤膜，除去热源、有机物、无机离子及空气等，减少因含有杂质造成的误差。常用甲醇-水或乙腈-水为底剂的溶剂系统。

尽管在配制流动相时已经使用了超纯水和色谱纯试剂，但在进行高效液相色谱操作前，所有溶剂应先经 0.45μm 的滤膜过滤，再装入储液瓶。其目的是为了除去溶剂中的微小颗粒，避免堵塞流路或色谱柱，尤其是使用无机盐配制的缓冲液。

除此之外，流动相在使用前还需进行脱气操作。流动相脱气的方法有超声波震荡脱气、惰性气体鼓泡吹扫脱气、在线（真空）脱气。目前广泛使用的是超声波震荡脱气，其方法是将配好的流动相连同容器一起放入超声波水槽中脱气10~20min（图6-4-4）。

手动进样器原理（视频）

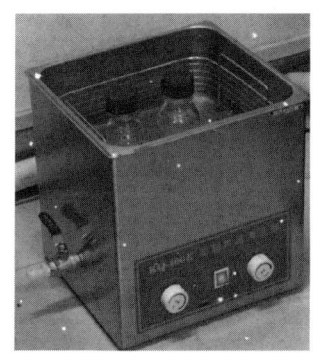

图6-4-4　超声波脱气

二、输液泵

输液泵是HPLC系统中最重要的部件之一。按输液性质可分为恒压泵和恒流泵两种。目前应用最多的是柱塞往复恒流泵，液缸容积小，可至0.1mL，易于清洗和更换流动相，特别适合于再循环和梯度洗脱。由主泵头和副泵头组成的双泵系统来完成流动相的高压输送，如图6-4-5所示。

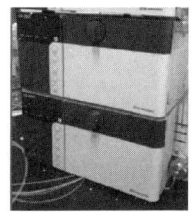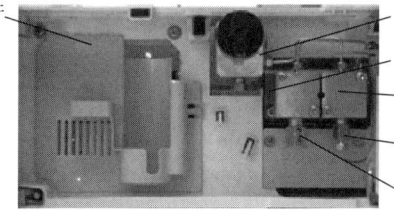

图6-4-5　二元输液泵单元及内部结构

三、进样器

能够定量的把样品送入色谱柱的装置，称为进样器。高效液相色谱的进样器分为手动进样器和自动进样器两种（图6-4-6），最大进样量由定量环确定。自动进样器是自动控制定量阀，常用于大量样品的分析，只需设置好进样参数、在样品架上放入待检测样品，即可完成取样、进样、复位、管路清洗和样品盘的转动等一系列自动进样过程。手动进样器，使用平头进样针进样。

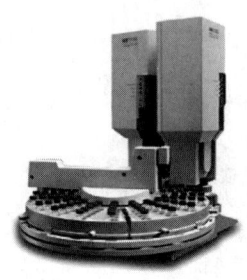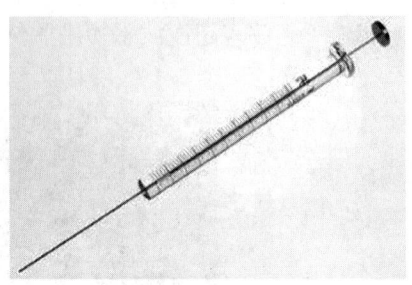

图6-4-6　自动进样器与进样针

四、色谱柱

色谱柱内装填有固定相，被称为色谱系统的"心脏"。它由柱管和填充剂（硅胶和化学键合固定相）组成，一般为不锈钢材质（图6-4-7）。标准的填充柱内径为3.9~4.6mm，柱子的长度一般为10~30cm，填充剂粒径为3~10μm。有的高效液相色谱仪还配备了柱温箱，可以精确、稳定的控制色谱柱的使用温度（一般不超过60℃），有助于提高色谱柱的柱效。

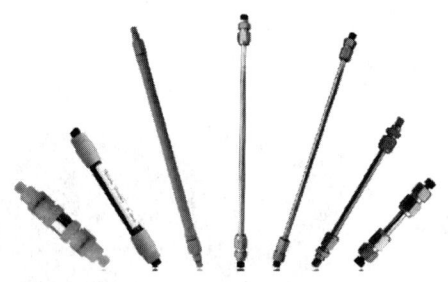

图6-4-7　各种类型的液相色谱柱

五、检测器

检测器是将色谱柱连续流出的样品组分进行监测，变成易于测量的电信号，被数据系统接收，完成定性和定量分析的任务。高效液相色谱仪可以连接紫外可见光检测器（UV）、二极管阵列检测器

(PDA)、荧光检测器（RF）、示差折光检测器（RID）、电导检测器（CDD）、蒸发光散射检测器（ELSD）、质谱检测器（LCMS）等。其中紫外可见光检测器在各种检测器中使用率占70%左右，是目前液相色谱中应用最广泛的检测器。

六、数据处理系统

高效液相色谱仪现已广泛使用色谱数据工作站来记录和处理色谱分析数据并进行仪器的操作与控制，在使用时可根据具体软件的有关说明或指导书进行操作。

活动2　高效液相色谱仪操作与药物含量测定

一、预备工作

（1）确定待测样品的色谱条件。

（2）正确进行色谱柱选择与安装。首次使用色谱仪前应做好连接和系统配置等相关设定。

（3）准备所需的流动相，用0.45μm（或0.22μm）滤膜（水系或有机系）过滤，超声脱气20min。

（4）配制样品和标准溶液（也可在平衡系统时配制），用0.45μm（或0.22μm）滤膜（水系或有机系）过滤。

（5）检查仪器各部件的电源线、数据线和输液管道是否连接正常。

（6）条件准备：
①仪器与用具：分析天平、超声波清洗仪、研钵、容量瓶、吸量管、微量注射器、擦镜纸等。
②药品与试剂：待检药物、对照品、超纯水、适宜溶剂等。

二、开展工作

1. 开机

依次开启各组件电源开关，启动计算机，打工工作站。

2. 排气

将吸滤头放入流动相瓶中，打开排气阀，按下purge键，排除管路中的气体，排气完成后再按下purge键，关闭清洗阀。

3. 设置参数，建立方法

根据色谱条件设置参数，并将其保存为方法文件。常规的参数主要有泵的类型、总流速、泵 B 比例、检测波长、结束时间、泵的最高压力限等。若需运行时间程序，则应按时间程序条件分段进行设置。所有参数设置完毕，点击"下载（download）"，向仪器传送参数。

4. 平衡色谱系统

打开输液泵，系统开始运行，检查各单元参数应与方法设定一致，用流动相平衡色谱柱至基线平稳。系统平衡后，准备进样分析。

5. 进样

（1）手动进样器　平头进样针先用空白溶液润洗 2~3 次，再用待测液润洗 2~3 次后，精确吸取进样量，用滤纸条擦干外侧水分。将进样器按箭头方向旋转到 load 状态，插入进样针，较快匀速推动活塞杆，注入样品，迅速扳至 inject 状态，拔出进样针。

（2）自动进样器　将待测液置于样品瓶中，置于样品架上，设定好序列、数据等参数。

进样量：对照品 1，5 针；对照品 2，2 针；供试品 1，2 针；供试品 2，2 针。

6. 出峰完毕

等待分析结束，或点击辅助栏上的"停止"按钮。

7. 数据处理

打开数据文件，设置积分参数，分别读取对照品、供试品保留时间、峰面积等数据。记录原始记录。

备注：色谱图正常，理论板数、分离度、拖尾因子、灵敏度和重复性符合系统适用性试验要求。

三、结束工作

（1）分析结束后，更换纯甲醇，purge，然后以 1mL/min 的流速冲柱 30min 以上，待基线平稳。

如果流动相不含缓冲盐，可以用乙腈/水（55%~65%）或者用甲醇/水（55%~65%）清洗 30min，然后以纯甲醇或乙腈冲洗 30min，即可保存；如果流动相含有缓冲盐，需先用纯水冲洗 20~30min，再用清洗液清洗 30min，流速设置为 0 后再关闭泵。

（2）关泵、关软件、关闭电脑。

（3）关闭各组件电源。长时间不用需要拆下色谱柱按要求保存。

(4) 处理三废，清理台面，并及时填写《仪器使用记录》。

注意事项

(1) 高效液相色谱法操作要在恒温（10~30℃）、恒湿（相对湿度<80%）、远离高电磁干扰、高振动设备的环境下进行。

(2) 流动相一般贮存于玻璃、聚四氟乙烯等容器内，不能贮存在塑料容器中。

(3) 转动进样器时不能太慢，更不能停留在中间位置，否则流动相受阻，使泵压力剧增，甚至超过泵的最大压力；转到进样位时，过高的压力将使柱头损坏。每次分析结束后，要反复冲洗进样口，以减少交叉污染。

(4) 为满足色谱系统适用性要求，试验中有时需要调整流动相组分的比例。调整流动相组分比例时，当小比例组分的百分比例 X 小于等于33%时，允许改变范围为 $0.7X$~$1.3X$；当 X 大于33%时，允许改变范围为 $(X-10\%)$ ~ $(X+10\%)$。

(5) 如色谱柱需长期保存，反相柱可以贮存于甲醇或乙腈中，正相柱可以贮存于经脱水处理后的正己烷中，离子交换柱可以贮存于含5%甲醇或含0.05%叠氮化钠的水中，并将色谱柱两端密封，以免干燥，室温保存。

高效液相色谱法（微课）

知识储备

高效液相色谱法测定药物含量计算方法

《中国药典》（2020年版）中利用高效液相色谱法进行药物含量测定时，通常采用内标法和外标法。随着进样器进样精度提高，对组分简单、操作步骤少、影响因素少的药物含量测定多采用外标法，内标法已较少用；但对一些有较多提取步骤，组分复杂、需要柱前衍生或柱后衍生的药物含量测定通常采用内标法。

一、内标法

内标法是在色谱分析中，将一种已知重量的纯物质（内标物）加入到样品中，然后一起进行分析的方法。内标物的选择应与待测物相似但不与样品中的其他成分相互作用。通过测量内标物和待测组分的峰面积或峰高，可以计算出待测组分在样品中的含量。

内标法的优点是它可以消除由于样品处理、色谱条件变化及进样体积误差对测定结果的影响，因此结果较为准确。但是，内标法的操作较为复杂，需要准确称量样品和内标物，且每次分析时内标物和试样都要准确称量。

测定时，按各品种正文项下的规定，精密称（量）取对照品和内标物质，分别配成溶液，各精密取适量，混合配成校正因子测定用的对照溶液。取一定量进样，记录色谱图。测量对照品和内标物质的峰面积或峰高，按下式计算校正因子：

$$校正因子(f) = \frac{A_S/c_S}{A_R/c_R}$$

式中　A_S——内标物质的峰面积或峰高；

　　　A_R——对照品的峰面积或峰高；

　　　c_S——内标物质的质量浓度，mg/mL；

　　　c_R——对照品的质量浓度，mg/mL。

再取各品种项下含有内标物质的供试品溶液，注入高效液相色谱仪，记录色谱图。测量供试品中待测成分（或其杂质）和内标物质的峰面积或峰高，按下式计算供试液浓度：

$$c_X = f \times \frac{A_X}{A'_S/c'_S}$$

式中　A_X——供试品（或其杂质）的峰面积或峰高；

　　　c_X——供试品（或其杂质）的质量度，mg/mL；

　　　A'_S——内标物质的峰面积或峰高；

　　　c'_S——内标物质的质量浓度，mg/mL；

　　　f——校正因子。

二、外标法

外标法是在色谱分析中，使用对照品进行定量分析的方法。在这种方法中，对照品（外标物）不被加入到样品中，而是在相同的色谱条件下单独进行分析。通过比较样品中待测组分与对照品的色谱峰面积或峰高，可以计算出样品中待测组分的含量。外标法的优点是简单易行，适合大量样品的快速分析。但是，这种方法要求仪器的重复性非常高，因为任何色谱条件的微小变化都可能导致分析结果的偏差。故当采用外标法测定供试品中成分或杂质含量时，最好以定量环或自动进样器进样。

测定时，按各品种项下的规定，精密称（量）取对照品和供试品，配制成溶液，分别精密取一定量，注入仪器，记录色谱图，测量对照品溶液和供试品溶液中待测成分的峰面积（或峰高），按下式计算供试液浓度：

$$c_X = c_R \times \frac{A_X}{A_R}$$

式中　A_X——供试品的峰面积或峰高；

　　　A_R——对照品的峰面积或峰高；

　　　c_X——供试品质量浓度，mg/mL；

　　　c_R——对照品质量浓度，mg/mL。

根据内/外标法有关公式，可计算得到供试品溶液的浓度（c_X），然后根据原子吸收分光光度法测定药物含量有关计算公式，进行计算即得待测药物的含量。

【实例】头孢唑林钠原料药的含量测定（外标法）。

供试品的测定：精密称取头孢唑林钠供试品（水分：2.0%）30.13mg，分别置100mL量瓶中加0.2%氢氧化钠溶液10mL使溶解，静置15~30min，精密量取5mL，置10mL量瓶中，用流动相稀释至刻度，摇匀，作为供试品溶液，分别取10μL注入液相色谱仪，测得峰面积为2634858。

对照品的测定：另取头孢唑林钠对照品25.13mg，置100mL量瓶中，加磷酸盐缓冲液（pH7.0）5mL溶解后，用流动相稀释至刻度，摇匀，精密量取5mL，置10mL量瓶中，作为对照品溶液，同法测定，测定峰面积为2490189。

本品按无水物计算，含头孢唑林（$C_{14}H_{14}N_8O_4S_3$）不得少于86.0%。

解：

$$含量(c_X) = c_R \times \frac{A_X}{A_R} = \frac{25.13}{100} \times \frac{5}{10} \times \frac{2634858}{2490189} = 0.13295 \text{mg/ml}$$

$$原料药含量 = \frac{c_X \times V \times D}{m_S \times (1 - 水分)} \times 100\%$$

$$= \frac{0.13295 \times 100 \times 2}{30.13 \times (1 - 0.02)} \times 100\% = 90.1\%$$

结果：头孢唑林钠原料药含量为90.1%，不少于86.0%。

结论：符合规定。

任务数据记录

表6-4-1所示为高效液相色谱法检测原始记录表示例。

表 6-4-1　×××食品药品检验所　高效液相色谱法检测原始记录表

记录编号			共___页　第___页	
样品名称			样品编号	
检测项目			检验日期	
检测依据			判断依据	
温度			相对湿度	
分析仪器及型号			仪器编号	
色谱条件	色谱柱参数		流动相A及比例	
	流速		流动相B及比例	
	柱温		检测器类型	
	进样量		检测波长	

对照品数据记录表						
对照品配制过程						
进针编号	对照品质量/g	保留时间 t_R/min	峰面积 A	浓度	校正因子 f	平均校正因子 $\bar{f}$

供试品数据记录表						
供试品配制过程						
含量测定计算公式			含量 $= A_X \times \bar{f} \times D \times V \times \dfrac{\overline{W}}{m} \times \dfrac{1}{S} \times 100\%$			
进针编号	供试品质量/g	定容体积	稀释倍数	保留时间 t_R/min	峰面积 A	含量

结论	本品按《中国药典》（2020年版）检验_____，结果_____。		
检验人		复核人	

模块六　药物含量测定技术

任务评价

任务四评价表见表6-4-2。

表6-4-2　任务评价表

班级：　　　　　组号：　　　　　姓名：　　　　　日期：

评价指标	评价内容	分值	分数评定	
			小组自评	教师评价
信息检索	能有效利用网络、图书资源、工作手册查找有用的相关信息等	5		
	能用自己的语言有条理地去理解、表述所学知识	5		
	能将查到的信息有效地传递到工作中	5		
参与态度	能与教师、同学之间保持多向、丰富、适宜的信息交流	5		
	探究式学习、自主学习不流于形式，能处理好合作学习和独立思考的关系，做到有效学习	5		
	能提出有意义的问题或能发表个人见解；能按要求正确操作；能够倾听别人意见、协作共享	5		
	能积极主动参与任务活动，吃苦耐劳，崇尚劳动光荣，技能宝贵	5		
	能在任务活动实施过程中不断学习，综合运用信息能力得到提高	5		
	能发现问题、提出问题、分析问题、解决问题、创新问题	5		
工作过程	能掌握高效液相色谱仪的工作原理和基本组成	5		
	能正确操作高效液相色谱仪	10		
	能根据检测方法正确进行流动相、样品的前处理	10		
	能利用高效液相色谱法进行药物检验与数据处理	10		
	能正确填写检验报告单，进行数据记录，测定结果的准确度达到规定要求	5		
	能安全进行各项操作，保持台面整洁，注意环境保护	5		
自我评价	能严肃认真地对待自评、并能独立完成自测题	5		
	按时按质完成工作任务；较好地掌握专业知识点；具有较强的实践能力	5		
总评（自我评价占10%，小组自评占40%，教师评价占50%）		100		

注：本表中小组自评是指组内成员共同对本小组成员分别进行评价；教师评价是指教师对小组整体进行评价，评价得分代表小组内所有成员成绩。

知识拓展

色谱系统的适用性试验

色谱系统的适用性试验是指用规定的对照品对色谱系统进行试验，以证明仪器或系统满足预期使用要求，是高效液相色谱法必需的组成部分。试验通常包括理论塔板数（n）、分离度（R）、灵敏度、拖尾因子（T）和重复性等参数。

一、色谱柱的理论板数（n）

用于评价色谱柱的分离效能。由于不同物质在同一色谱柱上的色谱行为不同，采用理论板数作为衡量色谱柱效能的指标时，应指明测定物质，一般为待测物质或内标物质的理论板数。在规定的色谱条件下，注入供试品溶液或各品种项下规定的内标物质溶液，记录色谱图，保留时间（t_R）和峰宽（W）或半高峰宽（$W_{h/2}$）。t_R、W、$W_{h/2}$单位可用时间或长度计（下同），但应取相同单位。按下式计算色谱柱的理论板数。

$$n = 16 \times \left(\frac{t_R}{W}\right)^2 \text{ 或 } n = 5.54 \times \left(\frac{t_R}{W_{h/2}}\right)^2$$

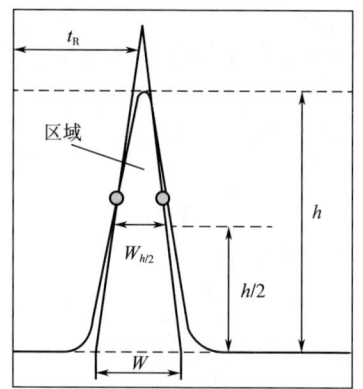

图 6-4-8 色谱系统适用性试验—理论板数各参数示意图

二、分离度（R）

用于评价待测物质与被分离物质之间的分离程度，是衡量色谱系统效能的关键指标。无论是定性鉴别还是定量测定，均要求待测峰、内标物质色谱峰或特定的杂质对照色谱峰及其他色谱峰之间有较好的分离度。除另有规定外，待测物质色谱峰与相邻色谱峰之间的分离度应大于1.5。分离度的计算公式为：

$$R = \frac{2 \times (t_{R2} - t_{R1})}{W_1 + W_2} \quad \text{或} \quad R = \frac{2 \times (t_{R2} - t_{R1})}{1.70 \times (W_{1,h/2} + W_{2,h/2})}$$

式中　t_{R2}——相邻两色谱峰中后一峰的保留时间；

　　　t_{R1}——相邻两色谱峰中前一峰的保留时间；

W_1、W_2 及 $W_{1,h/2}$、$W_{2,h/2}$——此相邻两色谱峰的峰宽及半高峰宽，见图 6-4-9。

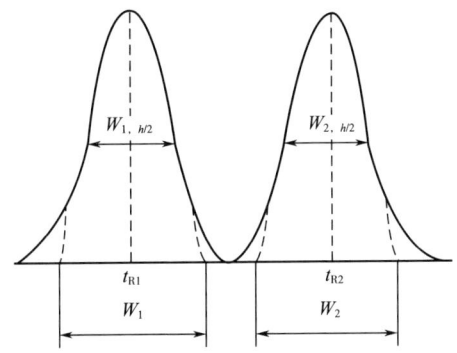

图 6-4-9　色谱系统适用性试验—分离度各参数示意图

三、灵敏度

用于评价色谱系统检测微量物质的能力，通常以信噪比（S/N）来表示。通过测定一系列不同浓度的供试品或对照品溶液来测定信噪比。定量测定时，信噪比应不小于 10；定性测定时，信噪比应不小于 3。系统适用性试验中可以设置灵敏度测试溶液来评价色谱系统的检测能力。

四、拖尾因子（T）

用于评价色谱峰的对称性。以峰高作定量参数时，除另有规定外，T 值应在 0.95~1.05。以峰面积作定量参数时，一般的峰拖尾或前伸不会影响峰面积积分，但严重拖尾会影响基线和色谱峰起止的判断和峰面积积分的准确性，此时品种正文项下会对拖尾因子作出规定。拖尾因子计算公式为：

$$T = \frac{W_{0.05h}}{2d_1}$$

式中　$W_{0.05h}$——5%峰高处的峰宽；

　　　d_1——峰顶在 5%峰高处横坐标平行线的投影点至峰前沿与此平行线交点的距离。见图 6-4-10。

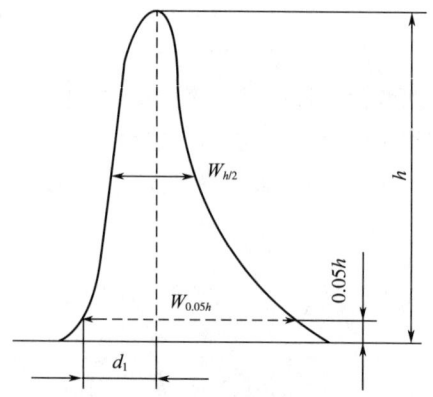

图 6-4-10　色谱系统适用性试验—拖尾因子各参数示意图

五、重复性

用于评价色谱系统连续进样时响应值的重复性能。采用外标法时，通常取各品种项下的对照品溶液，连续进样 5 次，除另有规定外，其峰面积测量值的相对标准偏差应不大于 2.0%；采用内标法时，通常配制相当于 80%、100% 和 120% 的对照品溶液，加入规定量的内标溶液，配成 3 种不同浓度的溶液，分别至少进样 2 次，计算平均校正因子，其相对标准偏差应不大于 2.0%。

习题与思考

一、单选题

1. 在高效液相色谱流程中，试样混合物在（　　）中被分离。
   A. 检测器　　B. 输液泵　　C. 色谱柱　　D. 进样器
2. 液相色谱流动相过滤必须使用何种粒径的过滤膜？（　　）
   A. 0.5μm　　B. 0.45μm　　C. 0.6μm　　D. 0.55μm
3. 在高效液相色谱中，色谱柱的长度一般在（　　）范围内。
   A. 10~30cm　　B. 20~50m　　C. 1~2m　　D. 2~5m
4. 液相色谱中应用最广泛的检测器是（　　）。
   A. 紫外检测器　　　　　B. 示差折光检测器
   C. 荧光检测器　　　　　D. 氢焰检测器
5. 在高效液相色谱仪中保证流动相以稳定的速度流过色谱柱的部件是（　　）。
   A. 储液瓶　　B. 输液泵　　C. 检测器　　D. 混合器
6. 下列对于外标法的叙述错误的是（　　）。

A. 外标法是在色谱分析中,使用标准品进行定量分析的方法。

B. 可以消除由于样品处理、色谱条件变化及进样体积误差对测定结果的影响。

C. 要求仪器的重复性非常高。

D. 标准品不被加入到样品中,而是在相同的色谱条件下单独进行分析。

二、填空题

1. 高效液相色谱仪一般可分为(　　)、(　　)、(　　)、(　　)、(　　)等部分。

2. 常用的高效液相色谱检测器主要有(　　)、(　　)、(　　)、(　　)、(　　)检测器等。

3. 流动相常用的脱气方法有(　　)、(　　)和(　　)。

4. 使用高效液相色谱法进行药物含量测定时,通常采用(　　)法和(　　)法。

5. 流动相一般贮存于(　　)、(　　)等材质的容器内,不能贮存在(　　)容器中。

三、判断题

1. 紫外吸收检测器是离子交换色谱法通用型检测器。(　　)

2. 高效液相色谱仪的最大进样量由进样器上的定量环确定。(　　)

3. 高效液相色谱适用于大分子、热不稳定及生物试样的分析。(　　)

4. 检测器性能好坏将对组分分离产生直接影响。(　　)

5. 高效液相色谱中通常采用调节分离温度和流动相流速来改善分离效果。(　　)

6. 灵敏度用于评价色谱系统检测微量物质的能力。(　　)

7. 分离度是衡量色谱系统效能的关键指标,用于评价待测物质与被分离物质之间的分离程度。(　　)

8. 内标法的优点是它可以消除由于样品处理、色谱条件变化及进样体积误差对测定结果的影响,因此结果较为准确。(　　)

9. 液相色谱柱一般采用不锈钢柱、玻璃填充柱。(　　)

10. 在液相色谱中为避免固定相的流失,流动相与固定相的极性差别越大越好。(　　)

11. 液相色谱指的是流动相是液体,固定相也是液体的色谱。(　　)

12. 液相色谱固定相通常为粒度 5~10μm。(　　)

13. 填充好的色谱柱在安装到仪器上时是没有前后方向差异的。（ ）

14. 在高效液相色谱仪使用过程中，所有溶剂在使用前必须脱气。（ ）

15. 色谱柱的理论板数用可以用于评价色谱柱的分离效能。（ ）

四、计算题

1. 外标法计算盐酸乙胺丁醇片（0.25g）的标示百分含量。测定过程如下：

供试品的测定：取本品20片，精密称定为3.534g，研细，精密称取0.1767g细粉，置100mL量瓶中，加水超声使盐酸乙胺丁醇溶解，放冷，用水稀释至刻度，摇匀，滤过，精密量取续滤液5mL，置50mL量瓶中，用水稀释至刻度，摇匀，作为供试品溶液，精密量取10μL注入液相色谱仪，测得峰面积为195820。

对照品的测定：另精密称取盐酸乙胺丁醇对照品，加水溶解并定量稀释制成每1mL中约含0.25mg的溶液，同法测定得峰面积为266867。

2. 内标法测定维生素软胶囊的标示百分含量。测定过程如下：

对照品溶液浓度：维生素E对照品20.11mg，置棕色具塞锥形瓶中，精密加1.010mg/mL内标物正三十二烷溶液10mL，密塞，振摇使溶解。进样量2μL；测得$A_{对}=19154231$，$A_{对内}=14526401$。

供试品溶液浓度：取标示量为10mg的维生素E胶囊10粒，其内容物总重1.5905g，精密称取0.3075g，置棕色具塞锥形瓶中，精密加1.010mg/mL内标物正三十二烷溶液10mL，密塞，振摇使溶解。进样量2μL；测得$A_{供}=19145878$，$A_{供内}=14592260$。

任务五　气相色谱法

初识气相色谱法
（视频）

任务描述

气相色谱法（Gas Chromatography，简称 GC）是利用气体作流动相（载气）的一种分离分析技术。气化的试样被载气带入色谱柱中，固定相与试样中各组分分子作用力不同，分配系数也会不同，各组分从色谱柱中流出时间不同，组分彼此分离，分配系数小的组分先流出，分配系数大的组分后流出，各组分先后进入检测器转换为电信号，被数据处理系统记录，绘制出各组分流出色谱柱的时间和信号强度的色谱图。根据色谱图中的出峰时间和顺序，可对化合物进行定性分析；根据色谱图中峰高或峰面积，可对化合物进行定量分析。

气相色谱法的特点主要有以下几个方面。

1. 高分离效率

在很短时间内就能分离测定性质极为复杂的混合物，分析速度快。例如可将在 2h 内分离出 200 多个色谱峰，一般的样品分析可在 20min 内完成。

2. 高灵敏度

气相色谱检测用量少，气体样品用量一般为 1mL，液体样品用量一般为 0.1μL，固体样品用量为几微克。用适当的检测器能检测出含量在百万分之十几至十亿分之几的杂质。

3. 高选择性

可分离性质极为接近的物质如恒沸混合物，沸点相近的物质，某些同位素，顺式与反式异构体邻、间、对位异构体，旋光异构体等。

气相色谱主要用于分析各种气体和易挥发的有机物质，在 400℃ 以下可以气化（变成气体）的化合物原则上都可测定，不论是气体、液体还是固体。对不易气化的高分子、热稳定性差、化学性质极为活泼或强腐蚀性物质则不能用 GC 测定。

认识气相色谱仪
（视频）

📖 **任务学习目标**

（1）掌握气相色谱法含量测定的原理。
（2）熟悉气相色谱仪的基本组成部分和工作流程。
（3）学会正确按照操作规程使用气相色谱仪。
（4）学会对气相色谱法测定结果进行分析和计算。

⚛ **工作过程**

1. 明晰任务流程

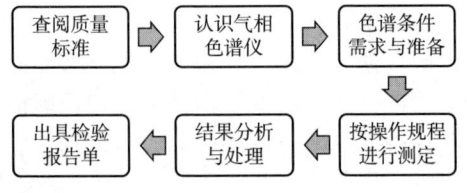

2. 任务重难点分析

（1）气相色谱法测定药物含量的方法。
（2）气相色谱仪的操作使用。
（3）气相色谱分析方法的建立。

3. 条件需求与准备

（1）《中国药典》（2020年版）。
（2）气相色谱仪。
（3）气相色谱仪使用说明书。
（4）试剂与用具。

活动1　认识气相色谱仪

气相色谱仪种类繁多，但基本构造相似，配置较齐全的气相色谱仪外观组成如图6-5-1所示。根据品牌、型号和系统配置的不同，外形上也略有差异。

气相色谱仪一般由气源、进样系统、分离系统（色谱柱）、温控箱、检测器、数据处理系统组成。

一、气源

气相色谱法的流动相为气体，称为载气。根据供试品的性质和

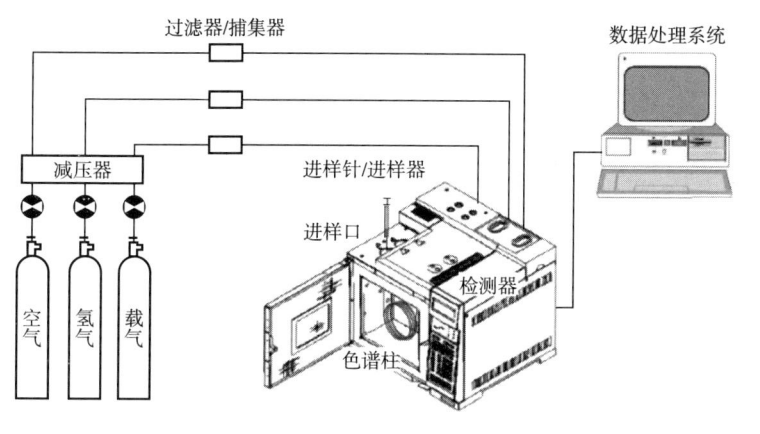

顶空进样器简明操作（视频）

图 6-5-1　气相色谱仪基本结构示意图

检测器种类选择载气，可用氦气（He）和氮气（N_2）作为载气，除另有规定外，常用载气为氮气。气体的纯度最好高于 99.999%。氢气、空气作为火焰离子化检测器（FID）的检测用气，要求用高纯氢和干净的压缩空气。

气源可由高压钢瓶或高纯度气体发生器提供，经过适当的减压装置，以一定的流速经过进样器和色谱柱。高压钢瓶上，垂直的压力表表示钢瓶的压力，左侧的压力表表示的是输出压力。

二、进样系统

进样系统一般由进样器、气化室和加热系统组成。进样方式一般可采用溶液直接进样、自动进样或顶空进样。根据试样的状态不同，采用不同的进样器。

溶液直接进样采用尖头微量注射器、微量进样阀或有分流装置的气化室进样；采用溶液直接进样或自动进样时，进样口温度应高于柱温 30~50℃；进样量一般不超过数微升，一般液体进样量在 0.1~5μL。柱径越细，进样量应越少，采用毛细管柱时，一般应分流以免过载。进样量太多，常会使几个峰重叠在一起，分离效果不好。

顶空进样适用于固体和液体供试品中挥发性组分的分离和测定。将固态或液态的供试品制成供试液后，置于密闭小瓶中，在恒温控制的加热室中加热至供试品中挥发性组分在液态和气态达到平衡后，由进样器自动吸取一定体积的顶空气注入色谱柱中。

气化室由一根不锈钢管制成，管外绕有加热丝，其作用是将液体或固体试样瞬间气化为蒸气。为了让样品在气化室中瞬间气化而不分解，因此要求气化室热容量大，无催化效应。

加热系统用以保证试样气化，其作用是将液体或固体试样在进入色谱柱之前瞬间气化，然后快速定量地转入到色谱柱中。

三、色谱柱

认识毛细管柱（动画）

色谱柱是色谱仪的核心部件。气相色谱柱主要为填充柱或毛细管柱两大类（图6-5-2）。新填充柱和毛细管柱在使用前需老化处理，以除去残留溶剂及易流失的物质，色谱柱如长期未用，使用前应老化处理，使基线稳定。

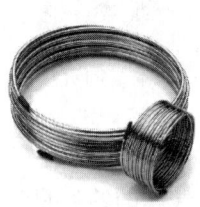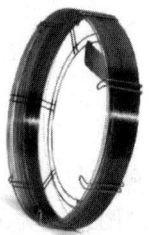

图6-5-2 填充柱（左）和毛细管柱（右）

填充柱的材质为不锈钢或玻璃，内径为2~4mm，柱长2~4m，内装吸附剂、高分子多孔小球或涂渍固定液的载体，粒径为0.18~0.25mm、0.15~0.18mm或0.125~0.15mm。常用载体为经酸洗并硅烷化处理的硅藻土或高分子多孔小球，常用固定液有甲基聚硅氧烷、聚乙二醇等。

毛细管柱的材质为玻璃或石英，内壁或载体经涂渍或交联固定液，内径一般为0.25mm、0.32mm或0.53mm，柱长5~60m，固定液膜厚0.1~5.0μm，理论塔板数一般都较大。常用的固定液有甲基聚硅氧烷、不同比例组成的苯基甲基聚硅氧烷、聚乙二醇等。

四、柱温箱

柱温是色谱分析中重要的操作参数，直接影响分离效能和分析速度。柱温选择的原则是在使最难分离的组分能尽可能分离的前提下，尽可能采用较低的柱温，但以保留时间适宜、峰形不拖尾为度。由于柱温箱温度的波动会影响色谱分析结果的重现性，因此柱温箱控温精度应在±1℃，且温度波动小于每小时0.1℃。柱温箱的温度控制系统分为恒温和程序升温两种。沸点范围较宽的试样，宜采用程序升温。

五、检测器

检测器是能检测色谱柱流出组分及这些组分量的变化的器件，

其功能是将经色谱柱分离出的各组分的浓度或质量（含量）转变成易被测量的电信号（如电压、电流等），故也称为"换能器"。

一个优良检测器应具有灵敏度高、检出限低、死体积小、响应迅速、线性范围宽和稳定性好等特点。分析实验中常用的检测器有热导检测器（TCD）、火焰离子化检测器（FID）、电子捕获检测器（ECD）、火焰光度检测器（FPD）、氮磷检测器（NPD）和光电离检测器（PID）等。其中TCD是使用最多的一种通用型浓度检测器，它具有结构简单、稳定、应用范围广、不破坏样品组分等优点；FID具有灵敏度高、线性范围宽、响应快等特点适合检测大多数的药物。

气相色谱仪操作（视频）

六、数据处理系统

气相色谱的数据处理系统可分为记录仪、积分仪以及计算机工作站等。《中国药典》（2020年版）规定，各品种项下规定的色谱条件，除检测器种类、固定液品种及特殊指定的色谱柱材料不得改变外，其余如色谱柱内径、长度、载体牌号、粒度、固定液涂布浓度、载气流速、柱温、进样量、检测器的灵敏度等，均可适当改变，以适应具体品种并符合系统适用性试验的要求。一般色谱图约于30min内记录完毕。

活动2　气相色谱仪操作与药物含量测定

一、预备工作

（1）检查仪器上的电源开关，均应处于"关"的位置。

（2）选好合适的色谱柱，柱的两端应堵有盲堵。

（3）取下盲堵，分清入口端及出口端，套好石墨密封圈及固定螺母，小心装于仪器上，拧紧固定螺母，但也勿过紧，以不漏气为合适。若要换下色谱柱，应堵上盲堵保存。

（4）开启载气钢瓶上总阀调节减压阀至规定压力。

（5）用检漏液（表面活性剂溶液）检查柱连接处是否漏气，如有漏气应检查柱两端的石墨密封圈或再略加紧固定螺母。

（6）精密称供试品、对照品及内标物质，配制供试品溶液、对照品溶液和内标溶液。

（7）条件准备：

①仪器与用具　分析天平、气源、毛细管柱、容量瓶、吸量管、微量注射器等。

②药品与试剂　待检药物、对照品、内标物质、超纯水、适宜溶剂等。

二、开展工作

（1）打开各部分电路开关，打开色谱工作站，设定进样口（气化室）、柱温箱、检测器温度和载气流量等色谱参数，点击"下载（Download）"，向仪器传送参数，开始加热。

（2）待各部分设定参数恒定后，开启氢钢瓶总阀、空气压缩机总阀（或者打开氢气/空气发生器开关），同载气操作。

（3）按下点火按钮（对于 FID 检测器来说，有些仪器在检测器温度达到一定温度后有自动点火功能），应有"扑"的点火声，用玻璃片置 FID 检测器气体出口处，检视玻璃片上应有水雾，表示已点着火，同时工作站上应有信号响应。

（4）调节仪器的放大器灵敏度等，走基线，待基线稳定度达到可以接受的范围内，即可进样分析。

①手动进样　取样后，一手持尖头注射器，并用食指放在针芯的末端（防止气化室的高气压将针芯吹出），另一只手保护针尖（防止插入隔垫时弯曲），先小心地将注射针头穿过隔垫，随即以最快的速度将注射器插到底，与此同时迅速将样品注射入气化室（注意不要使针芯弯曲），然后快速拔除注射器。

②自动进样　将待测液置于样品瓶中，置于样品架上，设定好序列、数据等参数。

③顶空进样　将待测液置于顶空进样器加热位中，设定好序列、数据等参数。

进样量：每份校正因子测定溶液（或对照品溶液）各进样 2 次，2 份共 4 个校正因子相应值的平均标准偏差不得大于 2.0%。多份供试品测定时，每隔 5 批应再进对照品 2 次，供试品测定完毕，最后再进对照品 2 次，核对仪器有无改变。

（5）当出峰完毕，等待分析结束，或点击辅助栏上的"停止"按钮。

（6）数据处理　打开数据文件，查看已生成的色谱图文件，读取其中数据。

备注：色谱图正常，理论板数、分离度、拖尾因子、灵敏度和重复性符合系统适用性试验要求。

三、结束工作

（1）分析完毕后，待各组分流出后，先关闭氢气和空气，再进行降温操作,将进样口、柱温箱、检测器以及顶空进样器的温度均设为40℃(或更低),待各组件的温度降到40℃以下时,依次关闭工作站、气相色谱仪和载气。

(2) 如果要取下色谱柱,取下后应将柱两端用盲堵堵上,放在盒内,妥善保存。

(3) 处理三废,清理台面,并及时填写《仪器使用记录》。

气相色谱图生成过程(动画)

注意事项

(1) 如果采用氮气发生器作为载气气源,则应提前2~3h打开氮气发生器进行平衡。

(2) 由于ECD对载气中的氧特别敏感,所以采用ECD作为检测器时,不宜用氮气发生器作为载气气源,应该采用高纯氮钢瓶作为气源。

(3) 对于带有自动点火功能的仪器来说,有时工作站已显示点火成功,但是实际没有点火,所以每次试验都应该用玻璃片进行检视,以确保点火成功。

(4) 进样口内的玻璃衬管要定期清洗,SPL需注意分流及不分流两种衬管,衬管内最好加石英棉。定期更换进样垫。

(5) 毛细管柱两端切口要平齐,长时间不用或新的毛细柱两头要切掉2cm左右,再分别接进样口、检测器。两边长度参照带有标识的石墨调节器即可。

(6) 色谱柱老化时接进样口,不接检测器,最好用程序升温老化色谱柱,老化的最高温度要高于平时使用温度20℃以上而低于柱子的最高使用温度。老化时间不低于1.5h。载气流速应与测定样品时保持一致。

知识储备

气相色谱法测定药物含量方法及计算

利用气相色谱法进行药物含量测定时,通常采用内标法、外标法和面积归一化法,这几种方法的具体内容与高效液相色谱法项下相应的规定相同。用面积归一化法定量的条件是样品中所有组分都要流出色谱柱,且在所用检测器上都能产生信号。

【实例】请根据维生素E软胶囊含量测定结果,计算含量,并判断是否符合规定。

气相色谱法
（微课）

对照品溶液浓度：维生素 E 对照品 2.011mg/mL；内标物正三十二烷 1.010mg/mL；进样量 2μL；测得 $A_{对}$ = 19154231，$A_{对内}$ = 14526401

供试品溶液浓度：取标示量为 10mg 的维生素 E 胶囊 10 粒，其内容物总重 1.5905g，精密称取 0.3075g、0.3028g，定容至 10mL。进样量 2μL；第一份供试品：测得 $A_{供}$ = 19245872，$A_{供内}$ = 14594260；第二份供试品：$A_{供}$ = 18999216，$A_{供内}$ = 14398908。

解：校正因子 $f = \dfrac{A_{对内}/C_{对内}}{A_{对}/C_{对}} = \dfrac{14526401 \times 2.011}{1.010 \times 19154231} = 1.510$

$C_{供} = f \times \dfrac{A_{供}}{A_{供内}/C_{供内}} = 1.510 \times \dfrac{19245872 \times 1.010}{14594260} = 2.011 \text{mg/mL}$

含量(%) = $\dfrac{C_{供} \times V_{供} \times m_{总}}{m_{供} \times 10 \times 标示量} \times 100\%$

$= \dfrac{2.011 \times 10 \times 1.5905}{0.3075 \times 10 \times 10} \times 100\% = 104.02\%$

第 2 份供试品的含量为 105.68%。

2 份的相对平均偏差为 0.0%<3%。

2 份的平均含量为 104.85%，在 90.0%~110.0% 范围内。

结论：符合规定

此外，还可采取标准溶液加入法测定供试品中主成分含量。

标准溶液加入法是精密称（量）取某个杂质或待测成分对照品适量，配制成适当浓度的对照品溶液，取一定量，精密加入到供试品溶液中，根据外标法或内标法测定杂质或主成分含量，再扣除加入的对照品溶液含量，即得供试品溶液中某个杂质和主成分含量。

也可按下述公式进行计算，加入对照品溶液前后校正因子应相同，即：

$$\dfrac{A_{is}}{A_X} = \dfrac{C_X + \Delta C_X}{C_X}$$

则待测组分的浓度 C_X 可通过如下公式进行计算：

$$C_X = \dfrac{\Delta C_X}{(A_{is}/A_X) - 1}$$

式中　C_X——供试品中组分 X 的浓度，g/mL；

　　　A_X——供试品中组分 X 的色谱峰面积；

　　　ΔC_X——所加入的已知浓度的待测组分对照品的浓度，g/mL；

　　　A_{is}——加入对照品后组分 X 的色谱峰面积。

由于气相色谱法的进样量一般仅数微升，为减小进样误差，尤其当采用手工进样时，由于留针时间和室温等对进样量也有影响，故以采用内标法定量为宜。当采用自动进样器时，由于进样重复性的提高，在保证分析误差的前提下，也可采用外标法定量。当采用顶空进样时，由于供试品和对照品处于不完全相同的基质中，故可采用标准溶液加入法，以消除基质效应的影响；当标准溶液加入法与其他定量方法结果不一致时，应以标准加入法结果为准。

任务数据记录

表6-5-1所示为气相色谱法检测原始记录表示例。

表6-5-1　×××食品药品检验所　气相色谱法检测原始记录表

记录编号				共___页　第___页			
样品名称				样品编号			
检测项目				检验日期			
检测依据				判断依据			
环境温度				相对湿度			
分析仪器及型号				仪器编号			
色谱条件	色谱柱名称			载气类型			
	色谱柱长			载气流速			
	色谱柱内径			进样量			
	色谱柱膜厚			分流比			
	柱温			气化室温度			
	检测器类型			检测器温度			
对照品数据记录表							
对照品配制过程							
校正因子计算公式			$f = C_s / A_s$				
进针编号	对照品质量/g	保留时间 t_R/min	峰面积 A	浓度	校正因子 f	平均校正因子 $\bar{f}$	
供试品数据记录表							
供试品配制过程							
含量测定计算公式							
进针编号	供试品质量/g	定容体积	稀释倍数	保留时间 t_R/min	峰面积 A	含量	
结论	本品按《中国药典》（2020年版）检验_____，结果_____。						
检验人		复核人					

任务评价

任务五评价表见表6-5-2。

表6-5-2　任务评价表

班级：　　　　　组号：　　　　　姓名：　　　　　日期：

评价指标	评价内容	分值	分数评定	
			小组自评	教师评价
信息检索	能有效利用网络、图书资源、工作手册查找有用的相关信息等	5		
	能用自己的语言有条理地去理解、表述所学知识	5		
	能将查到的信息有效地传递到工作中	5		
参与态度	能与教师、同学之间保持多向、丰富、适宜的信息交流	5		
	探究式学习、自主学习不流于形式，能处理好合作学习和独立思考的关系，做到有效学习	5		
	能提出有意义的问题或能发表个人见解；能按要求正确操作；能够倾听别人意见、协作共享	5		
	能积极主动参与任务活动，吃苦耐劳，崇尚劳动光荣，技能宝贵	5		
	能在任务活动实施过程中不断学习，综合运用信息能力得到提高	5		
	能发现问题、提出问题、分析问题、解决问题、创新问题	5		
工作过程	能掌握气相色谱仪的工作原理和基本组成	5		
	能正确操作气相色谱仪	10		
	能根据检测方法正确进行样品的前处理和色谱条件准备	10		
	能利用气相色谱法进行药物检验与数据处理	10		
	能正确填写检验报告单，进行数据记录，测定结果的准确度达到规定要求	5		
	能安全进行各项操作，保持台面整洁，注意环境保护	5		
自我评价	能严肃认真地对待自评、并能独立完成自测题	5		
	按时按质完成工作任务；较好地掌握专业知识点；具有较强的实践能力	5		
总评（自我评价占10%，小组自评占40%，教师评价占50%）		100		

注：本表中小组自评是指组内成员共同对本小组成员分别进行评价；教师评价是指教师对小组整体进行评价，评价得分代表小组内所有成员成绩。

🌱 知识拓展

气相色谱检测器的种类

气相色谱仪在石油石化、环境监测、医药、食品等领域的应用是非常普遍的。在各领域应用时，根据不同的试验种类都会有相对应的检测器。各种常用检测器适用范围见表6-5-3。下面简单介绍一下气相色谱仪检测器的分类。

气相色谱仪检测器类型（视频）

表6-5-3 常见检测器类型比较

检测器	检测成分	最小检量限
火焰离子化检测器（FID）	有机化合物	0.1ppm（0.1ng）
热导检测器（TCD）	除载气以外的所有成分	10ppm（10ng）
电子捕获检测器（ECD）	有机卤素	0.1ppb（0.1pg）
火焰光度检测器（FPD）	磷、硫、锡化物	10ppb（10pg）
氮磷检测器（NPD）	氮、磷化合物	0.5ppb（0.5pg）
光电离检测器（PID）	所有化合物	0.5ppb（0.5pg）
质量选择检测器（MSD）	所有化合物	—

一、按对样品破坏与否

1. 破坏型检测器

在检测过程中，被测物质发生了不可逆变化。例如：火焰离子化检测器、火焰光度检测器、热离子检测器。

2. 非破坏型检测器

在检测过程中，被测物质不发生不可逆变化。例如：热导检测器和电子捕获检测器。

二、按响应值与时间的关系

1. 积分型检测器

积分型检测器显示某一物理量随时间的累加，也即它所显示的信号是指在给定时间内物质通过检测器的总量。例如：质量检测器、体积检测器、电导检测器和滴定检测器等，此类检测器在一般色谱分析中应用较少。

2. 微分型检测器

微分型检测器显示某一物理量随时间的变化,也即它所显示的信号表示在给定的时间里每一瞬时通过检测器的量。例如:热导检测器、火焰离子化检测器、电子捕获检测器和火焰光度检测器、热离子检测器等,此类检测器为一般色谱分析中的常用检测器。

三、按响应特性分类

1. 浓度型检测器

浓度型检测器测量的是载气中组分浓度瞬间的变化,也即检测器的响应值取决于载气中组分的浓度。例如:热导检测器和电子捕获检测器等。

2. 质量型检测器

质量型检测器测量的是载气中所携带的样品组分进入检测器的速度变化,也即检测器的响应值取决于单位时间组分进入检测器的质量。例如:火焰离子化检测器、火焰光度检测器、热离子检测器等。

四、按选择性能分类

1. 通用型检测器

对许多种类物质都有较大响应信号的检测器称为多用型检测器。例如:热导检测器和火焰离子化检测器等属于多用型检测器。

2. 专用型检测器

仅对某些种类物质有较大的响应信号,而对其他种类物质的响应信号很小或几乎不响应的检测器则称为专用型检测器。例如:电子捕获检测器、火焰光度检测器、热离子检测器等。

有时也把上述分类法结合起来。例如:把热导检测器称为微分-浓度-非破坏-通用型检测器,氢火焰检测器称为微分-质量-破坏-通用型检测器。

习题与思考

一、单选题

1. 气相色谱中最常用的检测器是( )。
   A. 火焰光度检测器　　　　　　B. 火焰离子化检测器
   C. 电子捕获检测器　　　　　　D. 热离子检测器

2. 在气相色谱分析中，专门测定有机氮和有机磷的选择性检测器是（　　）。

A. 火焰光度检测器　　　　B. 火焰离子化检测器

C. 电子捕获检测器　　　　D. 热离子检测器

3. 使用火焰离子化检测器，选用下列哪种气体作载气最合适？（　　）。

A. H_2　　　B. N_2　　　C. Ar　　　D. He

4. 在使用火焰离子化检测器时，检测器温度通常为（　　）。

A. 150~200℃　B. 200~250℃　C. 250~350℃　D. 350~450℃

5. 气相色谱进样口温度应高于柱温（　　）。

A. 30~50℃　　　　　　　B. 50~80℃

C. 80~100℃　　　　　　D. 100~120℃

二、判断题

1. 气相色谱进样时，一般液体进样量在0.1~5μL。柱径越细，进样量应越多。（　　）

2. 火焰离子化检测器是微量有机物色谱分析的主要检测器。（　　）

3. 面积归一化法定量的条件是样品中所有组分都要流出色谱柱，且在所用检测器上都能产生信号。（　　）

4. 毛细管柱的材质为金属，内壁或载体经涂渍或交联固定液。（　　）

5. 柱温选择的原则是在使最难分离的组分能尽可能好的分离前提下，尽可能采用较低的柱温，但以保留时间适宜、峰形不拖尾为度。（　　）

6. 气相色谱所使用的进样针为平头针。（　　）

7. 柱径越细，进样量应越少，采用毛细管柱时，一般应分流以免过载。（　　）

8. 气相色谱仪一般由气路系统、进样系统、色谱柱系统、检测及温控系统、数据处理系统组成。（　　）

9. 使用气相色谱前，应先开电脑和软件，最后开气源。（　　）

10. 柱温是色谱分析中重要的操作参数，直接影响分离效能和分析速度。（　　）

三、简答题

1. 气相色谱法的特点有哪些？

2. 简述气相色谱仪操作的基本步骤。

3. 气相色谱的检测器有哪些？请分别简述它们的适用范围。

药检反思

国家药监局关于 49 批次药品不符合规定的通告
（2023 年第 30 号）

国家药监局　2023 年 7 月 14 日

经甘肃省药品检验研究院等 10 家药品检验机构检验，标示为北京朗迪制药有限公司等 16 家企业生产的碳酸钙 D_3 颗粒等 49 批次药品不符合规定。

对不符合规定药品，药品监督管理部门已要求相关企业和单位采取暂停销售使用、召回等风险控制措施，对不符合规定的原因开展调查并切实进行整改。国家药监局要求相关省级药品监督管理部门依据《中华人民共和国药品管理法》，组织对上述企业和单位存在的涉嫌违法行为立案调查，并按规定公开查处结果。

国家药典委员会在制定国家药品标准之前，都会向社会公示征求意见，以确保标准的科学性、合理性和适用性，这是保证药品质量的重要举措。药品标准是衡量药品质量的重要依据。作为药检工作人员，要具备扎实的专业技能和高度的职业道德；作为药品生产人员，要严格遵守各项法律法规的要求，生产出"合格药、放心药"，才能保障人民的健康，助力民族昌盛和国家强盛。

参考文献

[1] 中国食品药品检定研究院．中国药品检验标准操作规范（2019年版）[S]．北京：中国医药科技出版社，2019．

[2] 国家药典委员会．中华人民共和国药典（2020年版）[S]．北京：中国医药科技出版社，2020．

[3] 赵亚丽．药品质量检测技术 [M]．北京：化学工业出版社，2020．

[4] 徐亚杰，王笃学，林锐．药物分析与检验 [M]．北京：化学工业出版社，2020．

[5] 张佳佳，王建．药品质量检测技术 [M]．北京：中国医药科技出版社，2021．

[6] 国家药品监督管理局执业药师资格认证中心．药学专业知识（一）[M]．北京：中国医药科技出版社，2021．

[7] 国家药品监督管理局执业药师资格认证中心．药学专业知识（二）[M]．北京：中国医药科技出版社，2021．

[8] 国家药品监督管理局执业药师资格认证中心．药事管理与法规 [M]．北京：中国医药科技出版社，2021．

[9] 欧阳卉，唐倩．药物分析 [M]．北京：中国医药科技出版社，2021．

[10] 杭太俊．药物分析 [M]．北京：人民卫生出版社，2022．

[11] 赖菁华．药物检测技术 [M]．武汉：华中科技大学出版社，2023．

[12] 李荣，陈胜发．药物检验技术 [M]．上海：上海浦江教育出版社，2023．